真爱牙齿 珍爱健康

张玉森　编著

ZHENAI YACHI ZHENAI JIANKANG

中国海洋大学出版社
·青岛·

图书在版编目(CIP)数据

真爱牙齿 珍爱健康 / 张玉森编著. —青岛：中国海洋大学出版社，2021.5

ISBN 978-7-5670-2832-6

Ⅰ.①真… Ⅱ.①张… Ⅲ.①口腔—保健—基本知识 Ⅳ.①R780.1

中国版本图书馆 CIP 数据核字(2021)第 101586 号

出版发行	中国海洋大学出版社			
社　　址	青岛市香港东路 23 号	**邮政编码**	266071	
出 版 人	杨立敏			
网　　址	http://pub.ouc.edu.cn			
电子信箱	369839221@qq.com			
订购电话	0532—82032573(传真)			
策划编辑	韩玉堂	**电　　话**	0532—85902349	
责任编辑	韩玉堂			
印　　制	日照报业印刷有限公司			
版　　次	2021 年 7 月第 1 版			
印　　次	2021 年 7 月第 1 次印刷			
成品尺寸	170 mm×240 mm			
印　　张	23.5			
字　　数	350 千			
印　　数	1～1000			
定　　价	68.00 元			

如发现印装质量问题,请致电 0633—8221365,由印刷厂负责调换。

前　言

　　随着我国经济和医疗卫生事业的发展,口腔医疗资源的投入不断加强,人民群众的口腔健康状况整体得到明显改善。但仅通过增加口腔门诊和医务人员的数量已不能从根本上满足全民口腔健康的需求。《第四次全国口腔健康流行病学调查报告》显示,龋病和牙周病仍然是非常普遍的口腔健康问题,患病程度除了与地区经济、年龄和性别不同等因素有关外,也与人民群众的口腔知识普及、卫生健康意识、生活习惯等密切相关。口腔疾病已经成为增加群众负担、影响群众健康的公共卫生问题之一,引起了国家的高度重视,并把影响人们生活质量和身体健康的龋病和牙周病纳入慢性疾病管理,成为一项社区公共卫生事业,特别是近10年来,国家出台了一系列文件和政策,卫生主管部门做了大量的宣传推广工作。

　　在30多年的工作中,我深刻感受到人们面对突发传染病、某些特殊疾病的恐惧心理,面对医学知识的缺乏及就医选择的困惑和压力等问题。几年前,我就打算从普及口腔保健知识入手,告知大家如何认识口腔疾病、如何选择就医机构、如何选择医生,以及就医的流程和费用等,但因日常门诊工作太繁忙,迟迟未能如愿。2020 年初，因疫情防控要求，基层口腔门诊工作暂停。这期间，我时刻关注着国家医疗卫生领域的最新政策，体会到党的十八大、十九大以来，国家关于人民健康事业发展所取得的巨大成就，领会了"十四五"规划关于推动构建人类卫生健康共同体的精神和内涵。了解得越多，意识到自己作为一名医务人员，医学知识更新的速度尚且难以跟上时代发展的节奏，更何况是普通的患者，深感自己身上的责任越重，与大家分享国家关于卫生事业发展战略、共同感受美好生活前景的心情也就越发迫切。要实现《健康口腔行动方案（2019—2025）》《健康中国行动（2019—2030）》的目标，首先要通过健康宣传教育，提高人民群众的口腔健康意识和水平，才能全方位提高人民的生活质量。基于以上宗旨，不管门诊工作多么繁忙、疫情防控工作依然紧张，我利用休息时间，查阅、整理了大量口腔专业资料和卫生健康文件，将最新卫生政策和学习所获健康理念，以及多年积累的工作经验、内心想表达的情感，朝兢夕惕，仓促成册，伴随着《中华人民共和国基本医疗卫生与健康促进法》实施的脚步，分享给读者，完成我作为一名医务工作者为社会应尽的一点责任。

　　如果您是从事口腔医疗工作的同仁，当您阅读这本册子的时候，愿您能得到一点有用的专业信息；如果您是非医学相关专业的朋友，这本册子有幸得到您的青睐，愿您能从中获得护牙方面的知识和看牙就医方面的帮助。

　　感谢所有为人类健康事业，为人民群众口腔卫生事业，以不同方式默默奉献的同仁们！

　　感谢单位领导、同事们多年来的关心和支持！

　　因本人写作经验和能力有限，书中不足之处在所难免，恳请读者批评指正并提出宝贵意见。

張玉林

2021 年 2 月

引　子

牙齿的真情告白
——其实你真的需要我

　　各位朋友，在此，我不想过多地描述牙齿的咀嚼、发音、美观等功能的重要性，我只想告诉你，每当我看到患者因龋病（俗称蛀牙）、重度牙周炎、咬硬物时牙劈裂等原因，一颗颗牙不得不被拔掉时，我脑海里总是涌现出如下诗句：

　　　　拥有的时候，
　　　　如果懂得珍惜，
　　　　就不会轻易失去。
　　　　失去了才知道珍惜，
　　　　就称不上真正拥有。

　　　　聪明的人，
　　　　从不在失去时悲叹，
　　　　因为他们深知，
　　　　互相拥有是多么幸福。

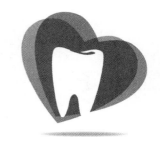

你可知道，
我的名字为什么叫恒牙？
那是因为，
我将伴你走过漫漫人生，
尝尽酸甜苦辣。

医生常说，
人有两件事不能自拔
——牙齿和爱情。
你的无心让我遍体鳞伤，
还未道别，
就将我当作废物，
随手抛弃。
我仿佛听到，
医生在叹息：
哎！这颗象征"永恒"的宝贝，
该是多么怨你、恨你、想你……

张玉森
2021 年 1 月

目　录

第一章

从医30年心得

一、了解医生

医生是实践者，因为他们每天都在面对患者进行诊治。

医生是探索者，因为时至今日，面对医学有太多的未知，从医者学无止境。

医生是教育者，因为他们不单培养下级医生、带学生，还肩负着人民健康教育的责任，是一名健康教育者；医生对每一位患者的诊疗过程都可以视为一次健康科普教育。比如，每接诊一位患者，都劝告患者每天至少刷牙 2 次，每次不少于 3 分钟，建议使用牙线、定期检查等。

医生的职业操守——责任感、关爱心。

二、医患关系

医生和患者的关系具有矛盾的统一性，病痛在患者身上，解决问题的是医生；医生解决问题为的是患者的健康，于是有了医患交流。

交流的目的就是医生把患者不知道和需要知道的健康、疾病知识传递给患者，患者把问题和疑惑反馈给医生，从而得到解答。一句话，通过交流，医生把专业的理论转化为患者的实际行动。

三、有效交流的重要性

1. 建立良好的信任关系。医生对患者的正确态度是"尊重、理解、同情"。

2. 询问病史是启动交流的重要环节。问病史就是调查研究的过程，只有耐心倾听，包括情感的交流，才能帮助患者在面对一位陌生医生的时候树立信心、建立信任感，这一点对消除看牙的紧张心理尤其重要。

3. 只有通过充分交流，医生才能了解患者的预期和关注点，尊重患者的价值取向，帮助患者了解不同治疗方案的优缺点，指导患者选择其能接受的治疗方案。因为，医疗技术是用在患者身上的，作为医生需要明确的是所使用的技术真正给患者能带来什么。

4. 询问病史最忌讳医生按照自己的思路随意打断或诱导患者，采取非常简单、粗暴的"三句半"问话方式，如：你怎么了？ 看病你懂还是我懂啊？

只能这么处理,好啦!

5. 医学发展到今天仍有太多的未知,即使解决不了患者要求的全部问题,医生负责任的态度、正确的交流技巧也能给患者带来信心和希望,还能带给自己成就感。

四、医患交流不畅的原因

(一)医生

1. 过多地使用专业术语容易导致交流不畅。

2. 有些医生本身不善于沟通交流,不重视训练提升沟通能力。

3. 医生因繁忙及生理、心理疲劳,面对患者的交流不耐烦。

4. 医患双方因性格差异导致交流不畅,如医患根据自己的主观喜好来判断对方,采取带有倾向性的语气。

5. 交流时尽量避免使用方言。

同行知心话:

1. 医务人员在工作时间,时刻保持激情很重要,这会让你的工作成为乐趣。当你以饱满的情绪面对每一位患者,你就会感觉到不一样的自己,让你产生职业幸福感和成就感。其实,不管从事什么职业,也包括日常生活,这一点都同样重要。

2. 认真对待每一位患者,用"如临深渊、如履薄冰"的缜密心态对待工作。当我们面对患者时,即便是患者真的存在问题,医生也不要把无端的好恶感带入工作中,保持客观的态度,按照行业规范,做好自己分内的事情。

3. 掌握患者的真实想法,如患者的担忧、期望值等。

4. 医生是个"活到老、学到老"的职业,特别是现代医学分支越来越细,如果医生年资不深,接触到各类患者的机会有限,遇到"不知道、拿不准"也是正常现象,绝不能不懂装懂,患者问到您不懂的问题,应虚心请教他人、指导患者转诊。您若决定终生从事医学行业,应不断求索,提高个人专业水平,升华职业操守。

5. 切记! 在烦躁、急于指责他人之前,深呼吸 3 秒,反问自己是否已无可挑剔。

(二)患者

1. 不善于表达自己内心的真实感受。

2. 受病情困扰，当过度关注时，对症状的敏感性提高，主观色彩明显，甚至引发出不存在的症状。

3. 因恐惧、焦虑或个人经济等原因，产生自我否定感，拒绝接受医生的健康建议或害怕听到负面信息。

【温馨提示】

医患交流不畅是医患关系紧张的根源。可能带来不良后果，如漏诊、漏治，误诊、误治，检查、治疗依从性差，不能获得治疗的最佳效果等。真诚的交流是建立医患互相信任的直通车，医患和谐的关键是"同理心"，医生在明确表示理解患者的看法和感受的同时，从专业角度讲解、分析或纠正不合理因素，帮助、鼓励患者正确面对疾病。"上医治未病"，治疗疾病可能是多个医生解决一个患者的问题；然而，教大家树立健康意识、养成健康行为，从未发病时入手、未雨绸缪，预防疾病的发生是一个医生帮助成千上万人解决未来的问题。

在我国传统医学的影响下，潜意识里形成了一种观念，认为只要是"大夫"，什么病都能看，特别是一位"老名医"，一张"处方"能解决所有问题，关键时刻甚至能"起死回生"。这些仅仅是电视剧里的镜头。现代医学虽然已发展到了很高的水平，但是，一定要知道医学并不是万能的。"有时，去治愈；常常，去帮助；总是，去安慰"，这句镌刻在美国纽约东北部萨拉纳克湖畔、特鲁多医生墓碑上的铭言，概括了医者救死扶伤的职责，表达了一个道德高尚的医生对待病人的心态，以及职业的操守和医学人文的朴素境界，富有哲理地诠释了医患的关系，揭示了医学的真谛。特鲁多博士说过："医学关注的是在病痛中挣扎、最需要精神关怀和治疗的人，医疗技术自身的功能是有限的，需要沟通中体现的人文关怀去弥补……"

第二章

健康素养

一、什么是健康？

世界卫生组织（WHO）赋予健康的定义是：健康是指人的身体、心理和社会适应性上的完全良好状态，而不仅是没有疾病或虚弱现象。"生命至上"是 2020 年让所有人感动的词汇之一。生命不仅仅意味着"我活着"，还意味着我活的好与坏，也就是生命的质量。健康保健的目的就是维持和增进个体的生命质量，使个体在整个生命过程中摆脱疾病，使身体各个器官维持其良好、正常的功能，没有不适感，对社会环境有完全的适应能力，感觉良好，对自己的健康感到满意，没有因某器官的缺陷而影响社会交流。

二、"三减三健"是个啥？

大家都知道，要想身体好，"三减三健"要做到！那么，"三减三健"到底是个啥？

随着现代生活节奏的加快，慢性病（如高血压、高血糖、高血脂等）逐步成为威胁人类健康的公敌。为此，倡导全民健康生活方式，强化"三减三健"意识，才能积极享受乐观豁达的人生。

何谓"三减三健"？即：减少盐类摄入，倡导健康口腔；减少油脂摄入，倡导健康体重；减少糖类摄入，倡导健康骨骼。

三、为什么要"三减三健"？

长期高盐、高油、高糖饮食易引起高血压、高血脂、肥胖等问题，增加患心脑血管疾病和糖尿病的风险。如果长期血脂异常，还会引起脂肪肝、动脉粥样硬化、冠心病、脑卒中、肾动脉硬化、肾性高血压、胰腺炎、胆囊炎等疾病。龋齿和牙周疾病是最常见的口腔疾病，牙齿的矿化程度与龋齿的形成有直接的关系，致龋细菌利用含糖食物代谢产酸，破坏牙体硬组织；牙周疾病的主要表现是局部炎症导致牙槽骨的破坏和吸收，大量牙槽骨丧失引起牙齿松动；长期高糖饮食，过多饮用碳酸饮料，缺乏户外运动等都会造成牙齿、骨骼的钙质缺乏，钙质的不可逆流失也易引起骨质疏松等骨骼健康问题。

四、如何做到"三减三健"？

减盐：健康成年人一天食盐（包括酱油和其他食物中的食盐量）摄入量不超过 5 克。

1. 纠正过咸口味，可以使用醋、柠檬汁、香料、姜等调味品，提高菜肴鲜味。

2. 采取总量控制，使用限盐勺，按量放入菜肴。

3. 使用低钠盐、低钠酱油或限盐酱油，少放味精。

4. 少吃酱菜、腌制食品及其他过咸食品。

5. 少吃零食，学会看食品标签，拒绝高盐食品。

减油：控制烹调用油，每人每天烹调用油摄入量 25 克。

1. 使用蒸、煮、炖、焖、拌等无油或少油方法。

2. 采取总量控制，使用控油壶，按量取用。

3. 少吃油炸食品，如炸鸡腿、炸薯条、炸鸡翅、油条、油饼等。

4. 不喝菜汤。

5. 少吃含"部分氢化植物油""起酥油""奶精""植脂末""人造奶油"的预包装食品。

减糖：每人每天添加糖摄入量不超过 50 克，最好控制在 25 克以下。

1. 多喝白开水，不喝或少喝含糖饮料。

2. 少吃甜食、点心。

3. 烹调食物时少放糖。

健康体重：健康饮食、适量运动是保持健康体重的关键。

1. 食物多样，谷类为主；吃动平衡，健康体重；多吃蔬果、奶类、大豆；适量吃鱼、禽、蛋、瘦肉；少盐少油，控糖限酒；杜绝浪费，兴新食尚。

2. 食不过量，定时定量、细嚼慢咽。

3. 少静多动、贵在坚持。

4. 日行万步、适度量力。

健康口腔：指良好的口腔卫生、健全的口腔功能以及没有口腔疾病。

1. 早晚刷牙，保持口腔清洁。

2. 饭后漱口或咀嚼无糖口香糖。

3. 使用含氟牙膏。

4. 少吃糖，少喝碳酸饮料。

5. 家长应帮助或监督 6 岁以下儿童刷牙。

6. 每年洁牙(洗牙)一次。

7. 定期口腔检查。

8. 吸烟有害牙周健康。

9. 出现牙龈出血、牙龈肿胀、食物嵌塞等症状应及时到医院诊治。

健康骨骼：钙是决定骨骼健康的关键元素，当体内钙质"支出"大于"收入"，将引发骨质疏松症等骨骼健康问题。

1. 多吃富含钙和维生素 D 的食物，如牛奶、酸奶、豆类及豆制品、虾皮、海鱼、鸡蛋和动物肝脏等。

2. 清淡饮食，减少食盐摄入量。

3. 少喝咖啡、碳酸饮料和酒。

4. 平均每天至少 20 分钟日照。

5. 适量运动，维持和提高肌肉关节功能，促进骨骼健康。

6. 平衡练习(如金鸡独立、单脚跳等)，减少跌倒和骨折的风险。

五、为什么要开展健康口腔行动？

口腔疾病和心脑血管疾病、癌症、慢性呼吸系统疾病、糖尿病以及内分泌、肾脏、骨骼、神经等疾病一样，从慢病管理的角度来说同属于慢性病。口腔疾病是影响我国居民健康的常见病与多发病，不仅影响口腔咀嚼、发音等生理功能，还与脑卒中、心脏病、糖尿病、消化系统疾病等全身疾病有密切关系。

从提前进行口腔疾病干预地区取得的成效来看，项目覆盖县(区)12 岁儿童龋患率低于全国平均水平，特别是北京、上海等实施儿童口腔疾病综合干预项目较早、适龄儿童全覆盖地区，低于全国平均水平近 50％。这充分体现了提前进行口腔疾病干预、做好口腔疾病预防的必要性。

《健康口腔行动方案 2019—2025》是对生命不同阶段主要口腔健康问题及影响因素进行有针对性的干预，全面维护群众口腔健康，强化孕产妇、儿童青少年、职业人群、老年人等重点人群的口腔健康工作，对提高居民身体素质有重要意义。

任务：按量完成五个工作指标(表 2-1)。

表 2-1　健康口腔行动工作指标

主要指标	基线 （2016 年）	2020 年	2025 年	属性
12 岁儿童龋患率	34.5%	控制在 32% 以内	控制在 30% 以内	预期性
12 岁儿童龋齿充填治疗比	16.5%	20%	24%	预期性
儿童窝沟封闭服务覆盖率	19.4%	22%	28%	预期性
成人每天 2 次刷牙率	36.1%	40%	45%	倡导性
65～74 岁老年人存留牙数	22.5 颗	23 颗	24 颗	预期性

任务分两步走：

第一步，到 2020 年，口腔卫生服务体系基本健全，口腔卫生服务能力整体提升，儿童、老年人等重点人群口腔保健水平稳步提高。

第二步，到 2025 年，健康口腔社会支持性环境基本形成，人群口腔健康素养水平和健康行为形成率大幅提升，口腔健康服务覆盖全人群、全生命周期，更好满足人民群众健康需求。

落实四项具体行动：

要达到 2025 年总体目标和 5 个针对可量化的工作指标，该《行动方案》提出了 4 项具体行动。

1. 口腔健康行为普及行动

从健康知识普及和健康行为促进两方面入手，强调科学、广泛的口腔健康教育，针对含糖食品、烟草使用、咀嚼槟榔等对口腔健康危害较大的重点危险因素提出具体措施。

2. 口腔健康管理优化行动

根据生命早期 1 000 天、儿童、中青年（职业）人群、老年人重点口腔问题，分类指导，强化早诊早治，推动疾病治疗向健康管理转变。

3. 口腔健康能力提升行动

完善口腔健康服务体系，加强口腔专业人力资源建设。建立监测评价机制,加强数据分析利用,逐步实现居民口腔健康状况和防治信息的定期更新与发布。

4. 口腔健康产业发展行动

充分发挥市场在口腔非基本健康领域配置资源的作用,引领口腔健康服务业优质发展,满足群众多样化、个性化的口腔健康需求。推动口腔健康制造业创新升级,推动科技成果转化和适宜技术应用。

六、什么是口腔健康?

世界卫生组织(WHO)于 1981 年对口腔健康做出如下定义,"牙齿清洁,无龋洞,无疼痛感,牙龈颜色正常,无出血现象"。2007 年 WHO 把每年的 3 月 20 日定为"世界口腔健康日",重新提出口腔健康的概念是,"无口腔颌面部慢性疼痛,无口咽癌,无口腔溃疡,无先天性缺陷如唇腭裂,无龋病、牙周病、牙齿丧失以及影响口腔功能的其他疾病和紊乱"。

口腔健康是全身健康的重要组成部分,不仅仅像广告语说的"牙好、胃口就好,身体倍棒、吃嘛嘛香"那样简单,还包括口腔内没有下列疾病:龋病、根尖周病、牙周组织疾病、黏膜病、涎腺疾病、牙颌畸形、牙体缺损、牙列缺损或缺失、颞颌关节疾病、外伤、炎症、口腔颌面肿瘤等类型疾病。其中,龋病、牙周病是人类的常见病、多发病,与牙颌畸形、口腔癌症一起构成影响人类生活质量和身体健康的四大口腔疾病。世界卫生组织把龋病和牙周病与心脑血管疾病、肿瘤一起列为全世界范围内应重点防治的慢性非传染性疾病。

口腔是人体获得营养的第一入口,如果把身体比喻成一棵大树,那么,口腔就相当于大树的根,只有健康的根须,才有健康的树干和葱郁的枝叶。一句话,口腔健康是全身健康的基础。

七、口腔疾病的三级预防

一级预防

1. 进行口腔健康教育:普及口腔健康知识,了解龋病发生的知识,树立自我保健意识,养成良好口腔卫生习惯。

2. 控制及消除危险因素:合理使用各种氟化物及其他防龋方法,如防龋涂料、窝沟封闭等。

二级预防

早期诊断、早期处理,定期临床检查及 X 线检查,发现早期龋及时充填。

三级预防

1. 防止龋病的并发症:对龋病引起的牙髓炎、根尖周炎应进行恰当的治疗,防止炎症继续发展,对不能保留的牙齿应及时拔除。

2. 恢复功能:对牙体缺损及牙列缺损及时修复治疗,恢复口腔正常功能,保持身体健康。

八、口腔疾病与全身健康的关系

口腔常见的疾病对咀嚼及面部的美观以及功能的影响,多数人都有亲身体会或者能够想象到。很多科普书籍、微信公众号等都介绍得很多了,这里不再赘述。在此,重点介绍口腔疾病与全身健康的关系。

1. 口腔疾病对心脑血管的危害

口腔疾病可引发或加重某些心脏病。两者虽然看起来相距较远,有些疾病发作时的症状易产生混淆,导致误诊乃至耽误治疗。有研究报道,在患有冠状动脉粥样硬化的人员血液里发现了口腔链球菌以及与牙周病相关的病原体,认为口腔链球菌及引起牙周病的细菌等微生物可导致动脉粥样硬化和心脏病的发生。对比研究还发现,急性心肌梗死病人和冠状动脉粥样硬化者的口腔卫生状况明显差于正常人群,牙周炎病人的冠心病发病率高于正常人群 20%。牙槽骨吸收严重的牙周炎患者发生致死性冠心病和心脏骤停的发病率是正常人的 2 倍和 3 倍。也有研究报告显示,那些必须通过心脏移植手术才能挽救生命的终末期缺血性心脏病病人约 94% 患有牙周炎。因此,定期进行正确的口腔维护是预防心脏病的重要手段之一。

2. 口腔疾病与糖尿病的关系

通过调查表明,糖尿病患者发生中等程度牙周病的比率是正常人的 2.1 倍,出现严重牙周病的比率为正常人的 3.1 倍。在第三届世界牙科预防保健研究会上,WHO 将糖尿病与牙周病列为重点研究课题之一。对糖尿病人群的口腔状况调查发现,糖尿病患者常常并发不同程度的口腔病变,其中,牙周病的发病率高,不但损害严重,而且进展更迅速,特别是伴有重度牙周炎的胰岛素依赖型糖尿病患者,其血糖控制明显差于无牙周炎疾病的患者。大量研究表明,糖尿病与牙周病间存在着互为高危发病因素的风险。临床上发现,牙周组织遭到严重破坏的糖尿病患者,在经过完善的牙周治疗后其糖尿病可得到适当的控制和缓解。

3. 口腔疾病与吸入性肺炎的关系

据有关资料统计,因各种原因导致的吸入性肺炎80%与来自吸入口腔、咽部的带有细菌的分泌物有关。口腔内菌群往往以菌斑的形式定植于牙齿或修复体的表面,平时难以去除,但由于呼吸作用(特别是呼吸机相关性肺炎)导致菌斑脱落,细菌等病原体定植到肺部支气管中,肺部感染的风险大大增加。另外,各种口腔疾病的感染组织产生的炎症分泌物也会通过呼吸作用进入支气管,加剧肺部感染的风险。因此,高质量的口腔健康护理对预防肺炎,特别是对预防重度精神和生活自理功能障碍的老年人呼吸系统感染非常重要。

4. 口腔疾病与脑部神经症状的关系

因口腔疾病如龋齿、根尖周炎、牙周炎等导致的习惯性单侧咀嚼、不良修复的义齿、先天发育的咬合关系不良等均会引起咀嚼肌群劳损,导致顽固性的偏侧头疼和耳鸣症状。牙源性疼痛与血管神经性头痛、偏头痛容易引起误诊。调查发现,7~14岁的替牙期少年中,有36%的人出现口颌系统功能紊乱症状,13%伴有颞颌关节弹响,其中,15%伴有反复发作的头痛。有研究证明,在充分咀嚼时,对应的大脑区域供血增加,反之,则供血减少,从而导致有些脑细胞萎缩退化加剧。由此推测,老年人牙齿长期缺失,不能充分咀嚼,局部大脑供血减少,可能是记忆力减退相关因素之一。

5. 口腔疾病对孕产妇的影响

有研究表明,牙周病是一个导致低体重婴儿出生的多种危险因素之一,重症牙周炎孕妇早产、生出低体重儿的危险率是牙周正常孕妇的7.5倍,大于吸烟、饮酒对生出低体重儿的影响。有流产现象的妇女的牙周健康状况较差,牙周病和晚期流产发生率呈正相关。有关资料显示,母亲牙龈疾病感染胎儿,会导致胎儿罹患先天性心脏病,还可能影响胎儿的大脑发育。

此外，口腔也是一个人整体组织的重要组成部分，人体全身疾病在口腔中的表现和对口腔健康的影响不可忽视，如血液病、内分泌、代谢紊乱病、维生素缺乏症、金属及药物中毒、艾滋病等，都会在口腔中表现出一定的特征，有些是先期症状表现，有时甚至是唯一的表现。

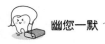 **幽您一默** ～～～～～～～～～～～～～～～～～～～～～～～～～

"家族遗传"

有一位中年女患者，因为口腔溃疡反复发作，到黏膜科就诊。当她张开口后，医生发现她满口牙齿被烟渍覆盖，几乎看不到牙齿的颜色了。

医生："你平时不会是抽烟吧？"

女患者："看出来了？抽啊，抽了十来年了！"

医生："我建议你最好戒掉。"

女患者："戒不了，这可是家族遗传！"

医生："我没听说抽烟还遗传的……"

女患者："真是遗传，我姥姥抽，我妈妈抽，总不能在我这里断了香火吧！"

医生："……那你不怕遗传给女儿吗？"

女患者："没事的，我生了个儿子。"

医生：……

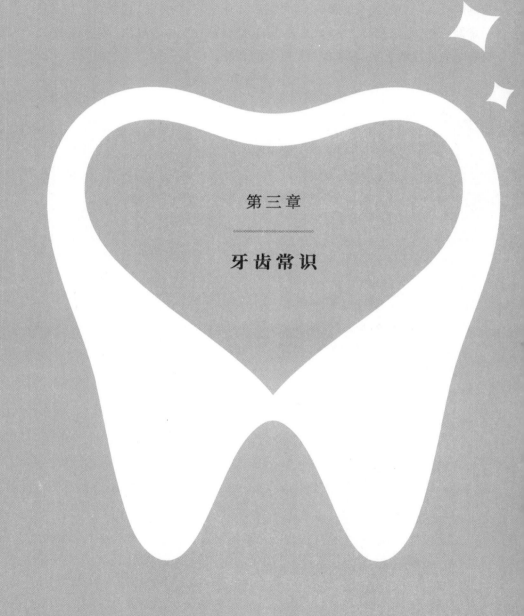

第三章

牙齿常识

人一生拥有两副天然牙齿:乳牙和恒牙。

一、儿时成长的伙伴——乳牙

乳牙从胚胎时期 2 个月就开始发生了,婴儿出生 6 个月左右开始萌出,一般 2～3 岁之间完成,上、下颌共 20 颗(图 3-1)。以乳切牙为例,从开始发生到牙根完全形成需要 2 年左右的时间。乳牙 6～7 岁开始脱落,逐渐被恒牙替代,12～13 岁替换完成。乳牙对儿童的生长发育非常重要,从萌出开始,家长就要关注乳牙的情况,协助宝宝进行护理。随着宝宝渐渐长大,家长要以身示教,引导宝宝学会刷牙并养成良好的习惯。儿童替牙期经常出现疼痛或不适,发现问题建议及时向专业医生咨询或处理。乳牙发育和萌出时间见表 3-1。

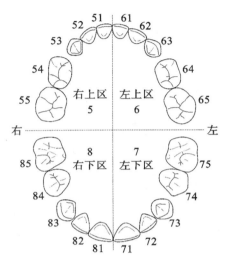

图 3-1 乳牙颌示意图

表 3-1 乳牙发育和萌出年龄

牙位	发生(胚胎期)	钙化(胚胎期)	釉质完成(出生后)	萌出(出生后)	牙根完成(出生后)	乳牙脱落(出生后)
乳切牙	2 个月	4～5.5 个月	4 个月	6～8 个月	1.5～2 岁	7 岁
乳侧切牙	2 个月	4.5 个月	5 个月	8～10 个月	1.5～2 岁	8 岁
乳尖牙	2 个月	5～5.5 个月	9 个月	16～20 个月	2.5～2 岁	12 岁
第一乳磨牙	2 个月	5 个月	6 个月	12～16 个月	2～2.5 岁	10 岁
第二乳磨牙	2 个月	6 个月	10～12 个月	20～30 个月	3 岁	11～12 岁

二、人生幸福的伴侣——恒牙

恒牙的牙胚在胚胎第 4 个月就开始形成了。在乳牙还没有开始替换前,为了满足儿童身体快速生长发育,需要大量营养物质。6 岁左右,首先在第二乳磨牙的后面萌出第一颗恒牙,俗称"六龄齿",又叫第一恒磨牙。六龄齿是我们的第一颗恒牙,出现在口腔里的时间最早,并将陪伴我们一生,在口腔中起着非常重要的作用。六龄齿是恒牙列中最强壮的,因其牙根分叉角度大而特别结实。它的牙冠最大,牙尖最多,咀嚼面积最宽,承担的咬合力和咀嚼功能都比其他恒牙大,成为牙弓的主要支柱,对于保持上下颌牙齿正常的排列、维持正确的咬合关系以及保证颌面部的正常发育都具有重要的意义。因为从6～18岁这个未成年阶段,孩子们大多喜欢吃零食、忙于学习、饮食不规律、对刷牙和定期口腔检查不够重视,所以,青年人中因龋齿需要治疗或龋坏严重需要拔除的大多数是这颗牙。"六龄齿"萌出后,其他乳牙从前牙开始,到12～13岁逐渐被恒牙所替代,个别牙替换时间上有所交替。恒牙发育和萌出时间见表3-2。从牙齿萌出到牙根完全形成一般需要2～5年(图3-3)。

儿童生长发育的第一个高峰期是在"六龄齿"萌出后,接下来,家长就会发现孩子食欲增加了,面部逐渐开始变长、变宽了,8～9岁渐渐变成"小大人"脸。此时,孩子的免疫力也跟成年人一样了,发生感冒的次数减少了。13～15岁,第二颗恒磨牙萌出时,孩子又到了第二个快速发育期,即"青春发育期"。18～25岁成年后,是第三颗磨牙(又叫"智齿")萌出的阶段,这也是生长发育的后期,俗话说"二十三窜一窜,二十五鼓一鼓"。比如,下颌骨的两个生长中心分别在靠近关节头的位置,下颌骨通常是在23～25岁这个年龄阶段停止生长发育。这期间,家长会发现有些孩子的身高也会增加。因此,在生长发育的整个过程中,加强锻炼、注意休息和营养、定期体检、保护身体各器官健康和功能完好,对身体成长很重要;特别是几个快速发育期,如替牙期、青春期、成年初期,

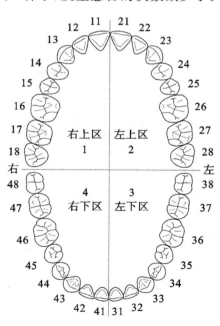

图3-2　恒牙颌示意图

家长一定要引导孩子养成良好的健康生活习惯,孩子将会受益终生。

　　恒牙共有 28～32 颗(图 3-2),具体情况因人而异。牙齿是人体咀嚼系统的重要组成部分,它与人们的腿、脚、手臂、眼睛一样,随着年龄的增加,它的功能可能会减退,但应该始终陪伴我们一生。然而,为什么好多人的牙齿过早地缺失了呢? 除了外伤和手术需要拔除外,答案只有一个,那就是没有爱护好。

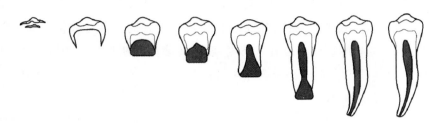

图 3-3　牙齿发育阶段(牙萌出后 2～5 年牙根完全形成)

表 3-2　恒牙的发育和萌出年龄

牙位	发生	钙化	釉质完成(岁)	萌出(岁)	牙根完成(岁)
上切牙	胚胎 5 个月	3～4 个月	4～5	7～8	10
上侧切牙	胚胎 5 个月	10～12 个月	4～5	8～10	11
上尖牙	胚胎 6 个月	4～5 个月	6～7	11～13	13～15
上第一双尖牙	出生时	1.5～2 岁	5～6	10～12	12～13
上第二双尖牙	胚胎 10 个月	2～2.5 岁	6～7	11～13	12～14
上第一磨牙	胚胎 4 个月	出生时	2.5～3	5～7	9～10
上第二磨牙	1～2 岁	2.5～3 岁	7～8	12～14	14～16
上第三磨牙	4～5 岁	7～9 岁	12～16	17～26	18～20
下切牙	胚胎 5.5 个月	3～4 个月	4～5	6～7	9
下侧切牙	胚胎 5.5 个月	3～4 个月	4～5	7～9	10
下尖牙	胚胎 6 个月	4～5 个月	6～7	9～10	12～14
下第一双尖牙	出生时	1.5～2 岁	5～6	10～12	12～13
下第二双尖牙	胚胎 10 个月	2～2.5 岁	6～7	11～12	13～14
下第一磨牙	胚胎 4 个月	出生时	2.5～3	5～7	9～10
下第二磨牙	1～2 岁	2.5～3 岁	7～8	11～13	14～15
下第三磨牙	4～5 岁	8～10 岁	12～16	17～25	18～25

三、乳牙和恒牙的替换特点

下颌乳切牙替换时,乳牙根的吸收是在恒牙从舌侧压迫下开始的。孩子换牙时,家长有时发现其下颌恒切牙从乳牙的舌侧萌出,出现"双层牙"现象,家长不必惊慌,一般情况下,乳牙会逐渐松动、脱落。此时,家长要鼓励孩子进食增加咀嚼次数的食物,促进颌骨发育和有助于乳牙替换。如果刚萌出的恒牙的切缘高度接近乳牙高度,此时乳牙尚无明显松动脱落迹象,建议咨询口腔科医生,考虑是否拔除对应的乳牙。乳、恒牙的替换、牙根吸收示意图如图 3-4 所示。

1. 明确的时间和顺序:左右对称,同时萌出;下颌早于上颌同名牙;女孩略早于男孩。

2. 萌出和更替顺序。

乳牙萌出顺序:Ⅰ－Ⅱ－Ⅳ－Ⅲ－Ⅴ。

恒牙萌出顺序:上颌 6-1-2-4-3-5-7-8 或 6-1-2-4-5-3-7-8;

　　　　　　　下颌 6-1-2-3-4-5-7-8 或 6-1-2-4-3-5-7-8。

3. 最早、最晚萌出的乳牙和恒牙。

最早萌出的乳牙:下颌乳中切牙;

最晚萌出的乳牙:上颌第二乳磨牙;

最早萌出的恒牙:下颌第一磨牙;

最晚萌出的恒牙:上颌第三磨牙。

若第三磨牙的牙胚先天缺失,则最晚萌出的恒牙为第二磨牙。

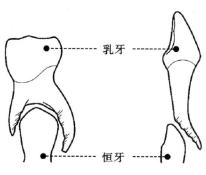

乳牙

恒牙

图 3-4　乳、恒牙的替换

四、想要爱护它——首先要了解它

正常情况下每个人有28颗健康恒牙（不包括"智齿"），每一颗牙对我们来说都非常重要，就像齿轮上的齿一样，排成完整的、咬合关系良好的上下两列——牙列（图3-5），才能切断、咬碎、嚼细食物，高效率工作，缺一不可。

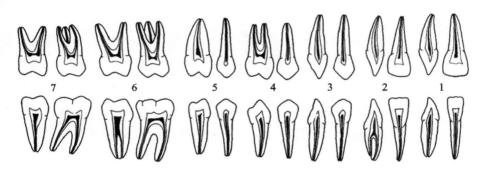

图 3-5　单侧上下颌牙齿（不含智齿）正、侧面示意图

五、认识牙齿的结构

如果把一颗牙齿从牙冠到牙根垂直剖开，你就会发现牙齿虽然坚硬，但并不是实心的，从上往下由牙冠和牙根组成，从外到里分别是由牙釉质、牙本质和牙髓腔组成。牙髓腔内有小动脉、小静脉、淋巴管和神经纤维，俗称"牙神经"，从牙槽骨内的总干上分支而来，具有为牙齿提供营养、感觉等功能。在牙齿的根

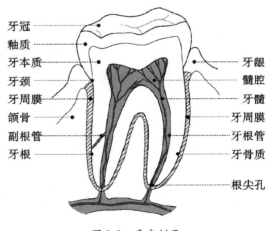

图 3-6　牙齿剖面

部有牙骨质覆盖，牙髓组织一般通过狭小的根尖孔与根尖周组织联系，牙髓组织中的血管、神经、淋巴管都由根尖周组织通过根尖孔进入牙髓腔（图3-6）。

六、教你看懂病历记录

每一颗牙都有自己的名字，也有俗称，如门齿、臼齿等。现介绍一下口腔医生怎么标记牙位，大家了解后可以看懂病历，便于掌握自己牙齿的情况，方便医患交流沟通。

牙位记录方法有以下四种：部位记录法、国际牙科联合会系统、Palmer记录系统、通用编号系统。这里重点介绍我国常用的前两种方法。

部位记录法。该方法是目前临床上习惯用的牙位记录法，采用该法记录牙位时，首先要将牙列进行分区，以符号"十"将上、下牙列分为四个区；以上、下中切牙（门牙）之间中线为垂直线来区分左右；以上、下牙列咬合面之间水平线作为横线以区分上下。每区以阿拉伯数字1～8分别依次代表中切牙至第三磨牙；每区以罗马数字Ⅰ～Ⅴ分别依次代表乳中切牙至第二乳磨牙（图3-7）。

8～1	1～8		V～I	I～V
8～1	1～8		V～I	I～V

图 3-7　恒牙（左）和乳牙（右）的部位记录法

国际牙科联合会系统（FDI）记录法。该方法采用二位数记录牙位，十位数表示牙所在的区域象限，以区分乳牙或恒牙，如1、2、3、4表示恒牙牙列分区；5、6、7、8表示乳牙牙列分区。其中，"1"表示恒牙右上区，"2"表示恒牙左上区，"3"表示恒牙左下区，"4"表示恒牙右下区，"5"表示乳牙右上区，"6"表示乳牙左上区，"7"表示乳牙左下区，"8"表示乳牙右下区。个位数"X"表示牙的排列顺序，愈近中线牙数字愈小，恒牙是1～8，乳牙是1～5。该方法在电子病历或写文章输入方面简单、国际统一。例如：11表示右上第一恒切牙，36表示左下第一恒磨牙，64表示左上颌第一乳磨牙（图3-8）。

18～11	21～28		55～51	61～65
48～41	31～38		85～81	71～75

图 3-8　恒牙（左）和乳牙（右）的 FDI 记录法

此外，Palmer 记录系统记录恒牙的方法与部位记录法相同，记录乳牙是将罗马数字换成了英语字母 A～E 表示；而通用编号系统记录恒牙和乳牙是在分 4 个区的基础上，按照顺时针的方向分别唱起了 1～32 的数字歌或 A～T 的字母歌而已。

有人可能会问，为什么牙位标记与数学上的十字象限分区不同呢？如：1 区是第二象限，2 区反而是第一象限？以患者为中心是医生的天职，把患者放在第一位，这个问题如果您站在患者的位置由口内向口外看，就不难理解啦！

七、学会自我检查牙齿

工作中经常有人问我，大夫，我每天都坚持刷牙，为什么您还说我的牙没有刷干净呢？我的牙齿为啥还出现这么多问题？

那么，日常生活中，怎样判断牙齿是否干净了呢？我这里有三种方法：感、看、探。方法简单易行，在家里随时都可以做。

所谓"感"，就是刷牙后用舌头去感觉牙齿的每个部位是否清洁、光滑，尤其是牙颈部。该法类似于中医"搅舌、吞津"养生法，不但可以感觉到牙齿的异常，同时，可以刺激唾液分泌，对牙齿起到冲刷自洁作用；其次，通过舌的各种运动，可以感觉牙间隙内是否有塞物感，如果感觉牙颈部有黏附的食物残渣，牙缝隙内有食物嵌塞，建议用牙线或牙线棒，牙周炎患者建议用邻间刷，把每个邻面清理一遍后，再重新刷牙。现在有一种冲牙器的产品，您可以和牙线交替使用，对清洁牙邻面会有帮助。

所谓"看"，就是自己对着镜子直接观察或家人帮助观察，在牙面上重点是牙颈部是否有白色或淡黄色软软的东西，我们口腔科医生称之为软垢。有时，因软垢的颜色跟牙齿的颜色差不多，不易被发现。此时，您可以用牙签或牙线棒的尖端在靠近牙龈的牙面上轻轻刮、探，在牙颈部会感觉到有一层黏黏的附着物，这就是软垢或菌斑。此时，您需要再次把全口牙认真地刷一遍。

如果因长时间刷牙不认真，软垢导致大量细菌繁殖并黏附在牙颈部或邻面，形成牙菌斑；由于口腔里唾液的成分有一定的抑菌、协助钙化的环境平衡作用，牙菌斑在唾液帮助下，钙化形成牙结石；在粗糙的牙结石上有细菌不停地繁殖、钙化,牙结石会越沉积越多,从而刺激牙龈发生炎症,出现红肿、刷牙出血等现象。此时,如果您不及时洗牙,去除菌斑和牙结石,牙龈炎症会破坏牙周组织,最终导致牙槽骨吸收,形成牙周病,晚期牙周病的结局只能是拔掉患牙。如果您自身唾液的平衡作用不够强大,菌斑细菌大量繁殖,在分解食物的过程中不停地产酸,您的牙齿很快就被腐蚀,形成龋洞。龋洞得不到及时充填,从而引起牙髓炎、根尖周病变,等到了这一步,不单要经历疼痛、复杂的治疗过程,您的经济负担也会增加。

测一测,您是不是应该看牙了:

1. 牙龈红肿,刷牙时是否有出血现象? A. 是( );B. 否( )

2. 对镜自查,明显看到牙结石或蛀牙? A. 是( );B. 否( )

3. 牙齿松动,咀嚼食物感觉疼痛无力? A. 是( );B. 否( )

4. 冷热敏感,对刺激性食物有酸疼反应? A. 是( );B. 否( )

5. 牙齿疼痛,甚至引发头疼和面部肿胀? A. 是( );B. 否( )

6. 牙齿变色,曾有牙外伤和疼痛病史? A. 是( );B. 否( )

7. 黏膜异常,自感口腔软组织有肿物? A. 是( );B. 否( )

8. 食物嵌塞,经常塞牙自行难以清理? A. 是( );B. 否( )

9. 锐利牙尖,经常咬舌、咬腮或溃疡? A. 是( );B. 否( )

10. 口腔异味,自感或他人提示有异味? A. 是( );B. 否( )

【温馨提示】

1. 回答以上 10 个问题,如果答案都是否定的,祝贺您得满分,说明您的口腔健康状况良好。建议您每年进行一次口腔检查,医生会给您更详细的建议,保持良好的习惯,牙齿会陪伴您一生,不离不弃。

2. 回答以上 10 个问题,如果答案有一项是肯定的,就建议您找专业口腔医生进行咨询,做相应的处理;如果有多项是肯定的,说明您的口腔状况较复杂,建议尽快找专科口腔医生进行咨询和治疗,医生会给您详细的治疗计划和建议。养成良好的习惯,每年进行口腔健康检查,发现问题及时进行干预和治疗,让一口健康的牙齿陪伴您的一生,享受幸福美好的生活。

八、定期口腔检查是重中之重

以上向您介绍的居家自我检查牙齿、使用牙线、认真刷牙的建议，虽然价廉物美，对保护发育正常的牙齿行之有效，但是，每年到正规的口腔门诊进行专业检查也非常重要。据统计，因牙齿窝沟点隙发育不良导致的龋齿占 60%～70%。笔者多年的临床实践发现，龋齿的形成与牙齿结构是否发育完善关系非常密切。图 3-9 展示了磨牙窝沟发育不良的情况；图 3-10 展示了颊侧发育沟、颊侧点隙发育不良的情况。

随着国民经济的发展，在我国许多城市为义务教育阶段学生免费开展窝沟封闭，目的就是从牙齿发育不良的源头入手，从根本上控制龋齿的发病率。

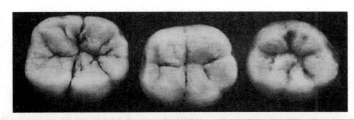
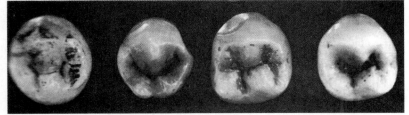

图 3-9A　牙齿窝沟发育不良

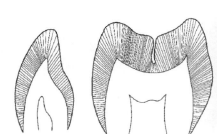
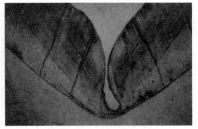

图 3-9B　窝沟发育不良示意图（左）及电子显微镜图（右）

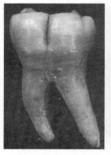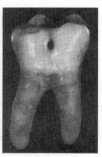

图 3-10　颊侧沟和点隙发育不良

九、窝沟封闭的最佳时间

窝沟是指刚萌出的后牙咬合面存在沟壑。这些沟壑牙釉质薄且形态不易清洁,易于细菌定植,易成为龋坏的源头。窝沟封闭就是在不去除牙体组织情况下,利用黏结性树脂涂布这些点隙裂沟,当它流入并渗透窝沟后固化变硬,形成一层保护性的屏障,覆盖在窝沟上,阻止致龋菌及酸性代谢产物对牙体的侵蚀,能够有效预防龋齿。

窝沟封闭是一种无痛、无创伤的方法。哪些孩子需要进行窝沟封闭呢?什么时候进行窝沟封闭最佳?

1. 牙齿完全萌出,龋齿尚未发生,是进行窝沟封闭的最佳时机。

2. 从时间上来说,应在儿童 6～7 岁与 11～13 岁期间分别对两颗后牙进行窝沟封闭。

3. 牙齿曾患过龋的儿童,以后患龋的风险较高,更应该进行窝沟封闭。

4. 有些儿童嘴小舌体大,口水多,不能完全配合正常操作,以及牙齿还没完全萌出,边缘侧尚有牙龈覆盖时,暂时不适合封闭,可以过半年后再行窝沟封闭。

十、窝沟封闭术的操作流程

1. 清洁牙面后,用酸蚀剂进行粘接准备,然后把少量黏结性树脂涂在窝沟区域,使用光固化或化学固化使之凝固即可。

2. 一颗牙齿操作时间为 5～10 分钟,无痛,不使用牙钻等损伤性器械。

3. 操作后 1 小时内不要咀嚼过硬的食物。

家长关心，给孩子做了窝沟封闭后能持续多长时间？其实，只要封闭剂在牙面没有脱落，就能大大降低患龋概率。封闭剂脱落的原因和儿童的口腔环境、窝沟形态、饮食习惯、医生操作水平均有关系。据统计，3 年的保留率在 70% 以上。如有发现脱落，可以再次进行窝沟封闭。

【温馨提示】

人们在日常生活中，牙齿排列不齐、颜色异常，通过照镜子，自己是能够发现的；但是，牙体组织结构发育异常自己难以发现，只有让口腔专业医生在诊室中，使用专业器械进行详细检查才能发现。窝沟龋齿的发生、发展是悄悄进行的，如果您没有定时进行口腔检查，及时发现牙齿异常情况，等到自我感觉有问题了才去找医生检查，为时已晚。您看图 3-11 就会一目了然。

在多年的工作中，为了让患者明白定期口腔检查的意义和重要性，我经常用"汽车需要定期保养"的比喻来说明问题。在我们国家，人们由于受传统观念、经济发展程度、健康教育普及程度、忌讳就医心理等因素的影响，很多患者牙齿疼痛到难以忍受、影响饮食时才肯就诊。牙齿每天为您磨碎食物，就好比一辆每天为您代步的汽车，如果平时不重视检查和定期保养，等出现不能驾驶、需要花费更多费用大修的故障，才意识到保养的重要性。有些国家要求所有居民每年购买牙齿健康保险，每年（儿童每半年）享受一次免费检查和洁牙服务，其间发现问题及时治疗。他们的牙科保险，如同我国的汽车交通强制保险一样必要且有效。

随着我国口腔医疗事业的不断发展，我们相信在政府的大力支持下，将来每位居民会拥有专属的牙科保险，从而提高人们重视牙齿、定期主动检查的意识。

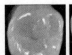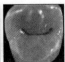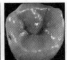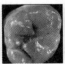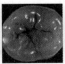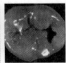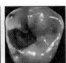

图 3-11　不良窝沟及龋齿发展过程（图片来源国际龋病检测和评估系统分级）

十一、工欲善其事，必先利其器

要想拥有健康的牙齿，让它伴您终生，不单从内心要重视它、了解它的特点，重要的是持之以恒的呵护。要想不伤害牙齿，选择优质的护牙产品同样重要。

首先是牙刷，选择大小合适、刷毛柔软有弹性、毛端光滑、刷牙时对牙龈没有刺激感，用平时刷牙的力量接触到牙龈时没有不适感为最佳。当发现刷毛变形明显时要及时更换，目前公认的是普通牙刷每3个月建议更换一次。现在，牙刷的种类很多，除了传统的牙刷外，可以尝试多头的电动牙刷，它的刷牙效率会更高；软毛牙刷采用柔软的毛作为牙刷的主体，对牙齿的伤害比传统的硬毛牙刷小。美国牙科学会建议，成人牙刷的刷头应长为2.54～3.18厘米，宽为0.79～0.95厘米，刷毛2～4排。我国规定的保健牙刷标准为幼儿牙刷的刷头长度不超过2.5厘米，宽度不超过0.8厘米，毛束不超过3排。儿童牙刷的刷毛要比成人牙刷更柔软，最好选购标注有保健字样的牙刷。

笔者在工作和日常生活中经常遇到患者或朋友问我什么牙膏最好？其实，牙膏的主要成分就好比年轻人喜欢用的洗面奶，起到辅助清洁的作用，里面有二氧化硅或碳酸钙的细微颗粒作为摩擦剂。此外，还有芳香剂、防腐、润湿、去污成分等。目前，超市里提供的大多是具有特定功能的保健型牙膏，如含氟牙膏的特点是提高牙表面的硬度、促进发育不良的釉质钙化；脱敏牙膏的特点是抗过敏，主要针对牙龈退缩引起的牙根暴露、牙齿过度磨耗等出现的敏感症状，内含的脱敏成分有氯化锶、氟化亚锡、硝酸钾等；中草药牙膏具有消炎止血功能；美白牙膏内含氧化、漂白成分，在选择时一定要掌握适应证。

人们在刷牙过程中，成年人把牙膏吞咽到体内的机会很少，一般不会对人体和牙齿造成伤害，可以根据自己的情况选择长期使用；由于儿童在刷牙时口腔自控能力较差，建议选择使用儿童专用牙膏，每次的使用量不宜太多。

有些人为了口气清新，常常使用漱口水。有些漱口水内含有抗菌、抑菌成分，在口腔有炎症或预防感染时，医生建议短时间内使用，一般不超过2周或间歇使用。不建议长期使用漱口水，否则，口腔内的正常菌群会遭到破坏,引起其他感染;个别人出现舌面着色或口腔感觉异样现象。

此外,还有很多其他口腔保健产品,如牙线、牙线棒、邻间刷(牙缝刷)、冲牙器(又叫水牙签)等(图3-12)。它们都是护牙的好帮手,但都不能替代刷牙。

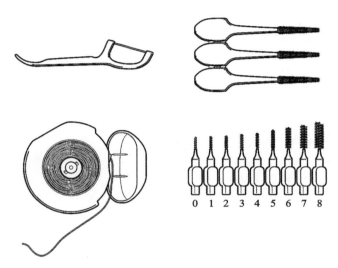

图3-12　牙线、邻间刷、乳胶牙签等护牙产品

日常口腔防护,作为口腔健康护理链条中的第一步,更是目前备受关注的"大健康"理念中具有代表性的一环,需要个人、社会以及品牌同时发力!各大企业也在积极探索大健康领域的创新品牌,配合关爱"大健康"理念,不断推出高品质的个人健康护理产品。例如,声波震动牙刷系列,可通过流动洁力彻底洁净牙齿。另外,针对儿童特点设置蓝牙技术,通过蓝牙互动App,使孩子在互动游戏中,养成良好的刷牙习惯。

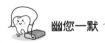 幽您一默 ～～～～～～～～～～～～～～～～～～～～～～～～～～～～～

牙齿使用说明书

【产品名称】通用名称:牙齿(以下简称本品);英文名称:tooth,teeth(复)

【产品规格】乳牙20颗,恒牙28～32颗。

【产品有效期】设计使用寿命100年,实际使用寿命因个人使用习惯而定。

【质量保证】本品不包退换,原厂无配件。

【保存条件】阴暗潮湿处最佳,避免长期处于干燥环境。

【生产日期】参见身份证出生日期(出生时乳牙已骨化)。

【产品功能】①咀嚼:本品具有切断和研磨食物的功能;②发音和语言:本品可配合舌头完成发音;③保持面部正常形态:本品可支撑唇颊部,使人的面部和唇颊部显得丰满。

【各部分构件名称】本品隶属口腔一部分,不可拆分单独使用。牙齿可分为切牙、尖牙、双尖牙和磨牙4种。每个牙齿均由露在牙槽骨外的牙冠和长在牙槽骨内的牙根以及牙冠、牙根之间的牙颈组成。

【使用注意事项】避免吸烟;避免咬硬物;避免长期大量饮用碳酸饮料、茶及咖啡等。

【日常保养】均衡饮食、正确刷牙、定期检查、定期洗牙、运动防护、合理用药。

【常见问题】

龋齿:俗称虫牙、蛀牙,是细菌性疾病,可继发牙髓炎和根尖周炎,甚至能引起牙槽骨和颌骨炎症,是口腔主要的常见病。

变色:因身体或牙齿内原因所致的颜色改变,或色泽的变化称为牙齿变色,分为内源性和外源性牙齿着色。

磨耗:牙齿磨耗造成牙齿表面的保护物质过分磨损,使牙本质暴露出来。轻者出现对刺激性食物过敏,重者可导致牙床出血、发炎,牙齿松动、脱落等。

牙龈增生:指牙龈组织的细胞成分增多所致的牙龈体积增大,牙龈组织感染性疾病、口腔卫生不良、局部刺激都会造成这类情况出现。

牙髓炎:指发生于牙髓组织的炎性病变,当冷、热刺激患牙时,会产生剧烈疼痛,是口腔中最为多发和常见的疾病之一。

根尖周炎:指牙根尖周组织的急性或慢性炎症,牙髓炎发展到晚期,牙髓组织大部分或全部坏死时,或有细菌感染,引起根尖周组织发炎。

牙齿缺失:不仅会造成咀嚼功能减退、牙齿脱落、食物嵌塞,甚至导致咬合功能的紊乱、牙槽骨萎缩、面部不平衡等危害。

【提示】发生上述问题的用户,可产生牙疼、咀嚼无力、张口受限、影响美观等。若久拖不治,可严重影响身体的健康。

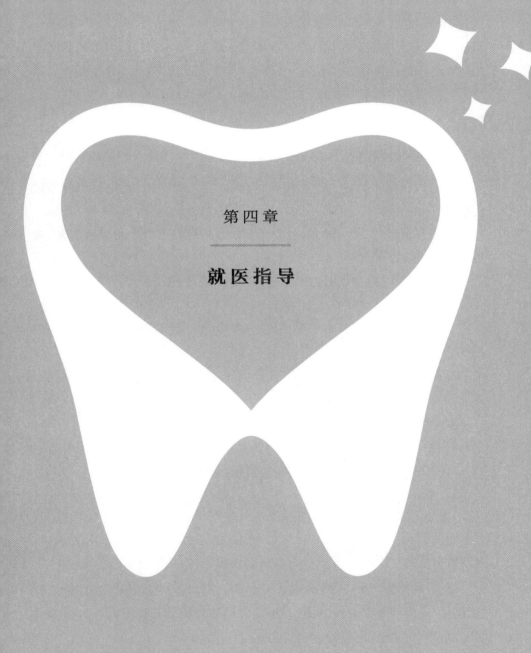

第四章

就医指导

国家卫生健康委员会公布的《医疗机构设置基本标准（试行）》，规定了医疗机构执业必须达到的最低标准，是卫生行政部门核发《医疗机构执业许可证》的依据。少数地区执行本标准确有困难的，可由省、自治区、直辖市卫生行政部门根据实际情况调整某些指标，作为地方标准，报卫计委核准备案后施行。尚未列入本标准的医疗机构，可比照同类医疗机构基本标准执行。民族医院基本标准由各省、自治区、直辖市卫生行政部门制定。

一、医疗机构的分类

1. 综合医院、中医医院、中西医结合医院、民族医医院、妇幼保健医院（或儿童医院）、精神卫生中心（或医院）、传染病医院、康复医院等；

2. 专科医院，包括口腔医院、肿瘤医院、心血管病医院、血液病医院、皮肤病医院、整形外科医院、美容医院等；

3. 中心卫生院、乡（镇）卫生院、街道卫生院；

4. 疗养院；

5. 综合门诊部、专科门诊部、中医门诊部、中西医结合门诊部、民族医门诊部；

6. 诊所、中医诊所、民族医诊所、卫生所、医务室、卫生保健所、卫生站；

7. 村卫生室（所）；

8. 急救中心、急救站；

9. 临床检验中心；

10. 专科疾病防治院、专科疾病防治所、专科疾病防治站；

11. 护理院、护理站；

12. 其他诊疗机构。

二、医院分级和基本标准

随着医疗卫生体制改革的不断深化，医院逐步建立起科学、标准化的管理体系。按照卫生部发布的关于《医院分级管理标准和评审办法》，根据任务和功能不同，把医院分为一、二、三级。

(一)一级综合医院

一级综合医院是直接向一定人口的社区提供预防、医疗、保健、康复服务的基层医院、卫生院。

1. 床位：住院床位总数 20～99 张。

2. 科室设置：

(1)临床科室：至少设有急诊室、内科、外科、妇(产)科、预防保健科；

(2)医技科室：至少设有药房、化验室、X 光室、消毒供应室。

3. 人员：

(1)每床至少配备 0.7 名卫生技术人员；

(2)至少有 3 名医师、5 名护士和相应的药剂、检验、放射等卫生技术人员；

(3)至少有 1 名具有主治医师以上职称的医师。

4. 有与开展的诊疗科目功能、任务相适应的必需设备和规定房屋建筑面积。

5. 制订各项规章制度、人员岗位责任制，有国家制定或认可的医疗护理技术操作规程，并成册可用。

6. 注册资金到位，数额由各省、自治区、直辖市卫生行政部门确定。

(二)二级综合医院

二级综合医院是向多个社区提供综合医疗卫生服务以及承担一定教学、科研任务的地区性医院。

1. 床位：住院床位总数 100～499 张。

2. 科室设置：

(1)临床科室：至少设有急诊科、内科、外科、妇产科、儿科、眼科、耳鼻喉科、口腔科、皮肤科、麻醉科、传染科、预防保健科，其中眼科、耳鼻喉科、口腔科可合并建科，皮肤科可并入内科或外科，附近已有传染病医院的，根据当地《医疗机构设置规划》可不设传染科；

(2)医技科室：至少设有药剂科、检验科、放射科、手术室、病理科、血库(可与检验科合设)、理疗科、消毒供应室、病案室。

3. 人员：

(1)每床至少配备 0.88 名卫生技术人员；

(2)每床至少配备 0.4 名护士；

(3)至少有 3 名具有副主任医师以上职称的医师；

(4)各专业科室至少有 1 名具有主治医师以上职称的医师。

4. 有与开展的诊疗科目功能、任务相适应的必需设备和规定房屋建筑面积。

5. 制订各项规章制度、人员岗位责任制，有国家制定或认可的医疗护理技术操作规程，并成册可用。

6. 注册资金到位，数额由各省、自治区、直辖市卫生行政部门确定。

(三)三级综合医院

三级综合医院是向几个地区提供高水平专科性医疗卫生服务和执行高等教学、科研任务的区域性以上的医院。

1. 床位：住院床位总数 500 张以上。

2. 科室设置：

(1)临床科室：至少设有急诊科、内科、外科、妇产科、儿科、中医科、耳鼻喉科、口腔科、眼科、皮肤科、麻醉科、康复科、预防保健科。

(2)医技科室：至少设有药剂科、检验科、放射科、手术室、病理科、输血科、核医学科、理疗科(可与康复科合设)、消毒供应室、病案室、营养部和相应的临床功能检查室。

3. 人员：

(1)每床至少配备 1.03 名卫生技术人员；

(2)每床至少配备 0.4 名护士；

(3)各专业科室的主任应具有副主任医师以上职称；

(4)临床营养师不少于 2 人；

(5)工程技术人员(技师、助理工程师及以上人员)占卫生技术人员总数的比例不低于 1%。

4. 有与开展的诊疗科目功能、任务相适应的必需设备和规定的房屋建筑面积。

5. 制订各项规章制度、人员岗位责任制，有国家制定或认可的医疗护理技术操作规程，并成册可用。

6. 注册资金到位，数额由各省、自治区、直辖市卫生行政部门确定。

三、医疗机构的性质

按主办主体不同分为：政府办非营利性医疗机构，包括各种公立医院、公立社区卫生服务中心、公立社区门诊等；非政府办非营利性医疗机构，包括企（事）业单位内部自设，为职工、学生服务的医院、门诊部、医务室等；合资或独资兴办的营利性医疗机构，包括私立医院、私立门诊部、个体诊所等。

按特定服务对象可划分为：军队医院（目前大部分已归地方管理），医学高校附属医院（目前因资源整合，部分称为医疗集团），各地市、县、区级医院，企业（事业）单位职工医院等。

按医院收治患者范围分为综合医院和专科医院。

四、医院的分等

按照《医院分级管理标准体系及指标体系》，经过评审委员会评审，每级医院划分为甲、乙、丙三等，其中三级医院增设特等级别（如协和医院定为三级特等）。也就是说，医院共分三级十等。一、二、三级医院在卫生行政部门指导下，建立双向转诊制度和逐级技术指导关系。

医院评审委员会分为：部级、省级、地（市）级评审委员会；医院评审委员会是在同级卫生行政部门领导下，独立从事医院评审的专业性组织。

医院分级管理标准体系包括：基本标准（定性标准）7 项、分等标准（定量标准）10 项。

（一）基本标准组成

1. 医院规模。

2. 医院功能与任务。

3. 医院管理。

4. 医院质量。

5. 医院思想政治工作与医德医风建设。

6. 医院安全。

7. 医院环境。

这七项内容包括了组织管理、科教管理、人员设置、物资总务、卫生学管理等多方面，是保障医院处于正常运转状态的原则规定。

(二)分等标准组成

1. 各项管理标准：如科室设置、各种管理制度。

2. 各类人员标准：人员构成、人员素质标准。

3. 物资标准：床位标准，常规、专科设备标准。

4. 工作质量和效率标准。

5. 经济效果标准。

6. 卫生管理标准：污水污物、院感控制等。

7. 信息处理标准：统计报表、图书资料等。

8. 生活服务标准。

9. 医德标准。

10. 技术标准：开展项目、水平、科教水平等。

医院分级管理标准评审是根据医院功能和任务不同，分别提出不同的指标要求，按照基本标准、分等标准单独考核；如果达不到"基本标准"要求，定为不合格医院，无等级评审资格，新申请开业医院不予批准；如果"基本标准"符合相应级别要求，按照"分等标准"数学模型计分办法评定等次。

五、口腔医疗机构基本标准

目前，我国不设一级口腔医院。

(一)二级口腔医院

1. 牙椅和床位：牙科综合治疗椅 20～59 台，住院床位总数 15～49 张。

2. 科室设置：

(1)临床科室：至少设有口腔内科、口腔颌面外科和口腔修复科、口腔预防保健组、口腔急诊室；

(2)医技科室：至少设有药剂科、检验科、放射科、消毒供应室、病案室。

3. 人员：

(1)每牙椅(床)至少配备 1.03 名卫生技术人员；

(2)至少有 2 名具有副主任医师以上职称的医师；

(3)各专业科室(组)至少有 1 名医师；

(4)医生与护理人员之比不低于 1∶1.5；

(5)修复医师与技工之比为 1∶1。

4. 房屋：

(1)每牙科治疗椅建筑面积不少于 30 平方米；

(2)诊室每牙科治疗椅净使用面积不少于 6 平方米；

(3)每床建筑面积不少于 45 平方米；

(4)病房每床净使用面积不少于 6 平方米。

5. 基本设备：

给氧装置、呼吸机、心电图机、电动吸引器、抢救床、麻醉机、多功能口腔综合治疗台、涡轮机、光敏固化灯、高频铸造机、中熔铸造机、超声洁治器、显微镜、火焰光度计、分析天平、生化分析仪、血球计数仪、离心机、电冰箱、X 光机、X 光牙片机、敷料柜、器械柜、高压灭菌设备、消毒锅、紫外线灯、洗衣机。

门诊每诊椅单元设备：牙科综合治疗椅及按照标准化设置要求，有与开展诊疗科目相应的其他设备。

6. 制订各项规章制度、人员岗位责任制，有国家制定或认可的医疗护理技术操作规程，并成册可用。

7. 注册资金到位，数额由各省、自治区、直辖市卫生行政部门确定。

(二)三级口腔医院

1. 牙椅和床位：牙科治疗椅 60 台以上，住院床位总数 50 张以上。

2. 科室设置：

(1)临床科室：至少设有口腔内科、口腔颌面外科、口腔修复科、口腔正畸科、口腔预防保健科、口腔急诊室；

(2)医技科室：至少设有药剂科、检验科、放射科、病理科、消毒供应室、病案室、营养室。

3. 人员：

(1)每牙椅(床)至少配备 1.03 名卫生技术人员；

(2)医师与护士之比不低于 1：1.5；

(3)各专业科室主任应具有副主任医师以上职称；

(4)临床营养师 1 人；

(5)修复医师与技工之比为 1：1；

(6)工程技术人员(技师、助理工程师以上职称的人员)占卫生技术人员总数的比例不低于 1%。

4. 房屋：

(1)每牙科治疗椅建筑面积不少于 40 平方米；

(2)诊室每牙科治疗椅净使用面积不少于 6 平方米；

(3)每床建筑面积不少于 60 平方米；

(4)病房每床净使用面积不少于 6 平方米。

5. 基本设备：

(1)给氧装置、呼吸机、电动吸引器、心电图机、心脏除颤器、心电监护仪、手术床、麻醉机、麻醉监护仪、高频电刀、多功能口腔综合治疗台、涡轮机、超声洁治器、光敏固化灯、配套微型骨锯、光固化烤塑机、铸造与烤瓷设备、X 光机、X 光牙片机、口腔体腔摄片机、断层摄片机、超短波治疗器、激光器、肌松弛仪、肌电图仪、**𬌗**力测试仪、显微镜、血球计数仪、分析天平、紫外线分光光度计、自动生化分析仪、酶标分析仪、尿分析仪、血气分析仪、恒温培养箱、电冰箱、离心机、冷冻切片机、石蜡切片机、敷料柜、器械柜、高压灭菌设备、消毒锅、紫外线灯、蒸馏器、洗衣机、下收下送密封车、水净化过滤装置。

(2)门诊每诊椅单元设备：牙科综合治疗椅及按照标准化设置要求，有与开展诊疗科目相应的其他设备。

6. 制订各项规章制度、人员岗位责任制，有国家制定或认可的医疗护理技术操作规程，并成册可用。

7. 注册资金到位，数额由各省、自治区、直辖市卫生行政部门确定。

(三)口腔门诊部

1. 牙椅:至少设有牙科治疗椅 4 台。

2. 科室设置:不设分科。能开展口腔内科、口腔外科和口腔修复科的大部分诊治工作,有条件的可分设专业组(室)。有专人负责药剂、化验(检验中心有统一安排的可不要求)、放射、消毒供应等工作。

3. 人员:

(1)每牙科治疗椅至少配备 1.03 名卫生技术人员;

(2)至少有 2 名口腔科医师,其中 1 名具有主治医师以上职称;

(3)牙科治疗椅超过 4 台的,每增设 4 台牙椅,至少增加 1 名口腔科医师;

(4)医生与护理人员之比不低于 1∶1。

4. 房屋:

(1)每牙科治疗椅建筑面积不少于 30 平方米;

(2)诊室每牙科治疗椅净使用面积不少于 6 平方米。

5. 基本设备:

(1)电动吸引器、显微镜、X 光牙片机、光敏固化灯、超声洁治器、紫外线灯、高压灭菌设备。

(2)每牙椅单元设备:牙科综合治疗椅及按照标准化设置要求,有与开展诊疗科目相应的其他设备。

6. 制订各项规章制度、人员岗位责任制,有国家制定或认可的医疗护理技术操作规程,并成册可用。

7. 注册资金到位,数额由各省、自治区、直辖市卫生行政部门确定。

(四)口腔诊所

1. 牙椅:至少设有牙科治疗椅 1 台。

2. 科室设置:能开展口腔内科、口腔外科和口腔修复科的部分诊治工作。

3. 人员:

(1)设一台牙科治疗椅,人员配备不少于 2 人;设二台牙科治疗椅,人员配备不少于 3 人;设三台牙科治疗椅,人员配备不少于 5 人;

（2）至少有 1 名取得医师资格后从事 5 年以上临床工作的口腔科医师。

4. 房屋：

（1）每牙科治疗椅建筑面积不少于 25 平方米；

（2）诊室每牙科治疗椅净使用面积不少于 6 平方米。

5. 基本设备：

（1）电动吸引器、X 光牙片机、紫外线灯、高压灭菌设备、药品柜；

（2）每牙椅单元设备：牙科综合治疗椅及按照标准化设置要求，有与开展诊疗科目相应的其他设备。

6. 制订各项规章制度、人员岗位责任制，有国家制定或认可的医疗护理技术操作规程，并成册可用。

7. 注册资金到位，数额由各省、自治区、直辖市卫生行政部门确定。

（五）一级口腔病防治所

1. 牙椅：牙科治疗椅 4～14 台。

2. 科室设置：不要求设立分科，能开展口腔内科、口腔外科、口腔修复科部分诊治和预防保健工作，并有专人负责药剂、化验（检验中心有统一安排的可不作要求）、放射、消毒供应等工作。

3. 人员：

（1）每牙科治疗椅至少配备 1.03 名卫生技术人员；

（2）至少有 2 名口腔科医师，其中 1 名具有主治医师以上职称；

（3）牙科治疗椅超过 4 台的，每增设 4 台牙椅，至少增加 1 名口腔科医师；

（4）医生与护理人员之比不低于 1∶1。

4. 房屋：

（1）每牙科治疗椅建筑面积不少于 30 平方米；

（2）诊室每牙科治疗椅净使用面积不少于 6 平方米。

5. 基本设备：

（1）电动吸引器、显微镜、X 光牙片机、光敏固化灯、超声洁治器、铸造机、消毒锅、紫外线灯、高压灭菌设备、药品柜。

（2）每牙椅单元设备：牙科综合治疗椅及按照标准化设置要求，有与开展诊疗科目相应的其他设备。

6. 制订各项规章制度、人员岗位责任制,有国家制定或认可的医疗护理技术操作规程,并成册可用。

7. 注册资金到位,数额由各省、自治区、直辖市卫生行政部门确定。

(六)二级口腔病防治所

1. 牙椅:牙科治疗椅 15～59 台。

2. 科室设置:

(1)临床科室:至少设有口腔内科、口腔外科和口腔修复科、预防保健科;

(2)医技科室:至少设有药剂科、检验科、放射科、消毒供应室、病案室。

3. 人员:

(1)每牙科治疗椅应配备 1.03 名卫生技术人员;

(2)至少有 1 名具有副主任医师以上职称的口腔科医师和 1 名任职 3 年以上的、具有主治医师职称的口腔科医师,或者有 2 名具有副主任医师以上职称的口腔科医师;

(3)各专业科室(组)至少有 1 名口腔科医师;

(4)医生与护理人员之比不低于 1∶1.3;

(5)修复医师与技工人员之比不低于 1∶1。

4. 房屋:

(1)每牙科治疗椅建筑面积不少于 30 平方米;

(2)诊室每牙科治疗椅净使用面积不少于 6 平方米。

5. 设备:

(1)供氧装置、辅助呼吸器囊、电动吸引器、抢救床、显微镜、X 光牙片机、超声洁治器、光敏固化灯、中熔铸造机或高频铸造机、紫外线灯、高压灭菌设备、电冰箱。

(2)每牙椅单元设备:牙科综合治疗椅及按照标准化设置要求,有与开展诊疗科目相应的其他设备。

6. 制订各项规章制度、人员岗位责任制,有国家制定或认可的医疗护理技术操作规程,并成册可用。

7. 注册资金到位,数额由各省、自治区、直辖市卫生行政部门确定。

（七）三级口腔病防治所

1. 牙椅：至少设牙科治疗椅 60 台。

2. 科室设置：

（1）临床科室：至少设有口腔内科、口腔外科、口腔修复科、口腔正畸科、口腔预防保健科。

（2）医技科室：至少设有药剂科、检验科、放射科、病理科、消毒供应室、病案室。

3. 人员：

（1）每牙科治疗椅至少应配备 1.03 名卫生技术人员；

（2）各专业科室主任应是具有副主任医师以上职称的口腔科医师；

（3）医师与护士之比不低于 1∶1.3；

（4）修复医师与技工人员之比 1∶1。

4. 房屋：

（1）每牙科治疗椅建筑面积不少于 40 平方米；

（2）诊室每牙科治疗椅净使用面积不少于 6 平方米。

5. 设备：

（1）供氧装置、辅助呼吸器囊、电动吸引器、心电图机、抢救床、抢救柜（车）、显微镜、X 光机、X 光牙片机、断层摄片机、多功能口腔综合治疗台、涡轮机、光敏固化灯、光固化烤塑机、铸造与烤瓷设备、超声洁治器、超短波治疗器、敷料柜、器械柜、紫外线灯、高压灭菌设备、电冰箱。

（2）每牙椅单元设备：牙科综合治疗椅及按照标准化设置要求，有与开展诊疗科目相应的其他设备。

6. 制订各项规章制度、人员岗位责任制，有国家制定或认可的医疗护理技术操作规程，并成册可用。

7. 注册资金到位，数额由各省、自治区、直辖市卫生行政部门确定。

随着科技发展，技术不断进步，口腔科治疗的工具和设备也在不断更新，先进的设备和工具可以提高工作效率和医疗质量，为广大患者提供安全、优质的服务。在此，提醒口腔疾病患者选择符合规范的正规医疗机构就诊，您的权益才能得到根本保证。

近期,国家卫生健康委员会联合北京、上海、四川等地,组织开展国家级口腔医疗中心的设置和建设工作,把我国的口腔卫生健康事业推向世界一流的高度,不断满足人民对健康、美好生活的需求。

六、常见口腔医疗机构及其特点

您肯定遇到过内心纠结到哪里去看牙的问题,去私立诊所,三甲医院,还是到口腔医院? 由于口腔医疗机构的设置不同,其管理水平、技术开展水平的确是有差别,根据自己的情况,选择最适合的就医机构确实很重要。以下简要介绍各类口腔医疗机构的特点,帮您出出主意,今后看牙就不用发愁啦。

(一)口腔医院

口腔医院分两种:一种是当地政府设置、负责区域性口腔疾病防治的公立口腔医院;另一种是设口腔专业(或口腔医学院)的高等学校附属口腔医院。

口腔医院的特点:实力强、专业性强,主要负责口腔颌面部疾病;规模较大,硬件、设备齐全;专业划分详细,科室多,专家也多;口腔颌面部疑难、复杂疾病可以多科室会诊,协同完成,为您拟定符合口腔实际的综合诊疗计划,达到最佳治疗效果。

高级别的口腔医院诊治口腔疾病的同时,都肩负着培养口腔医生的临床教学、科研任务。当您就诊时,可能会遇上年资浅的实习或进修医师,您可能会不高兴。此时,您一定要知道,每一位有经验的医生都是这样成长起来的,包括其他行业同样如此。建议您把他(她)当成自己的孩子来对待,他们的内心渴望着自己能快速成长,需要您的理解和配合。遇到年资稍浅的医师,您也大可不必担心,因为,整个治疗过程有上级医师全程监控,医疗质量可以保证。

如果您看牙的时间比较紧张,您不必排队等候挂知名度高的专家号,因为专家的科研、带教任务重,门诊时间少;建议您直接挂普通号,找主治医师诊治就可以,因为主治医师一般年龄段在 30～35 岁,他们掌握着最新的技术,操作熟练、高效,治疗质量很有保证。

由于等级较高的口腔医院专业分工细，开展的技术更广泛，治疗项目更多，在就诊过程中，您会经历多次挂号、排队、耗费时间的情况，在就诊之前，这一点您要心中有数。

据我了解，为了方便特殊患者（如老年人、孕妇等）就诊，口腔医院均设置了口腔综合科，安排有经验的口腔全科医生接诊。如果您的就诊时间比较充足，牙齿情况比较复杂，想得到全面、高标准的医疗服务，建议您选择等级高的口腔医院。

（二）综合医院口腔科的特点

负责一定区域人口医疗服务的综合医院一般来说发展历史较长，在当地有较高的知名度，被区域内居民普遍认可，大部分人都习惯到综合医院口腔科就诊。

综合医院口腔科的专业科室划分不像口腔医院那样细，科室内既有各特色专业的专家，也有许多口腔全科医生，他们大多有解决临床中两个专业以上的常见病、多发病的能力，可减少因反复挂号、转换科室带来的不便。因为综合医院口腔科有其他科室做后盾，特别是伴有心脑血管疾病、糖尿病等慢性病的患者可选择到综合医院的口腔科就诊，一旦出现其他不适，可以得到相应科室的及时处理。

医院的级别、分等越高，它的综合能力越强。同等级别的医疗机构口腔科收费均执行当地物价部门制定的统一收费标准。

（三）大型口腔连锁机构的特点

随着我国口腔卫生健康事业的发展，以及人们的经济收入水平和口腔保健意识的提高，在当地政府医疗规划发展框架内，全国各地出现了很多大型口腔连锁经营机构，规范化管理、规模化经营，打造成品牌，分布于城市居民生活社区，大大方便了区域内牙病患者的就医，解决了去大医院挂号、排队就医的烦琐问题，改变了我国口腔保健行业多年来的供不应求现象。口腔连锁机构多定位于中高端群体，重视品牌建设，能满足患者便捷、优质的服务需求，除了较大的颌面部手术、口腔疑难病外，能解决牙齿的常见病、多发病的诊疗问题，是适合大多数患者解决牙病的"便利店"。

建议:在医疗机构进行任何一项医疗服务,重要因素之一是人,医生和患者之间的交流和互相信任至关重要。如果您工作繁忙,没有足够的时间到医院,就近确定一家口腔医疗机构,选择一位非常放心的医生,定期进行口腔检查和常见病的治疗是不错的选择。就如同您的爱车定期要到"4S 店"保养一样,也为您的牙齿保健选定一家"4S 店"吧。

(四)专业口腔诊所的特点

在我国,随着卫生事业的改革,在一些大、中城市,逐渐发展起来一批由高级别的口腔全科医生亲自诊治并提供非常专业的医疗服务、就诊环境优良的专业诊所,患者在此能得到更灵活、个性化、高水平的服务,有道是:"有了金刚钻,才敢揽瓷器活"。由于专业诊所不能像连锁机构那样规模化经营,他们的成本会相对较高。您去专业口腔诊所就诊,医生是靠优质服务和口碑赢得您的信任,他希望您和家人能成为诊所的 VIP,您会享受到高质量的口腔保健服务。

建议:如果您对诊疗环境、服务形式、方便程度等方面要求较高,又想获得最舒适、专业的口腔保健和牙病治疗服务,可就近选择一家高端的专业口腔诊所。

七、带您走进口腔医院

在基层综合医院就诊,您只需要挂一个口腔科号,就可以看牙了。但是,当您到了口腔医院,特别是三级甲等口腔医院,您马上就体会到"人最难的是选择"那句话。不要慌,我来带您转一转,看一看到底有哪些科室?它们分别治疗哪些口腔疾病?

(一)儿童口腔科

儿童口腔科主要接诊 14 岁以下儿童的口腔问题,建立儿童口腔健康档案,负责儿童的所有牙齿疾病,如:龋齿充填,各种牙外伤序列治疗,牙髓病、根尖周疾病治疗,混合牙列期乳牙及年轻恒牙的龋病预防(窝沟封闭术),牙齿发育异常,咬合诱导和咬合异常的早期矫治,乳牙早失的间隙管理,影响继承恒牙发育或萌出的滞留乳牙的拔除,口腔出现表征的遗传性疾病及相关综合征、牙周黏膜组织疾患以及针对低龄不合作患儿、特殊儿童及齿科恐惧症儿童的全麻/镇静下的牙病治疗技术等。14岁及以上的青少年建议去相应科室就诊。

（二）牙体牙髓科（或口腔内科）

牙体牙髓科是专门负责牙体及其周围组织疾病，期望达到最大限度保存天然牙齿为目标的科室。常见的牙体牙髓疾病包括龋齿（蛀牙）充填，非龋性牙体组织各种缺损（如牙外伤、楔状缺损、四环素牙、氟牙症等变色牙、磨损牙、牙本质过敏）、牙齿隐裂或折裂、急/慢性牙髓炎、急/慢性根尖周炎的根管治疗，慢性根尖周病变的根尖手术以及其他牙体牙髓疑难病的诊治（表4-1）。

表4-1　常见牙体、牙髓病症状及治疗方法一览表

疾病名称		临床表现	常用材料及治疗方法	备注
龋齿	浅龋	牙齿颜色异常	备洞、光敏树脂或复合体充填	按每牙收费
	中龋	颜色异常、塞食物或刺激敏感	备洞、玻璃离子垫底、光敏树脂充填	
	深龋	塞物疼或刺激疼痛	备洞，氢氧化钙、玻璃离子双层垫底，光敏树脂充填	
	窝沟发育不良	牙齿颜色异常	窝沟封闭或备洞、光敏树脂充填（必要时垫底）	
牙髓炎	急性	蛀牙、塞食物、自发或刺激后阵发性散痛、不能定位	局麻下开髓，封牙髓失活剂，根管治疗或一次性完成治疗，光敏树脂充填	按每根管收费
	慢性	蛀牙、塞食物、自发或刺激疼痛、急性发作阵发性散痛、不能定位	开髓，开放或封失活剂，常规根管治疗，光敏树脂充填	
	牙髓坏死	有蛀牙、塞食物疼痛、咬物不适等	如果牙冠有保留价值，常规根管治疗，光敏树脂充填	

（三）口腔颌面外科（或口腔外科）

口腔颌面外科病房主要负责头颈部肿瘤手术，颌面部创伤、骨折，较重的颌面部间隙感染处理，颌骨发育过大或过小、颞颌关节异常等正颌外科矫治手术，唇、腭裂手术，涎腺及关节病手术治疗等。

门诊主要负责常规拔牙、心电监护下拔牙；智齿冠周炎冲洗上药、小肿物切除、软组织损伤、炎症感染引流；诊断口腔颌面部良、恶性肿瘤，如舌癌、颊癌、颌骨癌、各种头颈颌面部囊肿、血管瘤等；神经疾患的治疗，如三叉神经痛、面神经麻痹等；腮腺炎、颌骨骨髓炎的诊断和治疗等。

此外，口腔专科医院还肩负着教学、科研任务和特色技术的推广应用，如数字外科与手术导航技术、口腔颌面部恶性肿瘤近距离放射治疗、颌下腺移植治疗干眼症、创伤及颅颌面发育畸形的多学科联合治疗、口腔颌面部脉管疾病的综合治疗、大范围和关键部位组织缺损的修复与功能重建、关节外科微创手术、唇腭裂术后语音治疗等。

（四）口腔修复科——镶牙

口腔修复科主要负责牙列缺损（1至多个牙缺失）和牙列缺失（无牙颌）后的各种义齿修复，即镶牙，主要包括活动义齿（含隐形义齿）、全口义齿、附着体义齿、固定义齿、粘接桥等；重度牙体缺损的牙冠修复，包括树脂冠、全瓷冠、烤瓷冠、金属冠等；牙齿微创美容修复包括贴面、嵌体等；新技术应用，包括不磨牙超薄贴面修复、计算机辅助设计/计算机辅助制作（CAD/CAM）椅傍义齿制作技术等；种植牙后局部和全口镶牙修复；颌面部美学修复，如术后面部缺损赝复体、义龈、防止食物嵌塞修复。

【温馨提示】

全瓷美学修复是指利用氧化锆、玻璃陶瓷等当代最新全瓷材料修复缺损牙和缺失牙，既可获得与天然牙相似的结构和美学特性，也可获得最佳的组织相容性效果，属于无金属修复，代表了未来口腔修复的趋势。

（五）口腔种植科——种牙

种植牙是目前修复缺失牙齿最先进的技术之一，主要结构是由种植体和牙冠两个部分组成的。靠牙槽骨内种植人工牙根来固定牙冠,不需要磨改天然牙齿,有些前牙可以即刻拔牙、即刻种植、即刻修复。

种植牙将植体植入牙槽骨内充当牙根,增加假牙的固定性,克服了依靠黏膜或者自体牙作支撑的缺点,能够更好地恢复口腔咀嚼受力。选择不同的种植体系统修复,种植效果不同。选择什么品牌、什么规格种植体要根据个人情况由医生协助选择种植体。

【温馨提示】

影响种植牙价格的因素有以下几方面。

1. 种植牙品牌会影响种植牙价格,也是影响种牙价格的最主要的因素。种植牙的品牌可以有多种多样,品牌不同,它们的价格就有明显的差异,这点是毋庸置疑的。

2. 医院等级、医生的技术水准也会影响种植牙价格。对于同一个地区,不同级别的医院,医生技术收费也是一个决定价格的因素。

3. 种植牙的牙冠种类也是影响种植牙价格的最主要的因素之一。

(六)牙周病科

牙周病科主要负责各种类型牙周疾病的诊断与系统治疗,如牙龈炎导致的牙龈出血、牙周炎及牙齿松动,诊断某些有牙周组织表现的全身性疾病,口臭症诊断与治疗,口腔卫生保健指导,牙周健康的长期维护治疗,各种类型牙周手术,包括牙龈切除术、牙周翻瓣术、骨引导性再生术、牙龈退缩的美容性治疗、附着龈增宽术、牙冠延长术等手术治疗(表4-2)。

【温馨提示】

牙周炎基础治疗后注意事项:

1. 正确彻底刷牙,做好自我维护;

2. 使用牙线,必要时使用牙间隙刷;

3. 每半年进行一次龈上洁治,即洗牙;

4. 每年进行一次龈下洁治;

5. 对于老年患者、重度牙周炎或侵袭性牙周炎患者,前期建议3个月复诊一次,情况稳定后可延长至半年复诊一次,但不能超过半年。

表 4-2　常见牙周组织疾病症状及治疗方法一览表

牙周组织病		临床表现	治疗方法	常用材料	备注
根尖周炎	急性	有龋齿或牙疼病史。自发、持续性疼痛,能定位,牙齿咬合或叩诊疼痛,牙伸长感	开髓、引流,根管预备、消毒,常规根管治疗	根管消毒剂、根管充填材料、光敏树脂等	按每根管收费囊肿切除费用等
	慢性	有龋齿或牙疼病史。咀嚼无力,叩疼较轻,患牙附近唇(颊)黏膜有瘘管,反复肿胀,有炎性渗出物	开髓,根管预备、消毒,常规根管治疗	根管消毒剂、根管充填材料、光敏树脂等	
	根尖周囊肿	蛀牙、咬合不适或叩诊不适,拍X线片发现	进行常规根管治疗,根尖手术切除囊肿	根管消毒剂、根管充填材料、光敏树脂等,囊肿切除术	
牙周病	牙龈炎	牙龈红肿,刷牙出血,口腔异味,牙龈增生,牙冠色素沉着,牙颈部结石沉积等	定期洁治(洗牙)、日常口腔维护、局部手术等	超声洁治设备、局部或口服抗炎药物等	按每牙收费以及手术费用等
	牙周炎	牙龈充血,触碰出血倾向,口腔异味,龈下牙结石,咬合无力,牙齿松动,牙周探诊检查,有牙周袋,X线片显示牙槽骨吸收等	系统性牙周治疗(龈下刮治术),必要时牙周手术,如牙周翻瓣术、根面平整术、牙槽骨再生术等	超声洁治设备、龈下刮治手术器械,人工骨材料,局部或口服抗炎药物等	

(七)口腔黏膜科

　　口腔黏膜科主要负责口腔黏膜病的诊断与治疗,如:口腔扁平苔藓、口腔白斑病、各类口腔溃疡、口腔黏膜特殊感染、口腔黏膜大疱类疾病、灼口综合征、唇舌疾病等。为进一步提高口腔黏膜疾病的诊治水平,部分规模较大的口腔医院不断拓宽新技术类应用项目,包括:口腔黏膜癌变危险性的无创/微创性综合评估技术(如甲苯胺蓝染色、自体荧光检测、细胞刷活检等),

致病微生物的镜检培养,药敏试验,味觉检测,毫米波,超声波,激光,光动力学治疗等。

【温馨提示】

黏膜病科有其专业特色,特别是规模较大的教学专科医院,除了门诊以外,主要还开展口腔黏膜潜在恶性病变、口腔念珠菌病、口腔黏膜疱性疾病、系统性疾病的口腔表征等研究。不可忽视口腔白斑、红斑、扁平苔藓、慢性盘状红斑狼疮等口腔黏膜病的早期发现和治疗,部分口腔黏膜病具有潜在恶性病变的可能。

(八)口腔综合科(口腔全科)

口腔综合科是在统筹全身健康的前提下,开展以牙科疾患为核心的口腔疾病综合系列治疗的科室。口腔全科门诊主要针对口腔常见病、多发病、复合口腔疾病、复杂口腔疾病和全身系统性疾病的口腔治疗而设置。利用多专业深度融合的优势,为患者计划和开展完整、有序的综合治疗,开展多学科联合会诊,并为其他口腔专科提供支持。同时,也为全身系统性疾病患者提供口腔保健和相关治疗,为恶性肿瘤放化疗患者、糖尿病患者等提供口腔保健和疾患解决方案,以及运动防护设计(为运动员和运动爱好者设计运动保护牙套)和药物治疗牙托设计、成年人牙外伤诊疗、打鼾症的口腔保守治疗以及特殊人群的口腔保健和治疗。

(九)口腔预防医学科

口腔预防医学科主要开展口腔常见病的早期发现、早期预防服务,包括:口腔健康流行病学调查,口腔疾病的预防与口腔卫生指导,社区口腔卫生保健,高危人群的龋病管理,儿童口腔疾病的综合防治,年轻恒磨牙和乳磨牙的光固化窝沟封闭术,中小学生恒牙和儿童乳牙局部氟化物防龋,早期龋齿的非创伤性无痛充填,口腔异味的检测与防治,牙周疾病的基础预防治疗如超声波洁牙等。

预防科肩负着科研、教学等任务,往往拥有国际上先进的检测设备和仪器,如光纤诊断仪、激光脱矿诊断仪、定量光导龋探测仪、电阻抗龋诊断仪、牙本质过敏诊断仪、口臭诊断仪等专用设备。

口腔疾病重点在于预防,建议您定期到预防科进行检查和咨询,获得口腔健康知识,及时发现口腔问题并得到有效的治疗。

(十)口腔正畸科

口腔正畸科除了开展常规牙齿排列不齐的正畸矫正治疗外,还开展儿童预防及阻断性矫治、正畸外科联合治疗、唇腭裂联合治疗、颞颌关节正畸治疗、正畸牙周联合治疗以及正畸修复联合治疗等。随着材料学和计算机技术的应用,隐形矫正技术正越来越发挥出它的优越性。

【温馨提示】

世界正畸联盟(World Federation of Orthodontics,WFO)在 2017 年确定每年 5 月 15 日为"世界正畸健康日(World Orthodontic Health Day, WOHD)"。其目的在于唤醒全球民众对牙齿矫正的认知,牢固树立正畸治疗对于口腔健康的重要性,敦促和号召全球的正畸医生为广大民众提供健康、稳定的正畸治疗。

中华口腔医学会口腔正畸专业委员会于 2000 年组织了对全国 7 个地区的 25 392 名乳牙期、替牙期和恒牙初期组儿童与青少年以个别正常咬合为标准的牙齿畸形患病率调查。研究数据表明,在中国,牙颌畸形患病率,乳牙期为 51.84%,替牙期为 71.21%,恒牙初期为 72.92%。也就是说,有七成以上的儿童、青少年需要得到正畸治疗。(备注:以上数据结果由傅民魁等学者发表)。

(十一)颞颌关节科

颞颌关节科主要是为颞下颌关节疾病导致的咀嚼系统功能紊乱患者设立的诊断治疗科室。颞颌关节疾患常见问题包括颞下颌关节痛、弹响、脱位、张口受限、磨牙症等。常用方法是通过设计、制作、试戴功能矫治器,进行肌群功能锻炼、调整,实现咬合关系重建,最终达到治疗目的。

(十二)口腔麻醉科(包括 ICU)

口腔麻醉科主要承担口腔颌面外科各临床科室手术病人的临床麻醉和术后病人的恢复期监护、危重病人监护工作,还承担全院急、危病人的麻醉与抢救工作。

目前，各种新型、效果好的麻醉药品得到认可，并普遍应用于临床上。部分规模较大的口腔医院、特别是口腔教学医院，先进的麻醉技术与方法，如控制性降压技术、容量稀释技术、纤维支气管镜引导插管技术等得到应用。

（十三）口腔病理科

口腔病理科主要开展常规病检、快速冰冻活检、针吸细胞学活检及免疫组织化学等检查，主要为口腔黏膜病、涎腺肿瘤、牙源性肿瘤等临床诊断提供病理学依据，并可参与国内外疑难病例会诊。

（十四）口腔放射诊断科

口腔放射诊断科主要负责牙片的拍摄。除了普通牙片、上/下颌颌骨平片、曲面体层片等常规拍摄设备外，还拥有直接数字化牙片 DR、CR、CB-CT 等先进设备，提高了牙体、牙周、复杂根管、骨折、肿瘤等影像方面的诊断水平。

（十五）特需门诊

为了提高疑难病症的诊断和治疗水平，满足疑难重症病人的要求，同时也为适应一部分患者的高层次医疗需要，有些医院开设了特需门诊，有幽雅舒适的就诊环境，拥有世界先进的口腔医疗设备与技术优良的口腔医疗队伍，开展牙体、牙髓病、根尖周病、牙周病及食物嵌塞治疗，缺失牙齿的可摘修复、固定修复，牙种植以及牙齿美容等口腔综合治疗项目，高超的医疗水平为疑难病的解决提供了有力保障，方便快捷的就诊方式为病人节约了时间，一般费用相对较高。

（十六）现代医疗美容科（或激光美容整形门诊）

现代医疗美容科包括颌面外科整形美容、激光皮肤美容以及牙科美容三部分。颌面外科整形美容专注于颌面畸形整复、面部轮廓整形、综合鼻部整形、眼部整形以及面部脂肪移植年轻化等，如面部微创衰老中心以BOTOX 注射、瑞蓝充填等。激光皮肤美容依靠先进的激光治疗设备，主要治疗色素性疾病(如痣、雀斑等)，血管性疾病(如小血管瘤、血管畸形、鲜红斑痣等)，小肿物激光手术，瘢痕管理以及各类皮肤问题。牙科美容包括冷光美白、牙周特色整形等。

(十七)中医科

中医科根据患者个人体质的不同，通过中医整体辨证的方法开展口腔特色疗法，运用中药的汤、散、丸等剂型治疗复发性口疮、干燥综合征、口腔扁平苔藓、非牙源性口臭、牙龈肿痛等疾病；运用中医康复理疗的方法如针灸、针刀、推拿治疗面瘫、三叉神经痛、面肌痉挛、颞颌关节紊乱以及头颈部疼痛等疾病。

(十八)医院感染控制科(中心)

伴随着现代医院标准化管理体系建设，医疗质量的高标准要求，医院感染控制成为医院管理的重要内容，包括：医务人员的职业健康，环境卫生学，消毒灭菌质量监测，医院感染病例监测，抗感染药物使用情况监测，医疗废物、废水的监测管理，对法定传染病进行管理、及时报告，相关管理规章制度的制定及执行的监督、检查、协调、整改措施等。

(十九)消毒供应中心

消毒灭菌供应部门的内涵和外延也发生了翻天覆地的变化，从一个手工作坊式的"清洗车间"变成用高新技术装备的满足医院复杂多样需求的"心脏"。

(二十)口腔急诊科

口腔急诊科处理颌面部外伤、颌骨骨折、间隙感染、各种牙齿疼痛等。

口腔医院除以上临床科室外，还设辅助科室，如药剂科(药房)、检验科、义齿加工中心(技工室)、病案管理科、营养室等。

附：(1)口腔科室就诊一览表(表4-3)。

(2)口腔颌面部16种疼痛的病因、症状及处理建议一览表(表4-4)。

表 4-3　科室就诊一览表

就诊科室	症状和问题
儿童口腔科	14 岁以下儿童、少年的牙齿问题
牙体牙髓科	各种补牙、食物嵌塞、牙冷热刺激疼、夜间牙疼、咬物疼或伴有牙龈局部肿胀、牙髓根管治疗等
口腔颌面外科	拔牙、外伤、异物、炎症感染、囊肿、肿瘤、唇腭裂等
口腔修复科	镶牙(可摘义齿、固定义齿)、嵌体、种植牙冠修复等
口腔种植科	牙齿缺失种植牙专科
牙周病科	牙龈红肿、出血,牙龈萎缩,牙齿松动,口腔异味,牙齿表面色素沉着导致颜色异常等
口腔黏膜科	口腔溃疡、斑纹、疹、疱等各类黏膜异常问题
口腔综合科	老年人、孕妇等需要提供方便,进行综合设计治疗的特殊患者
口腔预防保健科	口腔健康检查咨询、口腔健康宣教、窝沟封闭等
口腔正畸科	牙齿排列不齐的矫正
颞颌关节科	关节弹响、开口受限、关节脱白等

说明:不同口腔医院、综合医院口腔科等就诊科室设置有所不同,所列科室仅供参考。

表 4-4　常见口腔颌面部 16 种疼痛的病因、症状及处理建议一览表

病因	症状体征	建议
牙本质过敏	冷热酸甜食物不适感,刺激去除消失;常见原因有龋齿、牙龈萎缩、楔状缺损、过度磨耗、牙隐裂纹等	使用脱敏牙膏,请医生处理
深龋	冷热刺激一过性疼痛,塞食物疼痛,探诊洞底敏感,无自发痛	请口腔医生补牙
牙髓炎	冷热刺激疼痛,自发性、阵发性疼痛,躺卧位疼痛加重,放射性疼且不能定位,"牙疼不是病,疼起来真要命"	就诊,根管治疗
口腔溃疡	进食、说话、刷牙触碰时疼痛,有些部位对镜自己能看到白色或红色溃破,有创伤、过度进食刺激性食物、疲劳史	反复发作、不愈,及时就诊
根尖周炎	可定位自发性跳痛,咬合痛,叩痛,牙髓无活力,牙根部胀痛,牙松动,并可诱发间隙感染、淋巴结肿大及全身症状	就诊,根管治疗

（续表）

病因	症状体征	建议
智齿冠周炎	第三磨牙牙龈红肿,开口受限,患侧面部肿胀,淋巴结肿大,压痛及体温升高等	就诊、遵医生建议消炎后是否拔除
龈乳头炎	自发性胀痛,有食物嵌塞史,牙邻面龋坏或有不良修复体,龈乳头红肿,探诊易出血或脓性渗出	请医生系统检查和治疗
牙周脓肿	脓肿多位于唇、腭(舌)侧靠近龈缘处,有牙周炎病史,探诊有牙周袋,牙齿松动明显,X线显示牙槽骨或有吸收	就诊、系统检查和治疗
上颌窦炎	牙齿无明显疾患,上颌窦区多个牙叩痛不适,有感冒头疼史、脓涕和上颌窦炎史,低头体位上颌区闷疼感,窦穿刺或有脓液	就诊、抗感染治疗或穿刺冲洗术
颞颌关节功能紊乱	开闭口咀嚼运动时关节不适,耳颞区、咬肌肌肉酸胀或压疼,不能大张口,张口时疼痛或张、闭口时关节弹响	热敷、就诊遵医嘱功能训练
拔牙后干槽症	有3～5天前拔牙史,持续疼痛,口腔有异味	就诊、医生局部处理、抗炎
颌面部间隙感染	颌面部逐渐红肿、局部压疼,皮肤温度升高,伴有开口受限、发热等全身症状,白细胞异常,严重者影响呼吸等	就诊、抗感染治疗或手术引流
化脓性颌骨骨髓炎	多发于下颌骨,起病急、病变区红肿、剧痛,全身发热,白细胞增高等,牙源性可伴有牙齿叩疼及伸长	及时就诊
三叉神经痛	阵发性剧烈疼痛,有"扳机点",反复发作,卡马西平有效	专科就诊
非典型性牙疼	多于拔牙、根管治疗期间疼痛,通过排查颌面部和牙齿无异常的患者常伴有抑郁或焦虑情绪,抗抑郁治疗对牙痛有效	排除颌面问题,神经科就诊
血管病放射性疼痛	颌面部检查无牙体病损,多为中老年人,有高血压、冠心病史和心绞痛史,或伴有其他症状	建议尽快内科就诊

【温馨提示】

欲了解口腔医院科室设置及主要常见病、多发病清单,疑难病种清单,关键技术清单等详细信息,请查阅本书附录2《国家口腔区域医疗中心设置标准》。

八、如何选择口腔医生？

当您决定到医院就诊，无论您是到哪个科室、看什么病，都会面临着挂号问题。为了减少患者就诊等待时间，避免医院内人流过于密集，增加院内感染机会，现在各大医院均实行网上预约挂号。当您面对不同科室、不同称谓的医生，该如何进行选择呢？

口腔科医生是怎样炼成的？

口腔医生的培养经过本科 5 年制，前 1～2 年，除了公共基础课，如基础数、理、化、政治哲学、外语、文体类等基本课程外，主要学习临床基础学科，如生物化学、生理学、病理学、解剖学、药理学、医学心理学以及各种配套的实验课程；临床学科包括内科学、外科学、眼科学、耳鼻喉科学、中医学、小儿科学等。第 3～4 年的课程，除了口腔解剖生理学、口腔组织病理学等专业基础课外，还包括牙周病学、牙体牙髓病学、口腔修复学、口腔黏膜病学、口腔预防医学、儿童口腔医学、口腔正畸学等。口腔医学还有一门二级学科叫口腔颌面外科学，包括牙槽外科、颌面部如唇腭裂、颌面部肿瘤、正颌外科、颞颌关节外科、颌面部外伤手术等。此外，还有与传统中医学有关的口腔黏膜病学（国外的牙医不诊疗黏膜病）。第 5 年进入医院进行临床实习。

第 6～12 年，读硕士、博士期间，选择一个学科继续深造，如口腔正畸学、口腔颌面肿瘤外科等。口腔执业医师考试除了口腔基础和临床学科外，也涵盖了大临床医学的内容。所以，在我国正规 5 年制以上本科，硕士或博士毕业，经过临床实习参加工作后都叫口腔医生，而不是牙医。口腔专业有自己的病理学专业，自己的口腔预防医学，自成体系，所学专业被称作口腔医学专业。就这一点看，我国的口腔医学理念是世界领先的，也体现出国家对人民口腔健康事业的重视程度。在有些国家如美国、日本等有专门的牙科医学院，称为牙科学，与大临床专业是分开的，它们把口腔颌面外科归类为大临床，牙医只负责牙周病、牙体病、牙髓病、修复假牙、牙齿正畸、拔牙等，因此，有 doctor（医生）和 dentist（牙医）的区别。

了解医生的技术职称

在我国,专业技术人员是按照技术职称对应的职级享受不同的待遇。技术职称分三级:高级、中级、初级。主任医师、副主任医师为高级职称,主治医师为中级职称,住院医师为初级职称。在医院内,挂主任医师、副主任医师的号叫"专家号",只是主任医师和副主任医师的挂号价格不一样;挂主治医师、住院医师的号叫"普通号"。在某些等级较高的医院内,部分主任医师在其所从事的专业领域内有丰富的临床经验和很高的科研水平,有深厚的专业造诣,被当地政府评定为知名专家,您在挂号时会发现,同一位医生在不同的接诊日,挂他(她)的"专家号"价格会有差别,其实,是"普通专家号"和"知名专家号"的区别。

根据自己的就诊需求选择医师

按照自己的判断或在基层医疗机构就诊后医师的建议,如果您认为属于疑难杂症,建议选择相关专业的知名专家。如果您是进行定期检查或常见病治疗,建议您选择熟悉、较固定的医师,挂主治医师普通号最佳,因为该年龄段医生专业发展处在上升期,做事认真,思维敏捷,治疗准确、高效。

如果您是进行基础保健,进行口腔的日常维护,建议您选择不同的年轻医师,创造一个接触更多医师的机会,以便将来原先固定医师不能给您诊治时,他(她)可以成为您固定的口腔医师。

交一位口腔医师做朋友

如果您重视自己的健康、爱护自己的牙齿,一生中需要多次跟牙医打交道,有一位自己信任的医生非常重要;如果建立长期的关系,成为您或家人的"私人保健牙医",您随时会得到最好的服务;他(她)对您的口腔情况非常了解,会及时解决您遇到的各种问题。

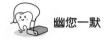 **幽您一默**

"牙洞的回音"

有一位"吃客"朋友,非常不喜欢看牙,可是,最近一段时间老觉得牙疼,影响到生活,没办法,只好去看牙医。走进口腔科,医生说:张开嘴!"啊"——

医生:"你牙上有一个大洞!"然后,指着他口腔内不同的区域继续说:"一个大洞""一个大洞"……

"吃客"朋友:"大夫,牙上长个洞也不用说好几遍啊!"

医生:"没有,我只说了一遍,其他是牙洞的回音。"

"吃客"朋友……

第五章

临床问题你问我答

一、牙体牙髓

1. 牙根部有缺损，牙齿是不是快要断了？

问：大夫，我自己能探到牙根位置有一个很深的槽，有时很敏感，我的牙齿是不是快要断了？

答：您说的问题在口腔科医生这里称它为楔状缺损，原因是缺损的形状与日常用的木楔子相似而得名（图 5-1）。楔状缺损常发生于牙弓转弯处，如尖牙和前磨牙部位。有时第一磨牙也容易发生，因为一颗牙齿的颈部是最脆弱的部位，牙冠在受力时该区域称为应力集中区。本来就很薄的一层牙釉质晶体被挤压形成裂纹，在刷牙方法不恰当时，牙釉质逐渐被磨损，使该部位暴露出来的牙本质变得更加不耐磨。此外，牙颈部是

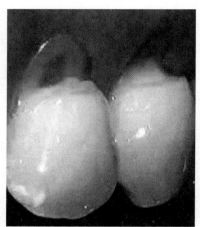

图 5-1　楔状缺损

最容易黏附食物的地方，食物分解产生的酸性物质又加剧了牙组织的破坏，因此，该部位最易形成缺损。如果发现有楔状缺损或有不适症状，建议您及时请医生补上，只要保持牙髓活性，折断的可能性不大。多年来，我的体会是补楔状缺损使用硬度较高的玻璃离子或玻璃离子树脂复合体材料是最佳选择。

2. 为什么有时候补牙后吃东西感觉不舒服？

问："大夫，我前段时间刚补过牙，为什么补牙后吃东西一直不舒服？"

答："补牙医生有没有告诉您，如果出现疼痛，建议及时复诊。"

"医生告诉我，如果疼痛逐渐加重，出现难以忍受的疼痛，影响日常生活或休息，要及时就诊。但是，补牙半个多月了，并不是疼得难以忍受，只是在咬硬东西的时候酸疼，您能帮我检查一下，是不是没有补好？"

"您先不要着急，拍个牙片看看，我再帮您检查一下。"

首先，补牙后引发牙齿持续酸疼，医生第一判断是这颗补过的牙齿应该

是活髓牙,常见以下几种原因。

（1）补牙材料脱落或缺损。这种情况一般见于邻面洞或者牙洞位于牙齿咬合受力牙尖。发生这种情况,要找出容易脱落的原因。如果是机械固位型不佳,要按照规范,制备洞型,必要时使用自攻自断固位钉增加固位;如果是因为缺损洞位于功能受力点,充填材料空间不足,在允许情况下建议适当调磨对颌牙,最佳方案是制作金合金嵌体,用树脂加强型玻璃离子水门汀黏结效果最佳。

（2）补牙材料化学性刺激。临床上常用的永久补牙材料大部分具有化学性刺激成分,如复合树脂中的游离单体,玻璃离子体粘固粉中的硅酸,磷酸锌粘固粉中的磷酸等。在充填活髓牙时,垫底非常重要,中龋至少要垫一层儿童补牙用的含氟玻璃离子,凝固后再进行树脂充填;深龋应该严格按照双层垫底的要求操作,靠近洞底层用氢氧化钙垫底,再用玻璃离子体垫第二层,然后进行树脂充填;氢氧化钙有弱碱性,能够抑制细菌繁殖,刺激修复性牙本质的再生。据报道,新型垫底材料,如矿化三氧化物凝聚体,对诱导修复性牙本质的形成有良好的效果。

（3）补牙时要求材料层层包裹,垫底材料不能黏附到洞壁最外层的牙釉质上,需要非常精准的操作,不排除个别经验不足的医生,为了节省时间或者担心材料脱落,直接用树脂充填到较深的龋洞内,从而发生充填后疼痛的现象;反复长时间刺激疼痛,久而久之,牙髓会出现坏死,最终只能进行根管治疗。

（4）充填体微渗漏、牙本质小管内封闭的空气也会引起不适。过去的银汞合金补牙材料如果垫底不完善,还会发生一过性电流刺激痛,随着银汞合金的退出使用,现在基本不会发生了。

（5）牙髓受消毒液刺激引起的充血性不适。由于龋坏比较严重,还有一种补牙后酸疼的情况就是在去除腐质、消毒等操作过程中,因机械或消毒液的刺激,引起暂时牙髓充血,补牙后一段时间内有酸疼的症状,这种情况下症状会逐渐消失。我的建议是拍个 X 线牙片,以排除穿髓和根尖炎症;如果是在正规的医疗机构做的充填,建议患者勿食过冷、过热、咬过硬的食物,进行观察,如果情况持续加重,建议重新处理。

（6）补牙材料有早接触点。如果补牙材料有高点,一定及时让医生帮您调磨到正常咬合,否则会产生咬合创伤,从而导致牙齿疼痛;咬合早接触点也是造成补牙材料脱落和牙冠劈裂的重要原因。

需要特别强调的一点是,当您的牙齿发生了比较严重的龋洞,能够尽力为您保牙髓补牙的医生都是负责任的医生,千万不要因为补牙后出现轻微的不适感认为医生水平、技术不过关,对医生产生不信任感。

根据我多年的临床观察,大多数人因为牙有了症状才来就诊。此时的牙龋洞往往发展到接近牙髓或牙髓炎期了,特别是邻面龋洞,从长远看,这颗牙齿做根管治疗是迟早的事情。因此,如果有医生建议直接进行根管治疗,然后进行全冠修复,避免牙齿劈裂,达到一劳永逸的效果也是正常的方案。

在此,特别提醒您补牙后要听从医嘱,禁止用刚补好的牙咀嚼硬食物。一般应在 1～2 天后再用患侧咀嚼食物为宜,以防牙折及充填材料脱落。补牙后如出现轻微的疼痛,可进行自我观察,有的轻微不适及疼痛可逐渐消失,如果疼痛非但不减轻,反而进一步加重或出现咬合痛、跳痛、冷热刺激痛、夜间自发性疼痛等,应及时去医院复诊,查明病因,进一步检查治疗。

【温馨提示】

关于金合金嵌体详细知识点可翻阅本书第九章,参考中华口腔医学会最新发布的《金合金修复牙体缺损的临床指南》。

3. 牙为什么会过敏?

问:大夫,我的牙最近遇冷遇热酸痛,但我发现家里的老人,牙齿都快要磨没了,却从来没有疼痛不适,这是为什么?

答:的确,在临床上,我们经常发现好多中老年人的牙齿因为咬合关系、磨牙、喜欢吃难咀嚼的食物等原因,牙冠磨耗明显,但是没有明显症状。要想知道原因,首先要了解牙齿的结构。牙齿共包括三层结构,最内层是牙髓,类似于长骨的骨髓,又叫牙齿中心的牙神经;由内向外,第二层是牙本质,它是构成牙齿的主体组织,牙根部分的牙本质被薄层的牙骨质覆盖,与牙周组织相连;牙冠部分的牙本质外层被坚硬的牙釉质覆盖,牙釉质是以羟基磷灰石晶体为主要成分,形成与牙冠表面相对垂直、排列致密的柱状结构,这种成分和结构不但硬度高,而且耐磨,咀嚼食物时没有"打滑"的感觉,发挥着咀嚼食物、保护牙本质和牙髓的作用。长期咀嚼运动使得牙釉质磨耗,当牙本质逐渐外露,受到外界冷、热、酸或甜的刺激时,刺激会透过牙本质小管传到牙髓,引起短暂而尖锐的疼痛不适,临床上称为牙本质过敏。当牙髓不断受到较弱的刺激,牙髓最外层有一种细胞具有形成牙本质的功能,会反馈性地形成保护性物质,即修复性牙本质,也称为反应性牙本质。它的形成过程非常慢,是牙体组织的自我保护性修复功能,随着修复性牙本质逐渐增多,牙髓腔会变得越来越窄(图 5-2)。咀嚼食物时,当牙组织磨耗速度小于修复速度时,牙齿症状轻微或无症状;当磨耗速度大于修复速度时,牙齿出现敏感症状。因此,修复性牙本质对于发生过敏的牙齿进行有效的自愈具有重要意义,这也是有的牙齿虽然磨耗严重却没有明显症状的原因。但牙齿咬合面过度磨耗,在咀嚼食物时,食物溢出位置异常,也会刺激周围牙龈,长此以往,易导致牙龈炎症和牙周炎。老年人过度磨耗的牙齿,虽然没有明显症状,也建议定期进行检查调磨,消除刺激因素。远离刺激性的食物,避免刷牙时用力过度,及时漱口保证牙齿洁净,坚持使用牙线清洁邻面,定期进行检查,注重平时对牙齿的爱护,可免受牙齿敏感疼痛的困扰,才能尽情享受美味。

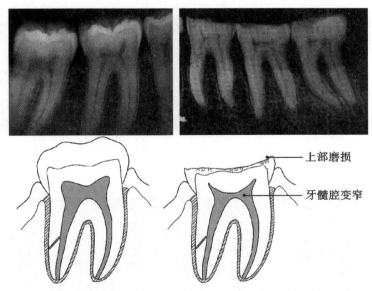

图 5-2　正常牙髓腔(左)及修复性牙本质牙髓腔变窄(右)

4. 牙齿上的小突起是怎么回事?

问:大夫,我的下颌牙齿看起来没有蛀牙,但是,感觉伸长了、不敢咬食物。您看,就是有个小凸起的这颗牙!

答:您这是根尖周组织发炎的
表现,您说的小凸起口腔科医生称
它为"畸形中央尖"(图5-3),是它导
致您的牙髓坏死,炎症发展到根尖
去了。"畸形中央尖"多发生在下颌
前磨牙上,您看,您的对侧牙也有个
小凸起。畸形中央尖磨断后,细菌
会沿着畸形尖的小孔侵入牙髓腔,

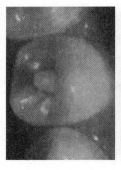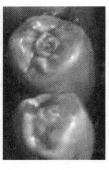

图 5-3　畸形中央尖及畸形中央尖磨损后

引起牙髓感染。这种牙往往有长期遇冷热不舒服的情况,或者牙曾经疼过,
有畸形中央尖的这几颗牙将来也有可能发展成根尖周炎。拍个牙片,这颗
牙需要做根管治疗了。

其实,牙齿发育过程中出现的畸形情况有很多种,除了前面反复强调的
致龋原因"窝沟发育不良"和上述"畸形发育尖"以外,还有前牙的"畸形舌侧
窝""多生牙""异位牙""阻生齿""埋伏牙"(包括倒生长牙)"发育过小牙""多
生牙尖"以及各种牙根的发育畸形等(图5-4),因此,给根管治疗和拔牙带来
了很多挑战。别看一颗小小的牙齿,临床上也有很多疑难杂症问题需要解
决呢。建议您看牙一定到有资质的正规医疗机构,找到一位适合自己的医
生,建立永久的交流沟通关系是很有必要的。随着我国口腔医学事业和医
疗服务类第三产业的不断发展,人们的口腔保健意识达到很高的水平,人人
拥有自己的牙医和健康管理师不是梦想。

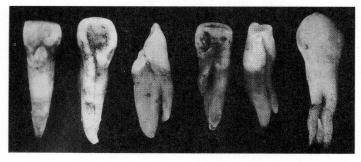

图 5-4　畸形发育的舌侧凸起、畸形舌侧窝、畸形牙冠及畸形牙根

5. 什么是根管治疗?

问:张大夫,医生常说的"根管治疗"到底是啥?

答:顾名思义,根管就是每个牙根的"中空"部分。我在临床工作中,为了让患者能够很快明白牙齿的病因和治疗方法,喜欢用一些简单明了的比喻跟患者交流,如定期检查牙齿如同爱车到"4S店"保养一样重要;发育不良窝沟就好比"几个钟乳石在沉积的时候,相邻面没有融合好";牙周纤维的作用就好比"电线杆的三根固定拉绳"一样重要等等。但是,我始终没有想到一个非常形象、恰当的比喻来说明根管。有时我把牙髓腔比喻成"骨髓腔";有时把牙齿龋坏比喻成腐烂的梨子;有时又把牙髓比喻为"树叶的叶梗和叶脉"。总之,我很难用一个形象的东西来形容复杂、多变的牙齿根管形态(图5-5、图5-6)。

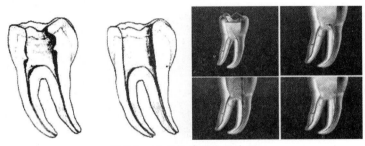

图 5-5 磨牙根管形态示意图

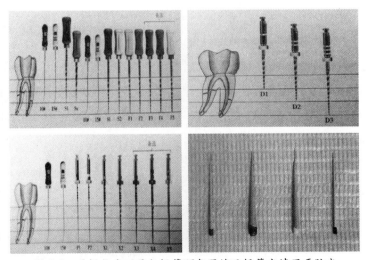

图 5-6 牙根长度测量与根管预备器械及根管充填用牙胶尖

根管治疗的过程简介如下。

（1）开髓前去净腐败牙体组织是根管治疗的第一步，然后，开髓、穿通髓腔，揭去髓室顶部牙本质，能看清整个髓室底为准，用金刚砂车针修整髓室壁。

要求：去净腐质和原有充填物，揭净髓室顶，看到整个髓室底解剖结构，髓室壁与根管壁连续流畅，牙颈部没有台阶，没有过度切割髓室壁和髓室底。

（2）根管治疗的第二步是牙冠上段根管预备、根管的疏通和工作长度的测量。

要求：记录每一根根管的长度和长度参照点。

（3）根管治疗第三步是以不同的方法通过机械清理和化学冲洗、消毒，全面去除细菌、腐败组织、毒素等病源刺激物。

要求：根尖狭窄区无破坏，有明显的停顿；主牙胶尖可以顺利到达根管长度而且有卡抱感；侧压器可以到达距离工作长度1～2 mm处；根管锥度连续，上段敞开；根管预备没有发生偏移，未出现侧穿、台阶等。

（4）根管治疗的第四步是根管消毒。经过彻底的机械预备和化学冲洗后的根管，是否需要根管消毒，目前专家持不同意见，建议活髓牙或感染仅限于髓腔内的患牙采用一次根充法；有其他炎症情况，建议行根管封药。常用根管消毒用品包括氢氧化钙类（包括各种成品和调制品）、碘仿类、抗生素类、氯己定（洗必泰）类等。

（5）根管治疗的第五步是严密充填根管。

充填的时间要求：无自觉症状，无明显叩疼，根管内无异味，无渗出，无急性根尖周炎症表现即可充填。

充填的效果要求：充填物距根尖小于2 mm，充填致密、连续，锥度合适；充填完毕，烫掉多余的牙胶尖到根管口下2～3 mm，小号充填器冷加压。如果充填后X牙片显示欠充或超充，需重新预备充填，而超充物取出困难的患牙，进行观察、随访，必要时进行根尖切除治疗。

目前，根管治疗（根管预备和根管充填）有多种方式，本着精准、高效、低消耗的原则，按照中华口腔医学会专家组发布的根管治疗技术规范，充分利用现有技术和条件，最终达到每一颗牙齿都得到规范、高质量的治疗（图5-7）。

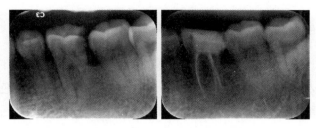

图 5-7 根管治疗前(左)及根管充填后图片(右)

6. 到牙体牙髓科就诊需要注意什么?

答:(1)根据医嘱带上病历按时复诊。

(2)做永久性充填后 24 h 内不用该侧牙齿咀嚼较硬食物,以免影响充填效果或导致充填脱落;如果发现有咬合高点,及时复诊调整咬合。

(3)封失活剂患者,一定按照医嘱时间复诊,以免发生不良后果。

(4)做根管治疗或安抚治疗者可能有疼痛等反应,按医嘱处理。

(5)残冠、隐裂牙根管治疗一周后去修复科做全冠(牙套)修复,未做牙套保护前不得用患牙咀嚼硬物,以防劈裂。

(6)若出现其他不适随时就诊。

7. 门牙上有些白色斑是什么原因? 如何处理?

答:门牙上发现的白色斑主要有两种情况。本来健康的牙齿靠近牙龈边缘的牙面出现的白斑称为"龋斑",这是龋齿的早期症状,如果继续发展就会形成龋洞。一般是当您刷牙后,对镜子仔细检查,就会发现几颗牙都有不同程度的白色区域,形状像"月牙形",个别牙颈部表面黏附着食物软垢不易刷去,局部牙龈边缘红肿。此时需要引起重视,注意口腔卫生,认真刷牙,去口腔科进行牙齿表面涂氟等防龋治疗,阻止病变进一步发展,建议更换使用含氟牙膏。如果发现牙齿唇侧表面有与周围不一样、形状不规则的白色斑块,一般是因为局部牙釉质钙化不全形成的,也可能牙萌出时就存在,只是您没有太注意。如果不太影响美观,可以不用处理,建议平时也使用含氟牙膏。如果想追求完美,可以到口腔科就诊,医生会想办法解决。

8. 坏牙的残根不拔除有什么危害吗?

答:牙齿因严重龋坏、磨损、外伤等原因,导致牙体组织大部分缺损,无法进行修复,临床上称为残冠或残根。高出牙龈,表面不规则,色泽灰暗,有较尖锐的残留牙组织尖,长期遗留在口腔中,可能造成舌、唇、颊黏膜的创伤,引起发炎。炎症反复发作,可引起局部组织的增生、甚至癌变。残根表面不规则,与周围牙邻接关系异常,容易存留纤维性食物,食物残留难以通过刷牙清除,容易造成邻牙龋坏。若残根本身即有慢性根尖周感染或瘘管,细菌长期滞留在牙槽骨内,反复炎症感染,牙槽骨破坏吸收严重,造成骨组织流失,不利于将来种植修复或镶牙。慢性炎症还会导致根尖周囊肿或根尖肉芽肿,甚至在抵抗力低下的情况下,炎症急性发作,突破牙槽骨向周围软组织间隙扩散,形成软组织间隙感染,危及生命等,这些情况下都应拔除残根。不能保留的残根对您的口腔组织来说已经成为不利于全身健康的异物了。如果患者无拔牙禁忌,建议尽早拔除。如果患者因年龄或身体原因不能拔牙,已经治疗过且没有炎症的残根,建议把过锐牙尖进行调磨。

9. 医生本想治疗并保住的牙,后来为什么又建议我拔掉?

问:大夫,我有一颗后牙,因为牙疼,在小区附近的诊所里已经治疗第二次了,诊所医生原来计划是根管治疗后做个牙冠,防止以后牙劈裂,但是,这次复诊,他说牙已经裂了,建议我拔掉,我真不舍得拔这颗牙,您能否帮我看看不拔行不行?

答:通过检查,发现您的这颗左侧上颌第一磨牙已经纵向劈裂成两部分,而且是劈裂到牙根以下了,我们称为"冠根裂"。裂缝挺宽,食物残渣和细菌已经到了牙龈以下,这种情况的牙齿无法保留,只能拔掉啦。拔牙后进行种植牙修复或镶牙。至于牙冠为什么劈裂,我分析,可能经过治疗,您的牙齿疼痛感减轻或消失,忘记了医生的嘱咐,用左侧咬较硬食物造成的,的确有点可惜。

为了避免这种情况发生,我的经验是既然决定该牙将来需要做牙冠,在进行根管治疗前,按照做牙冠的要求提前把牙体制备好,预先做一个树脂"临时冠",把临时冠简单粘接到患牙上,从咬合面钻开,把它当成完整牙冠进行根管治疗(或每次治疗时取下,治疗结束再简单粘固上)。根管治疗结束后,在做永久牙冠之前,将自体基牙简单修整,取模型后,把它当暂时冠使用即可,彻底解决了治疗过程中自体牙发生劈裂的问题。

10. 牙洞越补越大的说法正确吗?

答:在接诊中,当我问患者为什么要等到牙齿疼痛后才来就诊时,常听到患者"听说牙洞越补越大"的回答。其实,这种说法是非常错误的。牙本质的硬度没有牙釉质高,龋齿一旦突破牙釉质,达到牙本质层,进展速度非常迅速。临床上见到的龋洞,特别是发育沟不良导致的龋洞均呈口小内大型,牙邻面龋坏同样如此,一旦进入牙本质,龋洞呈由内向周围龋坏变大,当咬合面仅剩一薄层牙釉质,咬物时塌陷下去,您才能发现牙齿龋坏,往往这时的龋洞已经接近牙髓了。医生磨去洞口的薄层牙釉质(临床称为无基釉),开大洞口是为了能够将腐质去除干净。如果无基釉不去除,腐质难以清理干净,充填后发生继发龋坏的可能性更高。总之,龋洞充填越晚,效果越差,预防龋齿提倡早发现、早充填。

11. 为什么说嵌体补牙是修复牙体缺损的最佳方法?

答:补牙嵌体(inlay)是为牙洞量身定做的修复体,通过黏结剂将其粘固到有缺损的牙齿上。嵌体补牙相对于传统的补牙具有很多优点。

(1)嵌体是在口外模型上由专门的牙科技师精确制作而成,比传统在口内直接补牙制作工艺更为精细,比色更为精准,颜色更加逼真,各方面与牙齿吻合度好。

(2)嵌体的选材可以是瓷或合金,相对于口内补牙用的树脂有着更好的耐磨性。

(3)口内直接补牙存在材料聚合或凝固收缩问题,随着使用年限增加,补牙材料会发生老化,材料与牙体组织间形成微渗漏,进而产生继发龋,甚至脱落。而嵌体材料的固化、收缩在口外已经发生,经过少量黏结剂的粘固,与牙体组织结合紧密,产生微渗漏、继发龋的可能性相对更小。特别是金合金嵌体,具有金属的延展性,随着咀嚼运动的咬合受力,与牙体组织结合更加严密,发生继发龋的概率更低。

（4）嵌体经过口外精细加工，具有更好的邻面接触点和完美的颈部形态，牙颈部无悬突，食物嵌塞发生率大大降低，杜绝了充填体不良导致的牙周组织炎症的发生。

（5）嵌体适用于龋坏缺损较大的牙齿，最适合修复咬合面缺损，解决了牙齿组织大面积缺损充填困难问题，减轻了患者频繁补牙的痛苦。

当然，相对于传统的补牙而言，嵌体对于医生的操作要求更高，制作要求更精密，需要制取口腔印模，二次就诊粘固，因此，价格比传统的补牙要高，这也是很多患者纠结于是选择嵌体还是树脂补牙的主要原因。

【温馨提示】

想了解更详细的嵌体补牙信息请查阅本书第九章《金合金修复牙体缺损的临床指南》。

 幽您一默 ～～～～～～～～～～～～～～～～～～～～～～～～～～～～～

"楼上装修"

一位从来没有看过牙的女生，只听朋友讲过，看牙时的牙钻声音很恐怖。

一天，她牙疼，没办法只能去求助牙医。她刚走进牙科门诊就听到一阵一阵的电钻声，顿时两腿都软了。医生慌忙跑过来，扶住她，"姑娘，别害怕，是楼上邻居在装修……"

二、儿童牙病

12. 小宝宝出生没多久，发现牙龈上有白色小牙正常吗？

有时候接到朋友打来电话，问："我的小孩还不到满月，牙龈上怎么有白色小球状东西，是要长牙吗？"

答：小宝宝出生后不久，若发现其牙龈上有白色、有点硬的块状物，要及时咨询专业口腔医生。一般有以下几种情况。

第一种情况我们叫它"上皮珠"，是新生儿牙槽黏膜上出现的类似牙齿颜色的角质珠，米粒大小，有一个或多个，是牙板上皮在发育过程中的残留而形成的角化物，并非真正的牙齿早萌出现象，一般数周可自行脱落，不需要专门治疗。

第二种情况是"诞生牙"，是指宝宝出生时口腔里已经存在的小牙齿。

第三种情况是"新生牙"，一般是在宝宝出生后一个月内萌出的牙齿。

此外，还有一种是属于"额外牙"。"诞生牙"和"新生牙"均称为"乳牙早萌"现象，临床上并不多见，一般发生在下颌中切牙，虽然小牙形态跟正常牙相类似，但是，牙釉质和牙本质非常薄，矿化不良，因为牙根尚未发育或发育很少，比较松动，有自行脱落、吸入呼吸道的危险，应及时拔除。松动度不明显的"早萌牙"虽然可以保留观察，但是宝宝在吮吸时容易摩擦舌系带，造成舌系带处的创伤性溃疡，通过改变喂养方式的办法不能解决的，必要时考虑拔除。如果发现宝宝出生后不久口腔有以上情况，建议咨询专科口腔医生，按照医生的建议处理。

13. 孩子新换的两颗门牙之间有个大缝隙，需要矫正吗？

问：大夫，我发现孩子随着年龄长大，牙缝会变宽，特别是刚刚换的两颗大门牙，中间有个大缝隙，而且还歪着呈"八"字形，需要进行矫正吗？

答：孩子在生长过程中，牙齿出现这种情况不必担心。因为牙齿的大小在萌出后是不变的，但颌骨随着年龄增长会不断发育变大，牙齿间出现缝隙属于正常现象，特别是孩子到了换牙期，颌骨生长发育很快，门牙旁边的两颗侧切牙还没有萌出，侧切牙的牙胚压迫门牙牙根的外侧，导致门牙倾斜、出现缝隙，等到两颗侧切牙萌出后，门牙之间的缝隙会逐渐关闭，位置也会回归正常。其实，乳牙之间出现缝隙还有两个好处呢：一是有利于牙齿邻面的清洁；二是为恒牙的萌出提供足够的空间，恒牙的个头比乳牙大，随着年龄增大，如果颌骨发育速度慢，乳牙没有缝隙出现，替换的恒牙有可能发生拥挤现象。当然，还有其他原因导致门牙出现缝隙，一定要及时就诊，如上唇系带过长、附着过低导致的门牙间缝隙不能关闭，要尽早到医院进行一个系带整形小手术，再通过正畸的办法关闭缝隙。此外，门牙间有多生牙的现象也能导致牙缝情况，建议到医院检查，尽早拔除多生牙后再关闭缝隙。

14. 新长出来的前牙边缘不齐，像"锯齿"一样，要不要处理？

答：新长出来的恒切牙的切端像"锯齿状"是正常现象（图5-8）。因为恒切牙是由三个"生长点",分别发育成三个发育叶互相融合而成,在两个发育叶融合处向内凹陷,形成发育沟。您对着镜子会发现门牙的唇面有两条纵向的发育沟;随着年龄增长,门牙切端的"锯齿"会逐渐被磨平。前面章节我们提到过导致后牙发生龋齿的重要原因之一"窝沟、点隙发育不良"和门牙发育沟情况相似,只是发育叶之间融合的程度不一样。

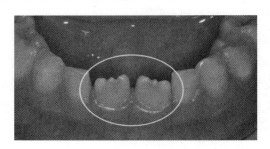

图 5-8　新萌出下颌恒切牙

15. 孩子的恒牙已经长出来了,乳牙还不退怎么办?

答:孩子一般在 6 岁左右开始进入乳、恒牙替换期,我们称为"混合牙列期",家长们常常会发现孩子下颌恒中切牙已萌出于舌侧,跟乳牙一样高了,而乳牙仍滞留在唇侧不退,大部分开始松动,但也有些比较牢固,出现了"双排牙"现象;或者乳牙发生比较重的蛀牙,恒牙虽已萌出到位,原来的乳牙根仍未脱落;或者个别恒牙未萌出,乳牙继续保留在恒牙列中,在医学上称这些现象为"乳牙滞留"。发生乳牙滞留的原因是恒牙方向异常,或继承恒牙缺失、埋伏阻生、异位萌出、严重龋坏等,使乳牙牙根未吸收或吸收不完全。下前牙的乳牙滞留很大程度上是由于现在的儿童饮食过于精细,对颌骨和牙齿缺乏足够的咀嚼刺激,乳牙根生理性吸收出现异常而造成的。因此,在日常生活中,家长应鼓励儿童多进食粗纤维含量多的食物,加强其咀嚼锻炼。

当出现恒牙异位萌出,乳牙尚未脱落这类情况时,应及时到医疗机构就诊,请口腔医生判断,选择合适的时机拔除滞留的乳牙。一般情况下,滞留乳牙及时拔除后,大部分恒牙能够回到正常牙列位置,家长也不必过于担心。如果孩子已经过了牙替换期(一般 12 岁左右),X 线片显示没有恒牙胚,很牢固的滞留牙可以保留,不做处理。乳牙长期滞留,可能会引起恒牙列拥挤,排列不齐。此外,对于因严重蛀牙导致的乳牙滞留,家长们应加强乳牙龋齿的预防,发现蛀牙及时规范治疗,预防因蛀牙导致的牙齿排列不整齐。

16. 孩子换牙期间能否进行牙齿矫正?

答:"混合牙列期"能否矫正牙要看孩子的牙齿情况决定。有些暂时性的牙齿排列不齐在后期的生长发育中会自行调整,有些情况需要在牙齿替换完成后才能进行矫正,也有些孩子的牙齿需要在换牙期进行干预性矫正。例如,个别或部分前牙的反咬合(俗称"地包天")就需要提前处理,以免影响颌骨的生长发育,如果不纠正反咬合,会引起恒牙列更严重的拥挤。目前,随着材料及技术的发展,有很多简单、易行、孩子易于接受的新办法,家长可以咨询专业正畸医生,他们会帮助孩子拥有一口整齐漂亮的牙齿。

17. 孩子新长出来的恒牙形状怪怪的,是否要拔掉?

问:大夫,我发现孩子有两颗新换的牙长在了一起,上颌的侧门牙尖尖的,像个小锥形,不好看,能拔掉吗?

答:您说的这种情况我们医学上叫"畸形牙"。牙的形态和人的形体、容貌一样,除了受到遗传、营养因素的影响外,也会受环境的影响,如局部的机械压力所引起。临床常见的牙齿形态异常有畸形牙尖、畸形牙窝、过小牙、过大牙、锥形牙、融合牙(也叫双牙畸形)、弯曲牙等。其中,畸形牙尖和畸形牙窝(也叫牙内陷)常见的有畸形舌侧窝、畸形舌侧沟、畸形舌侧尖、牙中牙、牙釉质结节等。除了上述牙冠畸形外,牙髓腔畸形、牙釉质或牙本质发育畸形(如氟斑牙、四环素牙)、牙根发育畸形也较常见。建议不要轻易拔除,可通过牙齿美容修复达到理想效果。

18. 龋齿会传染吗?

问:大夫,听说家长口腔里有龋齿会传染给孩子,这是真的吗?

答:虽然龋齿的形成与口腔内某些细菌有密切关系,但是,龋齿的发生与牙齿本身的结构、个人饮食结构、口腔卫生习惯以及口腔内的环境也有很大的关系。有研究报道,母亲口腔内的致病菌,通过亲吻、喂宝宝前用自己的口腔对食物试温,甚至有些家长帮宝宝咀嚼食物等不良习惯,过早地把细菌传播给宝宝,增加了宝宝患龋齿的风险。所以,家长不但要注意宝宝的口腔健康,同时,更应积极预防自身口腔疾病,养成良好的习惯,从而降低宝宝患龋齿或其他疾病的风险。

19. 乳牙龋坏真的不需要治疗吗?

问:张大夫,乳牙龋坏了不管它可以吗?反正它们会退掉。

答:您这种想法是不对的。因为通过乳牙正常的咀嚼运动,除了为孩子提供充足的营养外,还可以刺激其面部的正常发育,对乳牙的替换、恒牙的萌出非常重要。所以,乳牙坏了不仅要及时治疗,更要注重平时的预防。当然,乳牙龋坏后如何治疗需要专业医生根据乳牙的替换周期来决定治疗的方法。

20. 儿童全麻下补牙是否安全?

问:张大夫,我孩子坏了几颗牙齿,去口腔门诊补牙,一点也不配合。医生建议到专科医院儿童口腔科全麻下治疗,这样安全吗?他这么小,会不会影响智力啊?

答:关于婴幼儿麻醉问题我把部分信息分享给您。局部麻醉是将药物注射到局部组织的神经分支和神经末梢附近,不通过大脑屏障,不会影响孩子的智力。当然,医生应当按照孩子的体质量,严格掌握用药剂量,在起到麻醉效果基础上用量越少越好。

对一些看牙恐惧、无法正常配合完成常规门诊治疗的患儿,医生一般会建议在全麻状态下完成治疗,方能取得较好的效果。那么,全麻下进行治疗到底会不会影响孩子的智力呢?2016 年 12 月,美国食品药品监督管理局(FDA)发布的最新指南,介绍了全麻药物和镇静药物对婴幼儿大脑发育的影响,主要内容包括:单次、短时间(<3 小时)使用麻醉药对孩子的行为和学习能力不会产生影响,多次、长时间使用麻醉药物会影响 3 岁以下孩子的大脑发育;目前的研究资料显示,未发现使用正常安全剂量的麻醉药物对 3 岁以上的孩子大脑发育造成影响,对治疗过程中发生的疼痛不做处理,会对幼儿心理和神经系统造成伤害。

因此,建议家长与主诊口腔科医生进行沟通,根据孩子的口腔疾病对咀嚼、生长发育、心理、发音等影响程度，综合研判，权衡利弊，做出选择；如果孩子仅有个别龋齿，建议家长与孩子做好教育、沟通，让孩子配合，争取常规下完成治疗。

【温馨提示】

欲了解详细知识点请翻阅本书第九章，参考中华口腔医学会最新发布的《儿童口腔门诊全身麻醉操作指南》。

21. 婴幼儿哪些不良行为习惯危害口腔健康？

答：(1)不当喂奶法。如长期偏一侧喂奶，可造成婴儿颌骨发育不均衡。

(2)单侧咀嚼。可造成面部一侧发育不良、不对称，且一侧牙齿缺乏自洁作用，堆积牙石，导致牙周疾病的发生。

(3)口呼吸。可造成上前牙前突，唇肌松弛，上下唇不能闭合，形成开唇露齿，导致口腔黏膜干燥和牙龈增生。

(4)吮唇、咬舌、咬颊。常吮下唇可形成深覆𬌗，吮上唇可形成反𬌗，咬舌可形成开𬌗，咬颊可影响后牙牙位及上下颌的颌间距离异常。

(5)咬笔杆、咬筷子、吮指。可使上前牙向唇侧移位，下前牙移向舌侧，造成牙位不正。

(6)其他，如长期一侧性睡眠、硬物做枕头等可造成错𬌗畸形，用牙咬瓶盖和硬物等会造成牙齿损伤。

【温馨提示】

关于婴幼儿口腔护理详细知识点可翻阅本书第九章，参考中华口腔医学会最新发布的《婴幼儿龋病防治指南》。

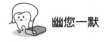

幽您一默

"谁知道呢?"

小莉问："小明，你昨天为什么没来上课？"

小明："我牙疼，到医院拔牙去了。"

小莉："你的牙现在还疼吗？"

小明："那谁知道，那颗牙被医生拿走了。"

三、牙齿矫正

22. 为什么现在需要做牙齿正畸的人越来越多？

答：人类从学会使用火和习惯进食经过精细加工、消毒（煮熟）的食物后，对改善营养摄入和自身的进化有巨大的益处，但对咀嚼器官来说，由于牙齿工作量的减少而出现了生物学角度的"退化"现象。考古学通过对类人猿、原始人和现代人的颌面部对比发现，现代人的颌面部明显地向颅的下方退缩。在最近一万年中，人类的面部尺寸以每千年 2% 的平均速度缩小，对应的颌骨变得逐渐纤细，但牙齿尺寸的减小速度并没有那么快，因而，现代人群中牙列拥挤、智齿阻生的现象非常普遍。当然，主动进行牙齿矫正与人们的口腔健康观念大幅度提高、与社会经济发展水平提高、现代矫正技术的普遍应用都有密切关系。

23. 常见的错𬌗畸形有哪些？

答：要想知道错𬌗畸形的知识，首先要了解正常𬌗的标准。全口牙完整，牙齿在牙弓上排列整齐，上下牙的尖、窝关系完全正确，上、下牙弓的𬌗关系非常理想，称为理想正常𬌗。在自然人群中，"理想正常𬌗"很少见到，在临床正畸工作中，为了使用方便，从以下三点判断 Angle 正常𬌗：

第一，上颌第一恒磨牙近中颊尖咬合于下颌第一恒磨牙的近中颊沟；

第二，上、下牙弓牙齿位置正常，排列整齐；

第三，前牙覆𬌗、覆盖正常。对生理过程没有影响的轻微错𬌗畸形都可列入正常𬌗范畴，以功能为标准的"生理𬌗"，称之为个别正常𬌗。

错𬌗畸形是由先天的遗传或后天的环境因素，如疾病、口腔不良习惯、内分泌障碍、功能紊乱、替牙障碍、外伤、牙周病等原因造成的牙齿、颌面畸形。牙颌错𬌗畸形发病率很高，临床上的表现错综复杂，如：个别牙齿扭转、错位，牙列拥挤不齐或牙列稀疏有缝隙，反𬌗（俗称"地包天、兜齿"），上颌前突、下颌后缩，深覆𬌗、深覆盖及开𬌗等（图 5-9、图 5-10）。按照目前广泛使用的美国口腔医生 Angle 在 1899 年提出的错𬌗分类法（安氏分类）的原则分成 I 类、II 类和 III 类错𬌗。

Ⅰ类错𬌗是指上下牙弓的近、远中关系正常，上颌第一恒磨牙的颊尖咬合于下颌第一恒磨牙的颊沟内。Ⅰ类错𬌗包括牙列拥挤和牙列稀疏。牙列拥挤是临床上最常见的错𬌗畸形之一，是牙量大于骨量的表现，可通过增加骨量（即扩大牙弓），推磨牙向远中，或者减少牙量（拔牙或牙齿邻面去釉"减径"）进行矫正治疗；而牙列稀疏是牙量小于骨量的表现，可通过加大牙量，如开辟出位置后用义齿修复的方法来解决，或者减少骨量（如缩小开弓），消除全部间隙的方式矫正。

Ⅱ类错𬌗包括1、2分类，前牙深覆盖是较常见的1分类牙颌畸形，多伴有不同程度的前牙深覆𬌗。常发生在恒牙列和混合牙列期。影响正常咀嚼功能、外形美观和发音，也影响全身健康，按照上前牙的切缘至下前牙唇面最大水平距离大小，超过3 mm以上，由轻到重又分为Ⅰ、Ⅱ、Ⅲ度。深覆𬌗是一种上下颌牙弓垂直关系发育异常的错𬌗畸形，绝大多数属于典型Angle Ⅱ类2分类，临床表现为上前牙切缘盖过下前牙牙冠长度超过1/3，由轻到重也分为Ⅰ、Ⅱ、Ⅲ度。

Ⅲ类错𬌗常见前牙反𬌗，面中部凹陷。主要表现上颌正常但下颌前突、下颌正常但上颌后缩或者两者都有。

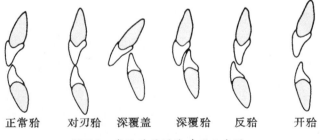

| 正常𬌗 | 对刃𬌗 | 深覆盖 | 深覆𬌗 | 反𬌗 | 开𬌗 |

图 5-9　常见前牙错𬌗畸形示意图

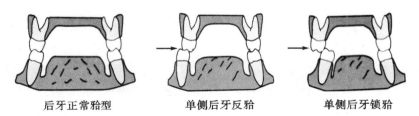

后牙正常𬌗型　　　单侧后牙反𬌗　　　单侧后牙锁𬌗

图 5-10　常见后牙𬌗关系异常情况

24. 什么时候应该去看正畸医生?

答:根据正畸医师学会推荐,孩子7岁时要定期拜访专业正畸医生,针对换牙期牙颌畸形的早期干预性矫治,可避免后期矫治或使矫治更容易。

针对不同情况,最佳的矫正时间也不一样。例如,单纯从前牙反咬合来说,一般可以有三个治疗时机,部分情况孩子可在6～7岁前开始早期干预性矫治,乳牙矫正的时机建议在4岁左右;替牙期可在6～12岁;换完牙恒牙列期12～13岁后。如果是颌骨小、牙齿相对大(学名:牙量骨量不调)造成的牙列拥挤和牙齿排列不齐,多数情况需要换完牙再矫正,一般在12～13岁以后进行。

需要指出的是,牙齿排列畸形的原因复杂、类型多,不同类型的畸形,矫治的年龄有所区别。由于个体差异,每个孩子生长发育速度不同,年龄常常并不能完全反映牙龄和骨龄。对骨骼畸形导致的牙齿排列畸形,有时需要借助腕骨X线片和全口牙位曲面体层片来判断牙龄和骨龄,帮助筛选最佳矫治年龄。

由此可见,判断某个孩子最佳矫治年龄是个专业性很强的事,具体在什么时候矫治,采取哪种矫治方法合适,需要专业的口腔正畸科和儿童口腔科医生来判断。

【温馨提示】

武汉大学人民医院口腔医学中心主任,中国知名口腔正畸专家彭友俭教授指出,儿童错𬌗畸形约60%需要在12岁牙齿换完前进行早期干预和早期矫治,约40%才是12岁牙齿换完后进行常规正畸治疗!

家长如何知道自己孩子的牙颌畸形属于60%还是40%?有以下两条途径。

(1)找专业的口腔正畸医生。

(2)家长对照以下所列症状,自己先判断,再找正畸医生。如果孩子有下列问题之一,就可以去医院寻求早期矫治,包括牙齿地包天、大龅牙、小下巴、大小脸、严重牙齿拥挤、睡眠时打鼾、睡眠时张口呼吸、乳牙滞留、乳牙早失、唇系带短、各种口腔不良习惯(如咬下唇、咬铅笔、伸舌、偏侧咀嚼等)、唇腭裂术后等。

凡事均有利弊,牙齿矫正不当也会影响口腔健康。矫正牙齿意味着要使牙齿在颌骨内移动,这相当于给大树搬家。那么,牙齿必然要经历松动→移动→在新位置上长牢的过程。在新位置上长牢前,牙齿松动,对牙病的抵抗力会下降,应遵医嘱,特别注意口腔卫生,做好饮食管理,以避免出现龋病、牙龈炎等口腔疾病。

25. 牙齿畸形也可以预防吗?

答:很多家长认为孩子脸型是由基因决定的,遗传自父母。的确,孩子的长相除了与父母基因遗传因素有关外,他们的颜值,包括口腔健康乃至全身健康,实际上是由家长的意识、知识和行为决定的,与后天环境、咀嚼、发音、表情等功能和习惯有相当大的关系。

咀嚼习惯:吃的食物过于精细、口腔保健没有做好导致牙齿龋坏,吃东西的时候狼吞虎咽等习惯,影响孩子正常咀嚼运动。由于咀嚼能力的下降,无法充分发挥刺激颌骨生长的功能,造成颌骨发育不足,牙齿没有足够生长空间,出现牙齿拥挤、排列不齐和智齿阻生等现象。

用口呼吸:开口呼吸常会导致牙齿前突(俗称龅牙)或地包天。口呼吸常由于鼻功能异常引起,而颌骨发育不良,是引起鼻道狭窄,容易过敏的主要原因;咀嚼习惯不好,又是引起颌骨发育不良的重要原因,鼻呼吸不畅又加重了颌骨发育异常。因用口呼吸原因,舌头会下降并往前伸,接着脸颊的力量会开始推挤牙弓位置发育改建。

吞咽异常:舌头与嘴唇肌肉功能异常,也可能造成牙齿排列不整齐。牙齿矫正的力量只需要 20～50 g,而异常吞咽活动时,嘴唇对牙齿推动的力量达到 200 g,这个力量足以造成牙齿排列不齐。

不良习惯:喂养姿势不对、咬手指、咬嘴唇、弯腰驼背,甚至于过多的负面情绪(对表情肌肉影响),都会影响牙齿排列、颌骨发育与脸型。

所以,牙颌畸形在一定程度上是可以预防的!

- 从孩子好好吃饭开始,引导训练孩子的咀嚼能力,促进颌骨发育。
- 从好好刷牙开始,预防蛀牙。牙好,鼻子好,呼吸好,脸型才会好。
- 从纠正不良习惯开始,为孩子塑造美丽颜值!

26. 矫正牙齿有年龄限制吗?

问:大夫你好,我现在的工作是给学生讲课,感觉自己的牙齿不好看,但我的年龄快 40 岁了,能否矫正呢?

答:现在的观点是只要您没有明显的牙周问题,是可以进行正畸的,因为人的牙槽骨伴随着年龄变化,都处在变化中。成年人的牙槽骨改建能力比青少年和儿童的低,所以,成年人正畸和保持需要的时间更长。随着材料和技术的不断开发,您可以选择的正畸方法也变多了,如利用计算机模拟牙齿移动原理,采用透明、有弹性的材料,专门为您制作多付"牙套",自己按次序佩戴、定期更换,整个过程不影响美观和工作,复诊次数明显减少,您的牙齿在不知不觉中会达到预期的效果,也就是常说的"隐形矫正"。当然,采取哪种方案还是应该由正畸科医生和您共同决定。

27. 佩戴矫治器需要注意什么?

答:矫正牙齿周期较长,口腔卫生不容易清洁,易导致牙齿龋坏;矫治器使用不当,出现问题,还会增加孩子的复诊次数,建议本人或家长提醒孩子注意以下事项。

(1)佩戴固定矫治器注意事项。

①不能随意自行扳动和调整。

②初戴时可能有不适感,带环和托槽可能会刺激唇颊黏膜引起疼痛;如不严重,疼痛感会随戴用时间的延长而逐渐消失。

③勿食过硬过黏食物,以免损坏托槽和带环,引起脱落、断裂。

④如果出现牙齿明显疼痛、松动、带环脱落及矫治器损坏,及时到医院进行检查、处理。

⑤按预约时间复诊,如遇特殊情况应提前电话告知医生。

⑥遵医嘱认真刷牙,保持口腔卫生。

(2)佩戴活动矫治器注意事项。

①初戴矫治器会有不适感,一般在 2～3 天消失;如果疼痛持续加重应立即取下矫治器联系医生复诊,勿自行调整。

②应注意口腔卫生,做到早晚刷牙,坚持饭后漱口,预防牙龈炎的发生。

③根据医嘱要求定时戴用矫治器。

④勿用热水烫洗矫治器,妥善保管,防止损坏和丢失。

28. 正畸治疗结束后,为什么必须佩戴保持器?

答:正畸治疗结束后,牙齿移动到新的位置,甚至牙弓和颌骨的位置都有所改变,口腔内外的肌肉平衡也有变化,加之青少年生长发育等因素,此时的牙周组织改建尚未完成。如果不佩戴保持器,排齐的牙齿又会回到原来的位置,为了避免复发,正畸结束后佩戴保持器是必须的。医生会根据每位患者的实际情况,制作个性化的保持器,要求患者佩戴,通常保持器需要佩戴2年以上,第一年全天佩戴,第二年要求晚上佩戴,后半年逐渐调整为隔天晚上佩戴,直到牙齿在新的位置达到稳定。如果期间保持器出现损坏,及时到医院修理和重新制作,按要求佩戴。有些特殊情况的患者需要永久或半永久使用保持器。

 幽您一默 ～～～～～～～～～～～～～～～～～～～～～～～～

"如释重负"

小约翰被牙疼折磨了几天,终于下定决心去找牙医了,他战战兢兢地按下了门铃。

护士说:"对不起,今天大夫不在。"

约翰如释重负地吁了一口气问:"您能否告诉我,下次他哪天不在,我可以再来?"

四、牙周

29. 电动牙刷刷牙效果好吗?

答:随着电动牙刷的逐渐普及,工作中遇到好多患者询问使用电动牙刷好不好的问题,实话实说,手动牙刷和电动牙刷相比,没有谁好谁不好之分,各有优点,主要还是看您刷牙的方法、时间和对牙齿的关注程度,这些因素决定了您的牙齿是否保持健康,建议您根据自己的习惯和需要进行选择。

一般认为,与普通牙刷相比,在同样刷牙时间内,电动牙刷的清洁能力和效率会更高;电动牙刷的高速微振动,可能会更好地促进口腔的血液循环,对牙龈组织的按摩效果会更有舒适感;电动牙刷对儿童在使用上更有乐趣;电动牙刷比传统牙刷在刷牙时的力度更便于控制等。我经常跟患者开玩笑说:"电动牙刷设计的初衷是为双手不方便、不能使用传统牙刷完成刷牙的人设计的。"对平时就没有时间好好刷牙的人来说,电动牙刷最大的好处是缩短了刷牙的时间。但若因此而不认真刷牙,或因使用的方式不当,也会对牙齿造成伤害。总之,无论是电动牙刷还是传统牙刷,只要您有重视口腔健康的态度,好好地呵护每一颗牙齿,它们就会永远地陪伴着你。

30. 使用牙线会使牙缝变大吗?

问:在工作中,常有患者问我:"大夫,您建议使用牙线,如果经常用,会不会把牙缝勒大啊?"

答:每当遇到这样的问题,我就会开玩笑地告诉患者:"如果牙齿这么容易移动位置,牙排列不齐,就不必要找正畸科医生了,您自己勒一勒不就行啦。"实际上,虽然牙齿长得很牢固,但由于牙周膜纤维的缓冲作用,使得每颗牙齿都有一定的生理性动度,牙线进入牙缝,清理掉残存在邻面的食物残渣和菌斑,不会导致牙缝变宽。相反,如果牙缝内塞入食物不及时清理出来,超过一定时间,引起牙龈炎或牙周炎症,却会导致牙缝增宽。牙线是由很多条细纤维用蜡加工成扁状,很容易进入牙缝,遇到唾液后会变得蓬松,更有利于清洁牙邻面黏附的菌斑。

目前,常见的牙线有盒装手拉式牙线和棒状弓形牙线。使用盒装牙线时取下一段长为 30 cm 左右的牙线,将线的两端绕在两手中指上,用右手大拇指及左手食指绷紧牙线,然后把牙线放入相邻的牙缝中,缓慢通过两个牙齿之间的缝隙到达牙齿根部近牙龈处,牙线紧贴牙面做上下移动或来回拉动,把两牙之间的黏附物"刮"掉,每一牙面建议上下"刮"5 次左右,再在另一侧的牙面重复以上动作,注意牙线放入牙间隙时不要用力过猛,以免引起牙龈线割伤,造成疼痛和出血。为了使用起来方便,又节省牙线,我建议您把牙线对折后打两个"死结",形成一个圈,按上述要求操作,效果也不错。建议用餐后最好使用牙线,特别是晚上睡觉前,用牙线彻底清理牙缝隙以后,再认真刷牙。

31. 为什么洗牙之后有牙齿松动的感觉?

问:大夫,我洗牙后感觉牙齿松动更明显了,经常洗牙,是不是会越来越松动?

答:您感觉牙缝变大、冷刺激敏感只是暂时的现象,我可以肯定地告诉您,洗牙不会导致牙齿更松动。这种情况是您的牙齿因为大量牙结石和菌斑导致的牙周炎症(图 5-11),使得牙周组织破坏、退缩,牙齿本身就是松动的,只是牙结石塞满牙缝,像水泥一样将多颗牙齿连在一起,您感觉不到而已,通过洗牙,当大量牙结石去除后,每颗牙成为独立的个体,松动现象自然暴露出来。

事实上,如果不把牙结石清理干净,抛光暴露的牙根表面,控制牙周组织炎症,彻底消除引起牙齿"土壤"流失的病因,只能加快牙齿的脱落速度,从长远考虑洗牙有利无害。当然,如果洗牙后发现牙根暴露严重,牙齿松动明显,影响咀嚼功能,医生会采取高强度纤维网和美容树脂等特殊材料,在符合美观和卫生要求情况下,为您实现无任何不适感的牙齿固定,让天然牙齿达到它的最长使用寿命。

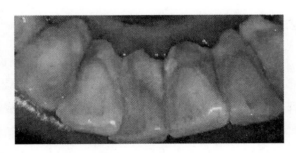

图 5-11　牙结石

32. 为什么说牙周病是导致成年人牙齿脱落的"头号杀手"?

答:顾名思义,牙周病就是发生在牙齿周围支持组织的疾病,包括牙龈炎和牙周炎。牙周病是口腔最常见的疾病之一,牙菌斑是引发牙周组织疾病的始动因素。由于个体年龄、牙齿排列、口腔卫生、唾液、膳食结构、全身疾病等因素,牙的周围形成了不同的生态环境,细菌成分也存在着差异。龈上、龈下不同生态区域菌斑分别称为龈上菌斑和龈下菌斑。龈上菌斑与窝沟、点隙等牙冠龋齿以及牙龈炎有关，龈下菌斑与根面龋和牙周炎关系密切。医学解释牙周病是指"由牙菌斑和牙周组织内炎症及免疫改变相互作用引起的牙周支持组织的疾病"。

牙结石与牙周病的关系非常密切。牙结石的概念是"沉积在牙面已钙化或正在钙化的菌斑及沉淀物"。龈下牙结石与龈下牙菌斑互为一体，互生互长，不断刺激牙龈，破坏牙周组织，加深牙周袋的形成；牙周袋又为菌斑的沉积提供了特定的环境，进而加重根下支持组织的破坏，最终引发牙齿松动、脱落，所以，口腔专业人员称牙周病是成年人牙齿脱落的"头号杀手"并不为过。

因此，每个人都应该重视牙周健康。关于牙周病，我们提倡早发现、早治疗，定期洗牙是预防牙周病的重要手段。牙龈炎进一步发展就可导致牙周炎，牙龈炎和牙周炎早期，只要及时治疗，就能痊愈，牙周恢复健康。如果病变发展到中度牙周炎，及时进行牙周系统治疗，仍能获得较好的效果，延长牙齿使用寿命。等发展到重度牙周炎，多数以牙齿松动脱落为结局；随着技术、材料发展，现在也有新的技术控制重度牙周炎的发生和发展，如牙周翻瓣手术、牙槽骨再生术等。

33. 牙周发炎还要做手术吗？

答：是的。轻、中度牙周炎通过洗牙、龈下洁治和刮治、根面平整等基础治疗，可以消除炎症，但对于局部牙周组织破坏严重，牙周袋较深的部位，单靠刮治难以清除干净深部的炎症，需要在局部麻醉下，把牙龈瓣翻开，彻底去除病变组织，必要时通过植入人工骨粉和骨膜，进行牙周组织再生术，让牙周组织达到健康的状态，最大限度避免炎症复发。您不要听到"手术"二字就紧张，牙周翻瓣术是一个在门诊上就可以完成的小手术，不需要住院，一般也不影响工作，手术后注意别太劳累就可以。

34. "老掉牙"是正常的吗？

问：张大夫，我都 70 多岁了，掉牙也属正常吧？
答：这个观念是错的。
只要您用心呵护，可以远离"老掉牙"的魔咒，健康牙齿会伴您一生！

记住护牙三部曲：

第一步，每天使用牙线清理牙邻面，用含氟牙膏认真刷牙，致龋病菌会远离您；

第二步，吃零食后及时漱口，不给细菌创造捣乱的环境；

第三步，每年看看牙医朋友，自己做个口腔体检。

35. 告诉你"老掉牙"的真相

一颗牙齿从上到下，分为牙冠、牙颈、牙根三部分。牙冠露在外面您能看到，牙颈部在牙龈下面，牙根在牙槽骨里，您都看不到。

如果一个人刷牙不认真，从来不去洗牙，牙冠上很容易沉积牙结石，牙结石逐渐向下蔓延，形成"龈下结石"。牙结石长时间得不到清除，上面黏附的细菌就会不断产生毒素，刺激牙龈引起牙龈炎，出现牙龈红肿、出血现象，炎症造成牙周纤维和骨组织的破坏，发展成牙周炎，出现口臭，随着牙周膜和牙槽骨破坏逐渐加重，牙齿越来越松动，多颗牙齿受到牵连，发展成为严重的牙周病。炎症从牙颈部逐渐向下蔓延，牙结石不断向下沉积，炎症反复发作，牙槽骨就渐渐被破坏吸收，牙齿就更松动一些，久而久之，最终这颗牙齿就自然脱落了。此时，您就能发现牙结石已经沉积到靠近根尖的部位，看下图您就知道"老掉牙"的真相了（图5-12）。

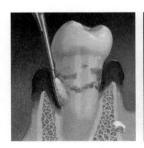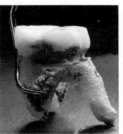

图 5-12　龈下牙结石

（1）牙周炎临床表现。

牙周病早期表现——牙龈炎：表现为牙龈红肿，刷牙出血。及时治疗，此阶段可痊愈。如果不及时治疗，炎症会进一步发展，引起深部的牙槽骨吸收，发展成牙周炎。

轻度的牙周炎:可见牙龈红肿、刷牙出血、口臭,患者常常因为没有疼痛而忽略。

中度牙周炎:出现咀嚼无力、口臭、牙龈退缩、牙根暴露、出现牙缝、牙龈脓肿等,因为牙龈肿痛反复发作,患者认为是上火造成,常常没有引起足够重视。

重度牙周炎:出现牙齿松动、移位、疼痛、溢脓等症状,无法咀嚼食物,最终牙齿脱落。

(2)牙周病的系统治疗方法。

正确的日常口腔护理(刷牙及使用牙线),定期口腔检查及洁牙;使用药物治疗,龈袋冲洗、牙周袋内上药或使用漱口液等;龈上洁治术(常规洗牙);龈下刮治术(又称牙周刮治、深层洁牙);进行牙周手术治疗,牙龈切除术和牙龈成形术、翻瓣术、植骨术等。

(3)牙周病的预防。

牙周病是可以预防的,怎样才能避免早掉牙呢?

养成良好的口腔卫生习惯,早晚刷牙、餐后漱口,使用牙线或牙间刷清洁牙邻面。通过刷牙有效地清除牙菌斑,每天至少 2 次,每次 3 分钟以上。定期口腔检查和洁治(洗牙),成年人每年进行一次口腔健康检查(儿童、老年人建议每半年一次)。

36. 吃饭经常塞牙是怎么回事?

问:张大夫,我吃饭经常塞牙,也在小区附近的诊所检查过,医生说没有什么大问题,但是,左侧上牙每当吃纤维多的食物就塞牙,自己难以清理。您能帮我看看什么原因吗?

答:我给您检查一下,看看能否解决。常见塞牙的原因有以下几种情况。

(1)长歪的智齿,由于现代人的食物精细,咀嚼运动少,颌骨发育不足以容纳所有牙齿的位置,导致 90% 的人智齿生长的方向和位置是歪的,容易与邻牙之间塞食物,建议尽早拔除。

(2)牙齿缺失后,未得到及时修复,相邻的牙齿及对颌的牙齿发生轻移位,导致邻牙间出现缝隙,嵌塞食物。

(3)牙齿排列不齐、龋齿等都会引起塞牙。

（4）牙周病导致牙龈萎缩、牙间隙变宽也会塞牙。

（5）还有一点很重要，也是医生经常忽略的问题，由于牙尖长期磨耗不均匀，形成了下颌舌侧牙尖过高、过锐，与上颌相邻牙齿间隙形成了一种楔行嵌合关系，当您咀嚼纤维过多的食物时，下颌牙尖就会把纤维食物挤压到上颌牙缝内。您的其他牙齿很好，塞东西就是因为这个原因，我把您的下颌过锐过高牙尖调磨一下就会好的。

人们随着年龄的增长，功能牙尖（下颌颊侧尖、上颌腭侧尖）因食物磨耗，牙齿咬合面变低；平衡牙尖（下颌舌侧尖、上颌颊侧尖）和原来相邻牙冠丰满圆润的边缘嵴变得越来越尖锐，在咀嚼过程中，过锐的边缘牙组织会产生隐裂纹、部分劈裂脱落，食物溢出困难，这也是造成嵌塞食物的原因之一。此时，细心的医生要认真检查，通过调磨的方式把边缘嵴调磨至圆润，让食物从牙面溢出流畅，食物嵌塞会明显改善。

37. 为什么门牙缝隙越来越大？

问：张大夫，我牙齿原先排列很整齐，为什么现在门牙缝隙越来越大？

答：随着年龄增长，牙缝越来越大，很多人都在面临这样的问题，常见有以下原因。

（1）牙齿拔除后没有及时镶牙或种牙，导致相邻的牙齿向缺牙处移动或倾斜，使原本排列整齐的牙齿出现缝隙，时间久了，对颌牙也会逐渐伸长，从而影响到整个口腔咬合关系。

（2）牙周病引起的牙周组织破坏，长期牙龈出血、牙结石沉积、牙齿松动等导致牙齿移位，出现牙缝现象。

（3）咬合创伤等病理性移位。正常情况下，牙齿所在的位置是一种平衡状态，牙齿除了有牙槽骨等牙周组织的支持之外，在牙齿和牙齿之间、牙齿和唇颊肌肉、舌之间达到了相互平衡。如果作用在牙齿上的力量平衡发生了改变（如不良修复体、长期偏侧咀嚼等），牙齿的位置便也会出现变化，口腔表现出的症状就是牙齿移位现象。几乎所有的牙齿都会发生病理性移位，但前牙发生概率是最高的。此外，牙齿龋坏以及青少年时期发现的牙齿发育畸形等也会导致出现缝隙。

人的牙齿从40岁左右开始逐渐衰老，如果平时不注意保护，出现牙齿问题是不分年龄大小的。如果发现孩子12岁以后牙齿排列仍然不整齐,应到医院进行检查,听听医生的建议,确定是否需要进行正畸治疗。避免直接用牙齿咬硬物、开酒瓶,这些对牙周和牙齿都很容易造成损伤的不良习惯要改掉。要重视牙周病的预防,使用牙线,正确刷牙,定期口腔检查、洗牙,发现牙龈出血、红肿,应引起重视,及时到医院进行检查和治疗。一旦发生前牙扇形张开,出现缝隙或者缝隙增大,尽快咨询专业的牙医,做仔细的检查,找到真正的原因,做彻底的治疗;必要时可通过瓷贴面、全瓷冠等方法修复牙缝。

38. 什么时间刷牙最好?

问:大夫,早上刷牙还是晚上刷牙比较好? 为什么说睡前刷牙更为重要?

答:许多人习惯于晨起洗脸刷牙,但对晚上刷牙的重要性认识不足。其实晚上刷牙比早晨更重要。白天进食后,由于唾液流动、说话、饮水、饮食可以部分清除口腔里的食物残渣,这就是口腔的生理性自洁作用。但晚上睡眠时口腔的各种功能活动停止或减缓,唾液分泌减少,对口腔、牙齿都起不到自洁的作用。如果睡前不刷牙,食物残渣就会较长时间停留在牙缝间,细菌以此为养料,大量生长繁殖;如果在睡前把牙齿刷干净,尽量去除食物残渣和软垢,可以大大减少细菌的滋生,对预防龋齿、牙周病的发生,保护牙齿和牙周组织起到很好的作用。

【温馨提示】

关于牙周问题详细知识点可翻阅本书第九章,参考中华口腔医学会最新发布的《维护牙周健康的中国口腔医学多学科专家共识》《牙周基本检查评估规范》。

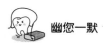 幽您一默

"就怕漏风"

有一位单身小伙子,去口腔诊所拔牙,前台接待他的是一位既年轻、又漂亮的女护士,小伙子有点心动,想在女护士面前显摆显摆,就问:"美女,拔完牙会影响我开奔驰车吗?"

其实,前台女护士早看到他是骑着自行车来的。

女护士说:"不会影响的,就是吹的时候怕漏风。"

小伙子:……

五、拔牙

39. 拔牙真有那么可怕吗？

每当谈到拔牙，大多数人都会皱眉头、咧嘴，表示恐惧。常言说得好，恐惧来源于未知。大家最害怕的无非三件事：疼痛、流血和感染。我今天就跟您谈谈拔牙问题，您了解了拔牙这件事以后，或许就不会那么害怕拔牙了。

（1）关于疼痛。在工作中经常会遇到有人问我，拔牙疼不疼？我告诉他们，打上麻药没什么感觉。对方马上就问，长在骨头里的牙齿，生生拔出来，能不疼吗？的确，拔牙时肯定会有组织的创伤，不过这个过程是在麻醉状态下进行的，麻药会有效地阻断疼痛神经，消除创伤疼痛。如果是拔除下颌牙，当麻药注射 5 分钟后，您会感到同侧口角、下唇及舌尖麻木、肿胀，即表明麻醉生效；如果是拔除上颌牙，注射麻醉药后，自我感觉不是很明显，但上颌骨比较疏松，麻醉起效快，经医生探查牙龈，确认麻药生效后，拔牙就不疼了。

拔牙后的 1～2 天，由于拔牙会对周围组织造成一定的创伤，创口会有些疼痛，这种疼痛感觉有点胀胀的，是持续递减的，一般情况下是可以忍受的。个别患者对疼痛比较敏感，可以服用少量的止痛药。拔牙 3～4 天后，如果仍然感到疼痛，甚至有逐渐加重的趋势，可能是因为创口感染引发了炎症，临床上称为"干槽症"，这时候一定要去医院请医生帮忙了。

（2）关于拔牙出血。一个凝血功能正常的人，拔牙是不会出很多血的。正常情况下牙齿拔除后 10～15 分钟拔牙窝内停止出血，形成血凝块。拔牙后，医生都会在创口塞一块小纱布或两个棉球，让您咬半小时然后吐掉，千万别小看这块纱布或棉球，它是拔牙后止血和防止感染的关键。那块纱布或棉花是消毒过的，轻轻咬住可以压迫止血，防止唾液浸入伤口，有助于伤口内血块凝结，因为血凝块留在牙槽窝内是促进伤口愈合、防止感染的关键因素，同时，医生会告诉您有口水可以吞咽。拔牙后不要着急离开医院，一定要咬着纱布或棉球等半小时过后吐掉，让医生检查是不是还在出血。如果仍然有明显出血，那就是拔牙后出血，多数是因为牙槽窝内残留炎性肉芽组织、软组织撕裂、凝血块脱落、牙槽内小血管破裂等局部原因引起，医生会及时做出止血处理。也有少数人是因为自身凝血功能障碍等全身性疾病引起,这就需要患者在拔牙前一定要跟医生交代相关病史,让医生判断您是否适合拔牙。女士最好避开月经期拔牙,最佳时间是在月经后 10 天左右拔牙。

（3）关于感染。预防感染的关键是不能在急性炎症期拔牙。拔牙后最常见的创口感染就是前面提到的干槽症了。怎么预防它的发生呢？关键还是前边提到过的那块纱布或棉球,咬够 30 分钟即可,一定记住不是咬得越久越好。另外,拔牙后唾液里带一点血丝是正常的,一定要记住 24 小时内禁止刷牙和漱口,保持血凝块留置在拔牙窝内。

40. 拔智齿真的可以瘦脸吗?

答:临床上很多患者,特别是爱美的女士们,经常会问我,听说拔智齿可以瘦脸,是真的吗？很遗憾的是,这种说法并没有科学依据。因为智齿生长的时候,您已经是成年,牙槽骨发育已经基本稳定,也就是说,脸形基本上已经定型了。有些人拔掉智齿自我感觉脸变瘦了,很可能是由于智齿局部残存食物,经常发炎不适,在智齿拔除后,局部感觉轻松的原因。

41. 智齿到底该不该拔?

答:智齿又称第三磨牙,从前边中缝往后数的第八颗牙。如果您没有长这颗牙,那真是一件值得恭喜的事情,因为多数人的这颗牙都是需要拔掉的。智齿的位置在口腔牙列的最后端,由于空间限制,它在生长、发育和萌出的过程中受到不同的阻力,往往萌出角度不正或牙冠高度不足（又叫"阻生齿"）,牙龈覆盖在牙冠上,形成牙龈盲袋,加上位置隐蔽,食物残渣最容易存留在牙龈袋内,刷牙时又难以刷到,容易发生冠周炎,出现炎症胀痛,严重的引起冠周间隙感染,张口困难;还会侵犯邻牙,造成邻牙龋坏、牙髓炎及牙周组织的破坏（图 5-13）。另外,部分智齿没有对颌牙,有时会过度伸长,形成咬合干扰,进而影响咀嚼功能;智齿萌生还容易造成前牙拥挤加重,影响美观。因此,尽早拔除智齿是一劳永逸的办法。

当然并不是所有的智齿都要拔掉。据统计,临床只有 10% 左右的智齿是可以保留的。智齿可以保留的条件是:位置长得比较正,能正常萌出,对颌牙发育良好,上下牙能建立正常咬合关系;智齿冠周软组织没有发炎和疼痛史,智齿没有龋坏。

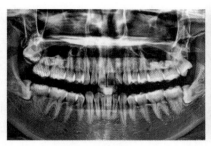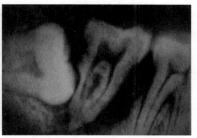

图 5-13　阻生智齿 X 线片(左:双侧近中向阻生齿;右:阻生齿对邻牙的损害)

42. 什么情况下需要拔牙?

问:大夫,我真害怕拔牙,您看看我的牙齿,是必须拔掉吗?

答:以下几种情况建议拔牙:有严重牙周疾病,牙齿已松动到无法通过治疗改善其稳固程度;龋齿且牙冠大部分损坏,牙根周围骨质已被破坏;反复发炎,牙冠缺损严重的牙残根;反复引起发炎肿胀或生长方向不正、对邻牙不利的阻生牙;引起牙列拥挤或不齐,阻碍正常牙萌出、建立正常咬合关系的多生牙;引起局部病变或全身病变的病灶牙等;正畸医生建议拔除的牙齿;外伤导致冠根折至龈下、无法保留的牙齿。通过检查,您的这颗牙松动严重,没有保留价值了,是需要拔除了。

43. 拔牙前需要注意什么?

答:虽然拔牙手术创伤不大,手术时间不长,但由于口腔内是有菌环境,颌面部血管、神经丰富、解剖结构复杂,容易出现感染、疼痛、出血情况,从心理上、身体健康状况上提前做些准备是非常必要的。

(1)拔智齿前一天要好好休息,不要熬夜,养精蓄锐。

(2)拔智齿前要吃点东西,不要空腹,否则,拔牙后 2 小时内不允许进食,容易引起血糖降低,出现头晕现象。

(3)最好化验血常规,了解自己的凝血情况。

(4)建议拍曲面断层片(又叫牙列全景片),了解一下牙根的情况及其与下齿槽神经管的关系,医生在拔牙时做到心中有数。

(5)拔牙时,要相信医生,不必紧张,"越轻松,越顺利"。

(6)阻生的智齿拔除难度较大,建议到口腔医院或综合医院口腔科就诊。

44. 拔牙后需要注意什么?

答:拔牙后,医生有些嘱咐和要求您一定要记住并遵守,有道是"不听医生言,吃亏也难免"。

(1)拔牙结束后,患者咬紧无菌小纱卷或棉球压迫止血,30分钟后吐掉,如无不适方能离开医院。

(2)患者拔牙后24小时内不能漱口和刷牙,避免冲掉血凝块影响伤口愈合。

(3)拔牙2个小时后方可进流食,避免喝酒,避免吃刺激性的食物,避免剧烈体育运动。

(4)拔牙后勿用舌舔、吮吸创口,勿反复吐口水,以免口腔负压,破坏血凝块引起出血。

(5)拔牙后当天可进食温软或流质饮食,不宜吃太热太硬食物以免造成出血。

(6)术后轻微疼痛是正常的,这种疼痛应该是越来越轻的,如果实在不能忍受可以服用少量止痛药。

(7)术后1～2天内唾液有少量血丝是正常的,如果大量出鲜血要及时就医。

(8)术后24小时后可用漱口水轻轻漱口,保持口腔清洁,预防感染,加强营养,有利于伤口愈合。

(9)对于拔牙后伤口缝合患者,应在一周后到医院拆除缝线;对侧需要拔除的智齿,一般在上次拔牙一周以后再进行下一次操作。

(10)如果智齿拔除创口较大或手术时间较长,建议适当口服消炎药物,防止伤口感染。

(11)若术后有明显的出血、疼痛、肿胀、发热、开口困难等症状及时复诊。

45. 拔牙有哪些禁忌证?

答:在拔牙前医生会详细询问您的病史和全身健康情况,但是,难免也有问不全的时候,为了您的安全,记住一定要主动、如实告知自己的身体状况和疾病史,尤其是具有以下疾病史的患者:

(1)血液病,尤其是凝血功能障碍者;

(2)肝肾功能严重损害者;

(3)糖尿病患者,如果拔牙,血糖应控制在 8.88 mmol/L 以下;

(4)高血压、心脏病患者;

(5)甲状腺功能亢进患者;

(6)有神经、精神性疾病患者;

(7)营养不良、过度疲劳患者或妊娠期妇女;

(8)细菌感染性炎症急性期患者;

(9)肿瘤接受放、化疗期间或结束治疗时间较短的患者。

46. 拔牙后下嘴唇持续麻木是怎么回事?

问:大夫,我上周在小区附近的口腔诊所里拔了颗智齿,到现在下嘴唇还发麻,这是为什么?

答:局部麻醉药持续的时间一般是 2～3 小时,如果麻醉药失效后仍然感觉下唇麻木,说明在拔牙过程中下齿槽神经可能受到了损伤,这种情况常常发生在拔除下颌智齿的时候。下齿槽神经受损的概率为 0.5%～5%,多数表现为自感半侧下唇、牙龈麻木,有的感觉牙齿迟钝,严重者牙齿可有"浮起"感。多数情况可以在 1 个月左右自行恢复,恢复期一般不超过半年,很少有 1～2 年无法恢复的情况。

47. 拔牙后医生嘱咐您咬紧的棉球停留在口腔内的时间越长越好吗?

答:不是的。一般拔牙后,医生交代患者咬住棉球半小时后吐掉,其间有口水可以吞咽下去,24 小时内避免刷牙和漱口,目的是止血后保证拔牙窝内的血块不丢失。但是,个别患者拔牙后,没有明白咬棉球半小时的真正含义,自己认为咬的时间久一些,更不容易出血,所以,超过一个小时后才吐掉棉球,结果拔牙窝反而感染了,伤口愈合得更慢。这是因为棉球咬的时间太久,棉球与血凝块粘连到一起,在吐棉球时血凝块一起被带走了。血凝块可以保护伤口、防止感染,是拔牙创口正常愈合的基础。

拔牙窝的愈合过程是:出血→血凝块→纤维、肉芽组织(医学上叫"机化"过程)→钙化→牙槽骨。24 小时内不允许漱口也是为了避免把血凝块漱掉。一般情况下,建议拔牙后在医院内观察,半小时后吐掉棉球,无异常情况才能离开医院。

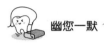 **幽您一默**

"高难度运动"

年轻患者:"大夫,我按照您的要求,今天没刷牙、没漱口、没吃硬东西。拔完牙后上午好好的,怎么现在又开始出血了?"

医生:"你有没有做什么剧烈运动啊?"

年轻患者心想,"我没有跑步,也没打球啊"。

只听到他嘴里嘟哝着说,"难道是接吻引起的?"

巧得很,正遇到一位听力极好的医生,一脸坏笑地说:"没想到啊,你玩的是高难度的呀"。

六、镶牙

48. 最后面的牙齿掉了可以不用镶牙吗?

问:大夫,我的四颗智齿都拔掉了,现在要拔掉的这颗牙在最后边,不影响美观,对吃饭也没啥影响,不想镶牙可以吗?

答:您还年轻,建议您还是种植一颗牙为好。因为这颗牙通过传统方法镶牙都有局限性,可摘义齿功能不佳,即使给您镶了也不会戴;固定义齿需要磨损它前边的两颗健康牙,破坏较大,花费也不少;如果您不种牙呢,对颌牙会渐渐伸长,除了导致与相邻牙之间塞食物以外,天长日久,形成咬合干扰因素,对您整个咀嚼功能有影响,对颌这颗牙也会被拔掉的。如果是 70 岁以上的老年人,建议他们可以不考虑种这颗牙齿了。其实,除智齿以外,口腔内保持有 24～26 颗连续且咬合关系正常的牙齿,就能满足咀嚼功能的需要了。

49. 根管治疗后的牙齿为什么要做牙冠?

问:大夫您好,我知道牙髓感染后需要做根管治疗,但是,我不明白根管治疗后的牙齿为什么医生总是建议我做个牙冠呢?

答:是的,估计有很多做过根管治疗的朋友都有这样的困惑,我先给您讲明白什么是根管治疗吧。所谓根管治疗,俗称"杀神经",是采用专业设备将病变的牙髓腔打开,把里面发炎、坏死的牙髓组织用各种器械清除干净,精确测量牙根长度,把牙髓腔制备成很规范的形态,消毒后,再用牙胶等充填物把牙髓腔紧密地封填起来。根管治疗是牙髓炎、牙髓坏死、各种类型的根尖周炎,以及因龋齿、隐裂、过度磨耗、穿髓等引起的不能保留活髓的牙齿采取的最佳保守治疗方法。去掉牙髓的牙齿失去了营养的供给,随着时间的推移,会变得越来越脆弱,就好像一棵死掉的树一样,树干变得越来越脆,极易折裂。

其次,需要根管治疗的牙齿,一般情况是因为龋齿,自体牙冠的正常组织剩余不多,单纯补牙已经无法完全恢复形态和功能,遇到咀嚼较硬食物时容易折裂,一旦折裂到牙龈下较深的位置,无法再进行修复,只能将牙齿拔除,前功尽弃。所以,根管治疗之后的牙齿需要保护起来,这就是医生建议您做牙冠的原因。制作牙冠以前,为了增加牙根和牙冠的抗折断能力,需要在牙根内打上一个(单根牙)或几个桩钉(多根牙),又叫作桩核。但是,即使黏结上牙冠后也要注意小心呵护。

50. 拔牙后多久可以镶牙?

问:大夫你好,我拔牙已经一个月了,可以镶牙了吗?

答:选择不同的修复义齿方式,最佳时间也有所差异。一般来说,拔牙 1～3 个月后可以做可摘义齿(活动假牙),3 个月左右可以做固定义齿。

如果因为职业原因,前牙拔除后会影响美观和功能,则可以选择即刻义齿(也叫临时过渡义齿),拔牙止血后(30 分钟后)就可以临时戴假牙。如果您计划种植牙,一般在拔牙后 4 个月以上,牙槽骨完全稳定后方可种植;当然,如果是单根前牙,牙槽骨条件好,也可以即拔即种,一次性完成修复。

即刻义齿是一种临时的活动假牙,主要是满足对美观要求较高的患者,具体做法是,在拔牙前取好模型,在模型上把要拔除的牙雕刻掉,适当修整模型,预先在模型上使用成本较低的传统树脂材料加工好义齿,在拔牙止血后直接试戴。但是,要注意不能连续戴用,不需要时尽可能摘下义齿,有利于拔牙创口愈合。

51. 佩戴可摘活动义齿后需要注意什么?

佩戴可摘活动义齿需要注意以下方面。

(1)初戴义齿常有异物感、发音不清、咀嚼不便、恶心等,但经耐心戴用两周后可适应。

(2)应耐心练习摘戴义齿,不宜强力摘戴,以免卡环变形。

(3)初戴义齿时不宜吃过硬食物,不宜咬切食物,先练习吃较软食物以便逐渐适应。

(4)初戴后可能有黏膜压痛现象。如果压痛严重出现黏膜溃疡要及时到医院复诊;亦可暂时将义齿取下浸入冷水中,复诊前 2～3 小时戴上义齿,以便医生能准确找到痛点,便于修改。

(5)保持清洁义齿的习惯,饭后及时取下义齿刷洗干净,可用清水刷洗,也可用牙膏刷洗,以免食物残渣沉积在义齿上。

(6)夜间将义齿取下放于冷水中,利于口腔支持组织恢复,勿将义齿放入沸水或乙醇中。

(7)如果义齿发生折断或损坏应及时修补,勿将折断部分丢弃。

(8)义齿戴用半年或一年建议复诊一次。

52. 常见的镶牙方法有哪些?

答:为了更加简单明了,我把常见镶牙的方法、材料、优缺点等整理如下(表5-1),并图示常见义齿修复体(图5-14)。

表 5-1 常见镶牙方法及其优、缺点一览表

专业术语		固位方法	修复材料	优点	缺点
可摘义齿，又叫活动假牙	普通树脂基托	依靠钢丝冷弯卡环和自体牙固位、树脂基托吸附力固位等	传统树脂基托材料、成品牙、钢丝等	磨牙少，价格便宜，修改方便	每天摘戴麻烦，咀嚼效率低，有异物感，美观问题，容易折损
	金属铸造基托	依靠铸造卡环和自体牙固位、基托吸附力固位等	医用不锈钢、钛合金等，成品树脂牙	磨牙少，基托相对较薄，异物感轻，不易折损，价格适中	每天摘戴麻烦，咀嚼效率不高，有异物感，美观问题，有金属过敏者
	隐形义齿	依靠弹性树脂卡环和自体牙、黏膜固位	专用弹性树脂	不磨牙，美观	每天摘戴麻烦。咀嚼效率不高。有异物感，仅适合个别前牙缺失
	精密附着体义齿	依靠自体牙和子、母栓道及黏膜联合固位	医用不锈钢、树脂、附着体配件	固位效果较好，美观，末端游离缺失效果较好	基牙磨除多，加工复杂，价格高
	套筒冠义齿	依靠自体牙和义齿冠固位	医用不锈钢、树脂等	固位效果较好，美观，末端游离缺失效果好	基牙磨除多，加工复杂，价格高
	全口义齿	基托吸附力固位	医用不锈钢、钛合金，树脂牙、基托树脂等	解决无牙颌的传统办法	每天摘戴麻烦，咀嚼效率不高，有异物感，制作技术要求高
固定义齿	金属铸造固定桥	自体健康基牙与修复体黏结固位	医用不锈钢、钛合金等	咀嚼效率高，异物感小，使用方便，不必每天摘戴	自体牙磨除多，桥体下易存食物，有异味。对基牙要求高，不美观

（续表）

专业术语		固位方法	修复材料	优点	缺点
固定义齿	金属烤瓷固定桥	自体健康基牙与修复体黏结固位	医用不锈钢、钛合金、贵金属、陶瓷等	咀嚼效率高，异物感小，美观，不必每天摘戴	自体牙磨除更多，桥体下易存食物，有异味，对基牙要求高
	全瓷固定桥	自体健康基牙与修复体黏结固位	氧化锆等高强度陶瓷	咀嚼效率高，异物感小，美观，不必每天摘戴	自体牙磨除更多，有异味，对基牙要求高，价格高
	黏结桥	自体健康基牙与修复体黏结固位	医用金属、树脂或陶瓷	咀嚼效率高，异物感小，美观	基牙要求高，仅适用前牙少数缺失
	种植牙	牙槽骨固位	钛合金、陶瓷等	咀嚼效率高，无异物感，美观	能耐受种植手术，价格高

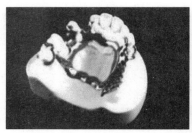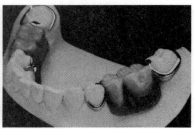

可摘义齿精密铸造支架

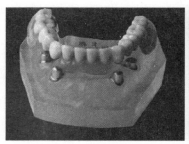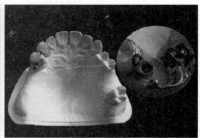

套筒冠可摘义齿　　　栓道式精密附着体可摘义齿

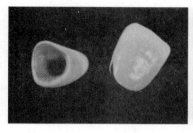
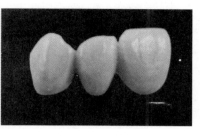

金属熔附烤瓷冠　　　　　　　无金属全瓷冠

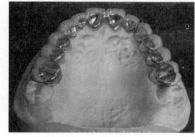
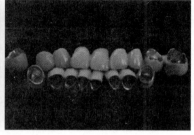

贵金属烤瓷牙

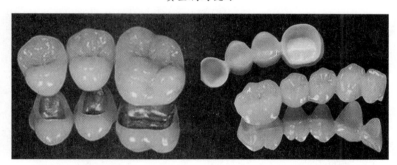

金属熔附烤瓷桥和无金属全瓷桥修复单个或几个连续缺失牙齿

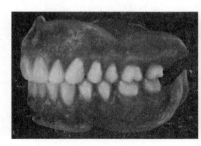
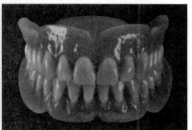

功能性吸附全口义齿　　　　　　普通全口义齿

图 5-14　常见修复义齿

53. 含有金属的假牙会致癌吗?

问:大夫,假牙里有金属成分,会致癌吗?

答:铸造金属冠(桥)、烤瓷冠(桥)等所含的金属成分主要包括镍铬合金、钴铬合金、钛合金;贵重金属有不同含金比例的金钯合金、铂合金、钯银合金等。多年来,因镍铬合金这种材料机械性能好,价格低廉,广泛应用于日常生活和医学领域,包括不锈钢生活用具、医疗器械等,口腔科也利用在金属牙冠、烤瓷牙冠和义齿支架的加工与制作上面,经过临床实践,发现该合金在唾液中会析出镍离子,导致"牙龈黑线"现象发生,影响美观,而且有少部分人对含镍金属过敏,目前在临床上逐渐被淘汰。土壤、植物、日常用具或多或少都会含有上述金属成分,但目前没有证据表明镍铬合金与癌症的发生有直接关系。

随着材料科学的发展,钴铬合金以其更小的毒性、更高的稳定性、不易析出产生牙龈黑线等优点逐渐代替了镍铬合金。随着人们经济消费能力的提高,越来越多的人选择生物相容性更好的钛合金、贵金属和全瓷来修复缺失牙,种植牙技术也越来越成熟了。

54. 含有金属的假牙对核磁共振检查有影响吗?

问:大夫,我听说金属牙冠和含有金属的烤瓷牙在做核磁共振检查时有影响。这是真的吗?

答:磁共振的成像原理是把人体置于特殊的磁场中,记录组织器官内氢原子的原子核运动,经计算和处理后获得检查部位图像。金属材料会对磁场有干扰,因此,在磁共振检查前,医生往往会提醒摘下所有金属饰品,对装有心脏起搏器以及血管手术后留有金属夹、金属支架者,或其他的冠状动脉、食管、前列腺、胆道进行金属支架手术者,禁止做磁共振检查。临床实验表明,口腔修复中常用的金合金、钯银合金类贵金属和纯钛合金在核磁共振检查中只有轻微的干扰伪影,而镍铬合金和钴铬合金等非贵金属则会产生较大的干扰,对磁共振的检查有一定影响。氧化锆等全瓷义齿材料在核磁共振检查时不产生干扰伪影。

55. 烤瓷牙冠脱落了可以再次粘接吗?

问:大夫,一年前我在老家做的烤瓷牙冠,昨天掉下来了,您能否帮我粘上?

答:一般情况下,烤瓷牙冠或铸造金属牙冠一旦粘固后想再取下来是很困难的。当然,也不排除您戴冠的自体牙齿因为继续龋坏脱落或太脆折断的可能性。您这颗牙冠脱落的原因可能是医生在进行牙体制备时,磨除掉的牙组织不规范,聚合度过大造成的,即该磨的位置没有磨到位(牙颈部)、不该磨的地方磨多了。我给您粘上也只能维持较短的时间,要想解决这个问题,建议您重新备牙、取模型,再做一个牙冠粘接上。

固定修复义齿包括单个牙冠、多牙桥体等,要想取得最佳固位效果,除了义齿形态设计以外,关键环节是基牙的牙体制备。临床上,部分经验不足的医生对口腔内的牙齿立体空间感觉较差,担心有倒凹,牙冠不能顺利就位,在备牙时磨掉过多牙冠组织,牙颈部形态制备不到位,导致牙冠机械固位力差,仅靠黏结剂的黏结力起固定作用,随着患者咀嚼食物对牙冠的震动以及唾液对黏结剂的溶解,一段时间后就会脱落,再次粘接也难以解决脱落问题。

建议口腔科医生在取模前严格按照要求规范制备基牙,遵循保护牙周组织的健康,制备符合要求的轴面聚合度和牙冠高度,获得足够的抗力形和固位形,确保颈缘形态光滑、完整等备牙原则,制作精准、清晰的模型,才能加工出完美的义齿牙冠。

【温馨提示】

关于牙体预备的详细知识点可翻阅本书第九章,中华口腔医学会最新发布的《显微牙体预备手术的操作规范》。

56. 如何为牙槽骨吸收严重的人做一副满意的全口义齿?

问:大夫,我的年龄大了,自己不想做种植牙,想镶一副全口牙,医生说我的牙槽骨吸收严重,假牙戴不住,怎么办?

答:您先不要着急,我来帮您检查一下。的确,您的牙槽骨吸收很严重,牙槽嵴变得很低平了。一般情况下,传统的全口活动义齿做法固位是不好。但是,我有两个办法解决:第一,建议您在上、下牙槽骨上各种植2个帮助固位的人造牙根,会起到较好的效果;第二,如果您确实拒绝做任何创伤性的手术,我可以为您做一副全口义齿试一试,我曾经解决过多例戏曲爱好者全口义齿固位不良问题。我的经验是受益于上大学时,口腔修复学专业课上老师的一句话,"想做好全口义齿,要考虑到充分利用口腔固有的组织结构和功能"。

首先,我来介绍一下口腔固有组织的结构和功能以及对全口义齿的影响。

(1)我们的口唇有发达的口轮匝肌,形成一个对前牙区假牙基托紧致的弹性固位系统,要想充分利用口轮匝肌的力量进行固位,就要有意识地创造条件,具体做法是把上、下颌全口义齿的基托边缘做到足够厚,制作出带有一定外翻形状的圆润边缘,为发挥唇、颊肌肉的自然固位力提供依托。该做法的优点还在于增加了边缘封闭区的接触面积和吸附力,解决了义齿基托边缘过薄、容易出现裂纹、导致义齿断裂问题,提高了唇部丰满度,患者鼻唇沟恢复自然状态,显得更年轻、美观等。同样道理,颊肌在双颊侧分别形成医学上称为"颊脂垫"的半球形结构,如果在考虑到边缘封闭、适当增加机械固位的基础上,分别在上、下颌义齿基托上加工出圆润的凹陷,可使双颊侧的肌肉为义齿提供机械固位力创造条件。

(2)制取模型也是很重要的环节。上颚黏膜厚度分布是有差别的,取模型前,戴无菌手套,用手感知患者上颚黏膜的厚度分布情况,并做好记录。在灌制好的模型上,除了修整出软腭封闭区外,还要在黏膜较厚的位置作适当修整,使得义齿在咀嚼下沉时受力均匀,张口时充分发挥出上颚的吸附功能,我称它为"杯口效应"。随着印模材料的不断发展,特别是硅橡胶二次印模法,取模问题得到了很好的解决,获得完美印模成为现实,克服了传统藻酸盐印模材料的不足。

(3)按照规范操作,取得准确的咬合关系并转移到模型上也非常重要。

(4)通过上述办法,上颌的固位问题解决了,但是,下颌牙如何实现与口腔的完美结合,除了颊侧边缘按照上述情况制作外,义齿舌侧基托的伸展到位非常重要,制取模型到位是关键;同时,在舌根两侧的基托上制作出圆润凹陷,充分利用舌肌进行固位。

57. 为什么镶了固定假牙后口腔里有异味?

答:传统的固定假牙又叫"固定桥",是以天然牙齿作为基牙,通过给基牙做牙冠,与修复缺失牙的桥体相连接,使用黏结剂固定在天然牙齿上,恢复咀嚼功能的一种修复方式。桥体与缺失牙部位牙龈的接触方式有接触式桥体和悬空式桥体(又叫"卫生桥")。接触式桥体又分为盖嵴式(又叫"鞍式""改良鞍式")、卵圆形桥体(图 5-15)。由于"鞍式"桥体和悬空式桥体异物感强或不能解决牙颈部形态美观问题,在临床上应用较少。目前,在医生没有特殊要求的情况下,义齿加工中心一般将桥体加工成改良鞍式桥体。通过临床试验发现,当修复体粘固后,随着牙槽嵴的生理性吸收,改良鞍式桥体组织面与牙槽嵴黏膜之间形成微小间隙,容易滞留食物残渣,为厌氧菌的繁殖提供了有利条件,甚至引起基牙的牙周组织炎症,因此,戴用后患者反映口腔常出现异味。建议临床医生在设计桥体时,为了避免口腔产生异味,降低基牙牙周组织损伤,在固定桥修复时尽量选择局部符合卫生要求的卵圆形桥体。

【温馨提示】

详细信息请参考第九章《维护牙周健康的中国口腔医学多学科专家共识》。

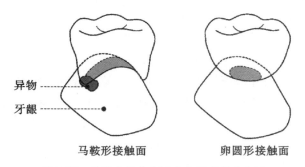

图 5-15 马鞍式桥体(左)和卵圆形桥体(右)

幽您一默 ～～～～～～～～～～～～～～～～～～～～～～～～～～～

"遇到知己"

一位中年人因牙齿咬东西时酸疼不舒服,到诊所看牙医,医生把他的每颗牙齿全部检查了一遍。

医生说:"你牙齿没有什么大问题,就是磨耗有些严重。"

中年人说:"知我者,你也! 人生太艰难了,我一般是用力咬咬牙就挺过去了。"

医生感慨地说:"我从业 20 多年了,头一回听到对磨牙症有这么清新脱俗的说法。"

七、种牙

58. 什么情况下可以做种植牙?

问:大夫,我想种牙,但总是不放心,种牙到底有没有禁忌?

答:在过去种植义齿修复的局限性较大,早期主要用于无牙颌的患者。随着种植义齿材料和技术的不断发展,种植的适应证不断拓宽。目前,种植义齿已经发展到只要年龄、身体情况符合要求,任何缺失的牙齿均可做种植修复,包括以下比较特殊的情况,如牙槽骨骨量不足,可以通过植骨的方法解决;上颌窦与下颌管的问题,可以通过 CT 指导下种植,螺旋 CT 可较准确地协助选择合适的种植体长度和准确地植入角度;拔牙后即刻进行种植;对于经济条件不足的患者可以选择覆盖义齿修复的方法;对颌骨缺损、面部组织和器官的缺损也可以通过种植的方法修复等。人工种植牙也有一定适应证范围,应在专业医师对您的口腔和全身状况进行检查后,才能确定是否适合手术。

一般情况下,身体健康的成年人,单个牙缺失、部分牙列缺损、全口牙缺失的患者,经临床检查条件符合均可做牙齿种植修复。但是,有以下疾病的患者,不宜做牙齿种植:严重出血性疾病、难以控制的高血压、某些心脏病、血糖控制欠佳的糖尿病、严重的骨质疏松症、恶性肿瘤、精神异常以及长期使用化疗、激素、抗凝剂等药物对骨质的代谢和愈合有影响者,不能进行种植牙手术。

59. 种植牙有哪些优点?

答:种植牙与传统义齿比较,具有很多优点。

(1)种植牙的稳定性。种植牙不会像普通活动假牙在吃饭或说话时可能发生脱落造成堵住气管或食道的危险。

(2)种植牙的安全性。人工牙根深植于牙槽骨内,对牙槽骨有功能性刺激,能保护牙槽骨结构,避免其萎缩。

(3)健康牙齿完全保留。健康的牙齿可以完全保留,不需要磨掉邻近健康的牙齿。

(4)稳固的人工牙根。种植义齿通过基桩上的固位装置,将上部义齿固定(图5-16),良好的固位和稳定作用可增加舒适感,有很好的咀嚼力。

(5)种植牙使用年限久。人工种植牙可以有很长的寿命。外形美观,就像天生牙齿一般,说话时面部表情就像原来一样自然,增加您的自信心。其实,全口牙种植并不需要种上所有缺失的28颗牙根,上、下颌各种植6颗牙根,就可以通过桥体的形式修复整个缺失牙列。

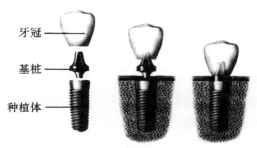

牙冠

基桩

种植体

图5-16 种植牙示意图

60. 种植牙有哪些分类?

答:按照种植牙的部位、时间、结构、材料、固定方式、形态等,分类如下。

(1)按种植部位分类。

种植体按种植部位可分为黏膜下种植体、骨膜下种植体、根内种植体、骨内种植体、穿下颌骨种植体等。最常用的是骨内种植体。

(2)按种植时机分类。

①即刻种植:是指牙齿拔除后,立即将种植体植入牙槽窝。

②延期种植:是指拔牙后3个月以上,待拔牙创口愈合,牙槽骨吸收稳定后进行牙种植手术。

(3)按手术次数及种植体结构分类。

①一段式种植:通过手术将体、颈、基桩为一体的种植体(一段式种植体)一次植入骨内。这种方法植入后基桩暴露于口腔内,在骨组织的愈合阶段受到一定的功能负荷和口腔环境因素的影响,不利于骨组织的愈合。

②二段式非埋植型种植:只通过一次手术将可拆卸基桩的种植体(二段

式种植体)植入组织内的方法称为二段式非埋植型种植。待骨愈合结束后，将基桩与种植体相连，不需要第二次手术即可进行种植义齿修复。二段式种植体最常用。

③二段式埋植型种植(二次性种植)：分二次进行手术，第一次将种植体植入使其在黏膜下愈合，待骨组织愈合后，再行第二次手术将基桩与种植体体部相连。

(4)按种植体材料分类。

牙种植体所用的材料有金属材料、陶瓷材料、碳素材料、高分子材料、复合材料等。其中，钛种植体因其良好的生物相容性和优越的理化性而被广泛应用。

(5)按固位方式分类。

①固定式种植义齿：是借助粘固剂或固定螺丝将上部结构固定于基桩上。该义齿戴入后，患者不能自行取戴。它可分为：a. 桩外粘固种植义齿；b. 基桩内粘固种植义齿；c. 可拆卸式种植义齿。

②可摘式种植义齿：是依靠基桩、牙槽嵴和黏膜共同支持的局部或全颌覆盖义齿。

(6)按种植体的形态可分为圆柱状、螺纹状、阶梯状、锥体状、叶片状等。前三种均为常用种植体。

(7)按种植体表面分为光滑表面和粗糙表面两种，以粗糙表面种植体最常用。

61. 种植体能用多久？

答：随着牙科材料和种植技术的发展，牙齿缺失选择种植牙修复成功率也大大增加。在过去的30年里，种植牙技术得到快速发展，根据临床情况不同，种植治疗的成功率约为90%。近5年报道种植牙的成功率达到了95%以上，而且使用寿命也在大大增加，平均使用寿命在20年以上，也可以实现终生保留的愿望。有资料显示，在国外最早进行种植牙的患者有的已经使用了42年。所以，种植牙适合所有的牙齿缺失、全身健康状况良好的成年人群选择，种植义齿在一定程度上发挥着天然牙一样的功能。但是，术后定期的口腔检查维护也是必需的，口腔卫生不良可引起种植体周围组织炎症，导致种植体松动、脱落。由于种植牙根与牙槽骨的结合方式是骨性结合,它不像天然牙齿的牙根与牙槽骨之间有牙周膜纤维的缓冲、减震功能,过分暴力使用也可导致种植义齿牙冠损坏和种植体的松动。因此,种植的牙和自己的牙同样需要您的细心呵护。

62. 常用种植体系统有哪几种品牌?

答:种植牙技术是 21 世纪口腔医学发展最重要的成就之一,是患者修复缺失牙齿的理想选择,满足人类拥有"第三副牙齿"的愿望。全球种植体品牌多达上百种,目前临床比较常用的种植系统有以下几大类。

(1)瑞典诺贝尔种植系统;

(2)瑞士 ITI 种植系统;

(3)德国费亚丹种植系统;

(4)德国贝格 BEGO 种植系统;

(5)美国百康公司的 Bicon 种植系统;

(6)美国 3i 种植系统;

(7)韩国的奥齿泰、登腾、仕诺康等种植系统;

(8)国产华西 CDIC 种植系统;

为了减轻人民群众种植牙经济负担,我国"十四五"期间计划大力推进国产种植体品牌的研发和应用。

63. 种牙的过程很复杂吗?

答:很多人听到种牙手术就紧张,其实,种植牙过程并不复杂,在门诊就能完成。一般情况下,除了前期的准备工作外,完成一颗种植体的种植工作大约需要 30 分钟,具体过程如下。

(1)首先进行口腔检查。做种植牙手术前,经过牙周病科的治疗确定不能保留的牙齿应予以拔除,将相邻病灶牙根管治疗并完善修复。医生会根据全景 X 线片或 CT,测量患者的牙槽骨高度和宽度以及与相邻结构的关系。如果发现特殊情况,在种植牙手术前,做一个种植前手术,包括软组织成形术、牙槽骨成形术、牙槽骨增量、上颌窦提升等。有些是和种植体植入术同时进行的。

（2）前期制作种植牙手术导板。部分牙缺失的种植牙手术导板的制作方法，分为 CT 数据采集、骨骼三维模型重建、参照患者骨骼条件设计种植模拟方案。根据种植体位置，设计确定种植窝的模拟圆柱等十几种方案。

（3）手术制备种植窝。按预先设计制作模板，根据牙槽骨的骨量选择适宜长度的种植体及相应的系列钻。在局部麻醉下，暴露牙槽骨面，使用牙种植机的快速钻，以大量生理盐水冲洗，先用圆钻定位钻孔，继之用裂钻、导航钻逐步扩孔，扩大种植窝，冲洗创口。

（4）种植窝制备螺纹。改用慢速钻，同样用大量生理盐水冲洗降温，用丝锥制备种植窝骨壁上的螺纹。

（5）植入种植体。将种植体缓缓植入已备好的种植窝内并小心地用特制工具加力旋紧，使种植体顶缘与骨面相平齐。

（6）缝合创口。以便创口能尽快地愈合，让种植体与牙槽骨能很好地融合。

（7）择期修复牙冠（直接修复或二期修复）。种植钉与牙槽骨紧密愈合后，安装烤瓷牙冠后就完成了整个种植牙手术的全过程（图 5-17）。要注意种植牙的维护。遵守医嘱，定期进行复查。

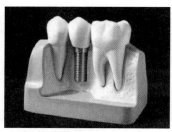
种植牙修复示意图

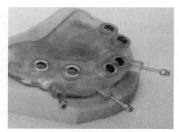
精准制作无牙颌种植导板

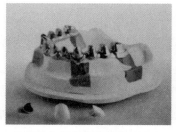
种植体上制作精密链接体支架

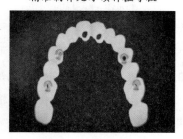
支架上烤瓷、完成全牙列修复体

图 5-17　无牙颌种植修复

64.种植牙术后应该注意什么？

答:种植牙术后注意事项和拔牙后差不多,主要包括:

(1)术后咬紧棉球 30 分钟;

(2)术后两小时可进食,饮食宜软稀温凉,避免用力咀嚼;

(3)术后 24 小时内勿刷牙,勿用力漱口,避免出血,如果术区肿胀,可进行冷敷;

(4)术后当日唾液带有血丝属于正常现象,如出血严重,及时到医院复诊;

(5)术后建议口服消炎药,若术区明显肿痛建议输液 3～5 天;

(6)术后使用漱口液 3～5 天,每天 3～5 次,餐后必漱;

(7)术后 7～10 天拆线;

(8)种植义齿对口腔卫生要求较高,应注意保持口腔卫生,尽量避免吸烟饮酒,防止因感染或牙槽骨进行性吸收导致种植体松动脱落。

【温馨提示】

关于种植体详细知识点可翻阅本书第九章,中华口腔医学会最新发布的《种植体支持式可摘局部义齿修复技术指南》。

 幽您一默 ～～～～～～～～～～～～～～～～～～～～～～～～

"道歉"

一天,有位中年男性到口腔医院种植科咨询种牙的问题,当医生告诉他种植 4 颗牙,大约需要花费 3 万元时,就听到陪他就诊的家属满怀愧疚地说:"老公,我以后再也不叫你无耻(齿)之徒了,看把你咒的牙都快掉光了……"

八、黏膜病

65.口腔黏膜病不治疗会不会发生癌变？

答:口腔黏膜病包括很多类,有病毒、细菌等感染类疾病,有过敏反应类疾病、溃疡类疾病、斑纹类疾病、大疱性疾病等。许多口腔黏膜病多为慢性病,其发病机制尚不清楚。有少部分的口腔黏膜病,如口腔白斑病、口腔红斑病、口腔黏膜下纤维性变等有潜在的癌变风险,不过也没必要过度恐惧,组织发生癌变也需要经过一系列复杂的变化过程,并不是所有的病例都会癌变。

建议:口腔黏膜是反映人们身体健康状况的重要窗口之一,有些疾病看似在口腔黏膜上发生,但病根并不在口腔,如缺铁性贫血、白血病、部分 B 族维生素和烟酸缺乏、艾滋病等。当发现口腔黏膜出现异常时,要及时到口腔黏膜专科就诊,不要自行治疗,因为口腔黏膜病种类太多,有些症状相似,不恰当的刺激会加重病情。口腔黏膜科的医生就像"侦探"一样,能从形形色色的黏膜异常表现中,将疾病的分类鉴别出来,还能及时发现潜在的全身问题,制定具有针对性的治疗方案。您一定要遵照专业医生的治疗计划,把握治疗时机,才能提高治愈率,降低复发率;按照医嘱定期复查,及时跟踪病情,对潜在的问题早发现、早诊断、早治疗,最大程度上防止发生恶变。

66. 口腔里有种被热水烫过的异常感觉是咋回事?

答:因进食过热食物造成黏膜烫伤后在口腔内会有明显的黏膜变色、脱落表现。如果没有进食过热食物,口腔出现麻木、味觉异常、像被烫过的感觉,医生检查又没发现黏膜异常情况,这通常是患了一种叫灼口综合征疾病,又叫口腔异感症,建议您放松心情、避免焦虑、保证充足睡眠、饮食清淡、营养均衡,配合医生的针对性治疗,病情可以得到缓解。

67. 嘴唇上经常起水泡是上火吗?

答:有些学生经常在学期末考试前,由于睡眠不足、疲劳、饮食不规律等,嘴唇上首先发痒,后来起一簇小水疱,慢慢溃破结痂,一周左右脱落,认为自己是"上火了"。其实,这是由疱疹病毒引起的口唇单纯疱疹,多数情况下是在人体的免疫力下降时期出现。单纯疱疹病毒一旦通过接触传染上,病毒就潜伏在面部神经节内,您的免疫力强的时候一般不发病;但当免疫力降低时,就会出现上述症状。建议平时注意锻炼身体、平衡饮食、增强抵抗力,为了止痒,可以在初期局部涂抹一些抗病毒的药物,如阿昔洛韦软膏外用。

68. 每到秋、冬季，嘴唇起皮、干裂是不是"上火"？

答：每到秋、冬等干燥季节，许多人的嘴唇都会出现发红、肿胀、起皮、干裂等问题，有时还有痒、痛的症状，甚至一张嘴就会裂开出血，说话、吃饭时都不敢大张嘴。多数人认为这是气候干燥、喝水少、上火了，其实，并非"上火"这么简单。在临床上，医生称为"慢性非特异性唇炎"或"慢性唇炎"，也叫脱屑性唇炎，病因不明确。

慢性唇炎无论轻重，一般先使用药物，待炎症减轻或消退后，再注意唇部保湿。湿敷是治疗慢性唇炎最简单、最有效的办法。具体办法是，将消毒纱布或者棉片按照嘴唇的形状裁剪，浸上湿敷的药液，敷于唇部，盖住所有病损表面，湿敷时间为 20 分钟左右，可根据干皮的厚薄程度进行增减；干皮泡软后，能轻轻地被擦去，无明显疼痛为宜，可再敷几分钟，然后在湿润的嘴唇上涂抹药膏，可保持湿润并获得较长时间消炎效果。使用什么类型的药物湿敷，以及涂擦什么样的药膏保湿，最好在口腔黏膜科医生指导下用药。除此之外，还应该纠正舔唇和咬唇的不良习惯，均衡饮食，多吃瓜果蔬菜，多喝水，注意休息，适当补充多维元素，均有利于唇炎的恢复和预防唇炎的发生。

69. 口腔溃疡反复发作怎么办？

问：大夫，我口腔溃疡反复发作，是什么原因？有没有好办法预防？

答：（1）口腔溃疡反复发作可能有以下原因。

①缺乏维生素及微量元素。缺乏微量元素，如锌、铁、叶酸、维生素 B_2、B_{12} 等，会引发唇炎、口角炎。很多日常生活行为可能造成维生素的缺乏，如过分淘洗米、长期进食精米面、吃素食等，很容易造成 B 族维生素的缺失。

②精神压力大。学习、工作劳累、精神紧张、情绪波动、神经功能紊乱等也会让口腔溃疡反复出现。

③胃肠道疾病。常见的疾病如慢性胃炎、胃溃疡、便秘、痔疮等慢性胃肠道疾病患者易发口腔黏膜疾病的一个重要原因是肠道炎症影响了人体对维生素的吸收功能。有效治疗胃肠道疾病是解决复发性口腔溃疡的根本办法。

④激素水平波动。有些女性每到经期或月经前后就会出现口腔溃疡，自愈或治愈后下月行经时依然会出现，疼痛难忍，主要是因为体内黄体酮水平增高而雌激素水平降低所致。

因此，如果口腔溃疡反复不愈，应尽早就诊，查找、排除病因，做到早发现、早预防、早治疗。

（2）预防口腔溃疡，要做到以下"8个保证"。

①保证多吃新鲜蔬果。新鲜的蔬菜（每日0.5 kg以上）、水果（每日2～3个）、多饮水（每日1 500～2 000 mL）、补充维生素和微量元素补充剂，对防治口腔溃疡都有帮助。

②保证优质蛋白质摄入。优质蛋白质是修复口腔溃疡创面所必需的营养素，牛奶、鸡蛋、瘦肉、海产品、豆类等均是优质蛋白的良好来源，每日应保证一定的摄入量。

③注意补充卵磷脂。长期不吃鸡蛋黄导致的"烂嘴角"和口腔溃疡，就是因为缺乏蛋黄中富含的卵磷脂。建议有高脂血症的患者，可采用隔日进食一个鸡蛋的办法，不会导致血胆固醇增加，同时又能保证卵磷脂的摄入。要想控制胆固醇的指标，多做日光下的户外运动是最健康、有效的方法。

④保证B族维生素的摄入。很多口腔溃疡的发生与B族维生素缺乏有关，特别是维生素 B_2、烟酸等。很多日常生活的烹调行为与此有关，如洗米、蒸饭等，可造成B族维生素的大量丢失；长期进食精米面、吃素食，同时又没有其他的补充，很容易造成B族维生素的缺失。

⑤保证充足的睡眠，避免过度疲劳。长期睡眠不足、劳累过度是口腔溃疡反复发作的常见诱因，传统医学认为，过度疲劳、熬夜等不当行为会损耗人体阴血。阴虚则火旺，常会从口腔黏膜上"出火"，引起口腔溃疡。

⑥保持心情舒畅、乐观开朗。中医认为，如果长时间受到烦躁、忧郁、压抑等不良情绪的困扰，很容易产生"郁火"，这也是导致口腔溃疡的常见原因。

⑦保证口腔卫生。很多人因为溃疡疼痛不敢刷牙，这样是不对的。发生溃疡期间仍要保持早晚刷牙、饭后漱口的习惯，使用淡盐水或含有抗菌药物的漱口液漱口，可减少口腔致病细菌数量，防止因食物残渣而加重继发感染。但是，具有杀菌功能的漱口液不能长期使用，它在杀灭致病菌的同时，

也会破坏口腔内环境的平衡,导致真菌的繁殖,引起其他疾病。

⑧保证饮食清淡。多吃蔬菜水果,保持大便通畅,防止便秘。"病从口入",口腔溃疡也不例外,在饮食的五味中,"辣"是最易引起上火的。易上火的人一定要尽量避免摄入过多辛辣燥热的食物。具有温热性质的食物,如果过多食用也会"上火"。喝高度数白酒也会刺激口腔黏膜,引起口腔黏膜损伤,导致溃疡的发生。

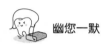 幽您一默 ～～～～～～～～～～～～～～～～～～～～～～～～～～～～～～～～～～

"勇气"

有位男士,平时喜欢喝点小酒,但酒量并不大,有个最困扰他的问题就是不敢看牙,这几天,他牙疼得实在忍受不了,只好鼓起勇气到口腔诊所去,当医生拿起镊子准备检查时,他紧张得嘴都不敢张开。

医生只好问他:"你怎样才能放松下来呢?"

男士说:"给我一杯酒吧",护士递给他一小杯"威士忌",只见他一饮而尽。

医生问他:"您现在放松些了吗?请张开口",他还是不配合,只见护士又递给他了一杯。

医生问他:"您现在有勇气看牙了吗?"

他说:"还没有",护士很无奈,又给他倒了第三杯……

医生问:"现在怎么样了?,您是不是感觉勇气十足?"

男士(挺起胸):"现在我倒要看看,谁还敢来动我的牙齿!"

九、牙齿美容

70. 影响牙齿美观的要素有哪些?

答:俗话说:爱美之心,人皆有之。现代人越来越重视自己牙齿的美观问题,特别是女性朋友,在对 100 位年龄在 20～30 岁年轻女性的问卷调查中,她们最在意以下 6 个牙齿美容问题,分别是:牙齿颜色不够白、牙列不够整齐、牙齿变色、单颗牙齿缺损或缺失、做的假牙不够逼真、牙齿的形状不好看。通过以上调查,可把影响牙齿美观的因素概括为"颜色、排列、形状"三个要素。

首先，牙齿颜色的美观主要靠"白"和"透"来体现。古人常用"玉齿""皓齿""编贝"来形容牙齿。因人种不同，牙齿颜色是有差异的，这是由基因所决定。例如，白种人肤色偏白，牙齿颜色也偏白；黑色人种由于深色背景的反差，显得牙齿也很洁白；相比之下，身为黄种人的中国人，牙齿颜色似乎显得最黄最暗。适度美白我们的牙齿会使整体形象增色不少，但是，看上去自然、与自身肤色协调的牙齿颜色才是最好的选择。当牙齿颜色不"白"时就会影响到美观，如 20 世纪四环素的大量使用，导致有的人牙齿颜色发灰发暗，称为"四环素牙"；地方水质或土壤氟含量偏高的地区，有的人牙齿上布满了黄白斑点，称为"氟斑牙"。它们均属于颜色异常，是需要进行美学修复的范畴。

其次，正常的牙齿排列是指左右对称、紧密相连呈一个弧形，上下牙的中线对齐，没有拥挤的情况。微笑的时候，前牙能够露出唇线以下 1～5 mm。切牙和尖牙能够撑起我们脸部的组织，使人看起来显得更年轻；排列整齐的牙齿本身具有和谐的美感。如果一个人牙齿拥挤、参差不齐，为了避免露出自己的牙齿，通常会减少微笑的频次，表情会显得比较淡漠，对个人的社交产生不利影响。

最后，关于牙齿的形状，一般来说，上前门牙的形状与你的脸型倒转过来的形状接近，有方形、卵圆形和尖形。另外，由于牙齿的长期磨耗，年纪较大者的前牙切端看上去是平齐的、切角锐利；而年轻人的牙齿切端切角会比较圆钝。牙齿形状并没有完全统一的美观标准，最重要的是形状与脸型相协调，不同牙齿之间的形状大小也应互相协调，过大、过小都不好看。

71. 牙齿真的是越白越好吗?

答：牙齿并不是越白越好。如果你不是经常出现在镁光灯下，没有必要一味追求"明星白"。在自然光下，过分的白看上去会很不自然，也就是常说的"看上去比较假"。牙体硬组织主要由淡黄色的牙本质和牙冠最表面的一层牙釉质，也就是人们常说的"珐琅质"组成。牙釉质是牙齿最坚硬的部分，并且具有一定的透明度。牙釉质矿化得越好，牙齿越坚硬，透明性越好，因此，健康恒牙略呈淡黄色。当釉质矿化不足时，牙齿表面会出现白垩色斑；

当釉质发育不全时,牙齿表面会呈现乳白色并出现凹坑状的缺损,同样影响美观。所以,健康的牙齿应该是看上去"既白且透"的自然美。

72. "四环素牙"和"氟斑牙"可以自己在家美白吗?

答:"四环素牙"是在儿童牙齿形成时期服用了四环素类药物,药物成分与牙体组织形成螯合物,在牙本质内沉积导致变色,有时伴有牙釉质发育不全。这种现象主要发生在 20 世纪四环素大量使用的年代,其特点是随着年龄增长(18 岁以前)、日光和紫外线照射增多而变色加重。牙齿变色的严重程度和位置与服用药物时的年龄和时间长短有关,服用四环素者颜色多为深黄色、黄褐色,服用土霉素者多为灰色、灰褐色。只有牙冠外形正常、无缺损、颜色改变较轻的四环素牙可以通过漂白的办法取得较好的效果,对颜色重、牙体组织不完整等情况一般通过瓷贴面和瓷冠来修复;由于树脂遮色较差和老化变色,不常使用树脂贴面修复四环素牙,但随着材料性能的提高,操作简单、效果良好的树脂材料有望得到改善。

"氟斑牙"是由于摄入过多的氟导致的牙釉质发育不良。通常分为轻度(白垩色)、中度(褐色)、重度(褐色伴牙釉质缺损)。对轻度的氟斑牙可以采用漂白、磨除斑块、树脂直接修复或贴面修复;对釉质缺损较严重的患者,考虑到对患牙的保护,一般采用全冠修复。

上述两种情况均属于牙体组织在形成过程中由内而外产生的颜色改变或组织发育不全,在家里自己美白很难达到理想效果,建议到医院咨询专科医生。

73. 目前技术能满足人们想拥有自然美齿的愿望吗?

答:通过牙齿美学修复技术完全能够帮助您拥有一口健康美丽的牙齿。牙齿美学修复是现代美容口腔医学的一部分,美容口腔医学除了横跨修复科、正畸科、口腔内科、口腔颌面外科等临床分支外,还涉及美学、心理学、行为学,以及计算机科学在临床的应用。

除了传统口腔科的治疗项目外,美容口腔科医生会为您进行详细的分析和设计,针对每一种影响患者容貌的口腔问题往往都有多种治疗选项。口腔医师有责任全面和如实地向患者介绍,以便患者根据自己的需求做出决定。在这一过程中，双方的立场和考虑问题的角度会有一定差异，需要通过密切的交流达成共识。

（1）患者的考虑角度。

患者选择口腔美容治疗方法时考虑的方面包括能够达到的容貌和功能改善效果、对剩余口腔软硬组织损伤的风险、可能发生疼痛不适（异物感）的风险、远期疗效的保持、需要花费的经济费用、需要就诊的次数和占用的时间等。患者的专业知识背景虽然与医师有很大落差，但随着教育程度的普遍提高和网络工具的普及应用，患者考虑和向医师提出的问题越来越专业和深刻，临床专家列举出患者对口腔美容治疗最常提出的问题如下：

①对于我的口腔美容治疗有什么可以选择的项目？

②治疗后的结果看起来怎么样？

③这种口腔美容治疗的效果可以延续多久？

④这种口腔美容治疗需要哪些维持措施？

⑤这种口腔美容治疗的修复体外观与我的天然牙有多接近？

⑥我需要为保护修复体而改变饮食习惯吗？

⑦这种口腔美容治疗修复体的耐磨耗性能如何？

⑧口腔医师能为这种口腔美容治疗修复体提供什么样的担保？

⑨我在付费方式方面有哪些选择？

（2）医师的考虑角度。

随着经济、文化的发展和进步，医师对于患者的治疗逐渐从单纯生物医学模式向着生物、心理、社会医学模式转型。口腔医师的工作性质也越来越多地涉及美容方面。口腔医师创造美的模式不像画家、音乐家那样可以尽兴挥洒，而是更接近于建筑设计师和工业设计师，要在许多限制条件下平衡各种需求，达到尽可能好的美学效果。

①作为一种医疗行为，口腔医师首先要考虑的是解除病痛和保证患者长期健康，所有关于美容方面的处置不可与这一基本原则相抵触。

②尊重患者的审美观念。口腔医师的治疗对象是具有主观意愿的人，即使医师受到更多美学知识的教育训练，仍然要尊重患者个人意见。

③重视审美评价的综合性。患者评价口腔治疗的效果并非完全凭借视觉，其他感觉因素如舒适感（触觉和本体感觉）、治疗过程中医患关系是否融

洽等心理学因素也对综合的美感效果产生影响。

请相信,在充分利用现代口腔美容修复技术条件下,通过医生和您的共同努力,肯定能还您一口健康、美丽的牙齿。

74. 现代口腔美容修复技术有哪些呢?

答:牙齿漂白技术包括:超声波洁牙、打磨抛光、牙齿内漂白(在变色牙齿髓腔内放置 30％ 的过氧化氢混合硼酸钠的糊剂)、激光美白(用激光触发含有过氧化物的美白剂使着色消退)、冷光美白(利用波长在 400～500 纳米的蓝色光源,在不产生温度情况下,催化美白剂,强化脱色作用),以及部分在家就可以操作的美白产品等。在此提醒您,美白牙齿一定要在医生的建议基础上进行。

贴面美容修复技术包括:直接树脂黏结贴面(简单、费用低、能满足一般的颜色改善需求),瓷贴面(能对比较复杂的情况提供完美的美容修复)等。

全冠美容修复技术包括:树脂冠,烤瓷冠(普通金属烤瓷和贵金属烤瓷),全瓷冠(具有颜色自然、层次感强、半透明性的优点)等。全瓷冠有铸造陶瓷全冠(成分主要有氧化硅、氧化钾、氧化镁和少量氧化铝),致密氧化铝全瓷冠,氧化锆增韧全瓷冠(利用计算机辅助设计 CAD 和计算机辅助制造 CAM 完成修复体的精密加工、是目前最理想的牙冠修复材料)等。为了增加瓷类材料的强韧性,通过粒子弥散和交联互渗,使材料的性能完全满足临床美容和功能修复的需要。

牙周治疗技术在美容口腔临床的应用主要体现在牙周手术方面,如牙龈成形术、牙冠延长术(包括改良式)、翻瓣术、牙槽骨修整术等。

除了传统的义齿修复外,种植义齿技术的成熟和发展为口腔美容修复提供了强大的支撑,为口腔美容提供了更宽的修复路径。除了牙列缺失患者可以拥有完美的"第三副牙齿"以外,对于前牙过度拥挤或先天缺失牙齿患者可以通过种植牙技术达到快速美容的目的。

正畸技术的发展突破了年龄的限制,成年人牙齿畸形也可以矫正,特别是隐形矫正技术的发展为临床医生和患者提供了更加舒适、便捷的美牙方法。此外,正颌外科的发展解决了口腔颌面美容的疑难杂症问题。

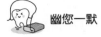 **幽您一默** ～～～～～～～～～～～～～～～～～～～～～～～～～～～

"我的牙对他做了什么"?

一位朋友,一年前门牙曾被撞击过,后来门牙的颜色越来越暗,同学陪她到诊所去咨询牙医。她问:"医生,我的牙怎么了?"

医生瞅了一眼,顺口说道:"你的牙(牙髓)坏死了!"

只见她痴痴地看了医生一眼,又转过头来问同学:"我的牙对他做了什么?"

十、其他

75. 什么是三叉神经疼?

问:张大夫,什么是三叉神经? 三叉神经疼痛有办法治好吗?

答:三叉神经是因为它有三根较大的主要分叉形状而获名。三叉神经是人的大脑发出的 12 对脑神经中第 5 对神经,由眼支、上颌支和下颌支三支神经汇合而成。其中,眼支的支配区域在眼裂以上,负责眼球表面、眼眶周围的皮肤和黏膜感觉;上颌支的支配区域在眼裂和口裂之间,负责眼睛到上嘴唇之间的皮肤黏膜感觉;下颌支的支配区域在口裂以下,负责下嘴唇、下牙和舌感觉。

所谓三叉神经疼痛指的是在三叉神经分布的范围内发生的疼痛,疼痛往往突然发作,如同针扎、刀割或电击一样剧烈,持续的时间往往很短暂,几秒到几分钟不等,连续发作一段时间后会进入休眠期(也叫间歇期)。这时候身体没有任何症状,过段时间疼痛又再次连续发作,如此反复,发作越来越频繁。三叉神经疼痛剧烈,号称"天下第一痛",发作时常伴有面部表情肌肉的痉挛抽搐,又称为"疼痛性抽搐"。三叉神经疼痛的患者多数情况下是因为触碰到某一小块颌面部皮肤或黏膜的固定位置而发作,这一固定位置如同枪的开关一样,一触即发,医学上称为"扳机点",有时候"扳机点"不止一个。

治疗三叉神经疼痛方法的选择一般根据病情的轻重来决定,首选非创伤性的药物治疗(如口服卡马西平等止疼药物),当药物无效时再选择创伤性较小的神经封闭、冷冻、硬化注射、射频热凝等技术治疗；最后再选择创伤性的、风险相对较大的手术治疗方式，包括神经撕脱、球囊压迫等手术。

神经的结构如同电线，中间走行的"电线"称为轴突，传导电流信号，外围包裹"绝缘层"称为神经髓鞘，起到分隔神经与周围组织、引导电流信号正确传导的作用。当三叉神经末梢到大脑内部任何部位的"绝缘层"髓鞘脱落后，就好比电流发生"短路"，电流快速传递到大脑内，短时间达到"阈值"而引起剧烈疼痛。

近期，有学者通过对三叉神经与脑内微血管的关系进行解剖研究，发现存在桥脑旁微血管压迫三叉神经根病例中，有 92.5% 患者出现三叉神经痛的症状，微血管的畸形病变，挤压临近的神经元细胞，当面部动作牵扯到这个挤压点部位，就表现为三叉神经疼痛。

从中医角度来讲"不通则痛"，微血管就是中医上的经络，经络不通，经气无法营养周边，就会疼痛。通过中医的辨证施治，对脑血管疏通淤堵经络、改善神经压迫来治疗三叉神经痛，也取得较好的疗效。所以，中医认为，疏通淤堵经络才是治病之本。

三叉神经疼痛和急性牙髓炎引起的牙痛是有区别的，但是，当三叉神经疼痛的"扳机点"在牙齿上时，容易和牙齿本身病变引起的牙痛相混淆。牙髓炎引起的牙源性疼痛不像三叉神经痛那样短暂、尖锐和剧烈，往往表现为持续性的钝痛，夜间躺下会加重，冷、热食物刺激会诱发疼痛加剧，检查口腔内常会发现龋齿严重的坏牙。

76. 怎样才能避免口腔门诊的交叉污染问题？

答：现代医疗质量的概念与传统的医疗质量概念有很大的差别。传统的医疗质量概念主要集中在技术方面，如诊断是否正确，治疗是否有效、及时、彻底，有无差错事故等。随着社会经济的发展、人民生活水平的提高，人们对医疗服务的多样化、多层次的需求越来越高，医疗服务质量的内涵更加丰富和科学，现代医疗质量概念包括医疗机构的医务人员素质、技术能力、就医环境、管理水平等因素，是医疗机构品质和价值的综合体现。通过新冠肺炎疫情的防控工作，充分暴露出医疗机构内的感染问题、疾病交叉传染问题是医疗质量管理的核心内容。口腔科门诊是污染严重的高风险环境，为了杜绝口腔门诊的交叉污染问题,国家卫生健康委员会在出台了《医务人员手卫生规范》《医疗机构环境表面清洁与消毒管理规范》的基础上,于 2017 年 6 月 1 日专门出台了《口腔器械消毒灭菌技术操作规范》。

影响口腔门诊交叉污染问题的因素有很多,除了按照《口腔器械消毒灭菌技术操作规范》对使用的物品进行严格消毒、灭菌,做到"一人一用一消毒或灭菌"外,医务人员容易触碰到的口腔综合治疗台各个部位(如按键区、灯光调节区、三用枪、操作台手柄等)也应做到"一人一消毒或一次性防护膜隔离"。患者接触到的部位应做到随时消毒。这样,虽然造成工作量的大幅度提高,也影响到工作效率及接诊量,但非常重要。针对口腔门诊交叉污染这一问题,笔者曾在 2000 年专门做了调查记录,并在《齐鲁医学杂志》发表了关于医生接诊过程中、口腔门诊交叉污染的原因分析,提出了预防措施,包括:一位医生必须配备一名护士、科室配备巡回传递人员(提出 4～6 手操作)以及高频接触区域的消毒问题等。

【温馨提示】

中华口腔医学会最新发布的《口腔四手操作技术规范》为彻底解决口腔门诊交叉污染问题提供了强大支撑(参考本书第九章)。

77. 看牙时的"五知道"

大多数人去治疗牙齿疾病,内心会纠结:公立医院人满为患,候诊时间过久,想去口腔诊所就诊,虽然很方便,但又担心费用高、挨"宰"。其实您不必过于担心,按照国务院提出对市场推行"放、管、服""双随机,一公开"等改革措施,卫生监督、市场监督等执法部门加大了监督处罚力度,不论是口腔诊所,还是公立口腔医院,业务开展越来越标准化、规范化,您只要知道以下几个问题,就可以放心就诊了。

(1)是否"分解收费"。如有的门诊或医院对外宣传补牙收费 60 元,等到患者治疗结束结账时,发现收费单上凭空多了一笔费用。这是因为宣传的"补牙费"只是补牙手术费,并不包括一次性耗材、材料、器械和检查等费用。

(2)补牙、镶牙使用的是何种材料。目前的材料分为国产、合资和进口三种。治疗前,您要向医生问一问,最好看到材料,眼见为实。

(3)治疗步骤。特别要问清楚"无痛麻醉治疗"是不是分两步。目前的

"无痛麻醉治疗"一般是先在注射进针点黏膜上涂"表面麻醉膏",持续一段时间后再注射麻药,以减轻进针注射麻药时的疼痛。但是,可能存在个别医生为了节省时间,省去了涂抹麻药的步骤,直接注射,最后却按照无疼麻醉收费的现象。

（4）手术器械的灭菌、消毒问题。按照要求,治疗口腔疾病时应一人一机一灭菌或消毒,一次性口腔治疗器械盒使用完后不得重复使用。在口腔诊所就诊时,您可以在治疗前向医生提出要求,查看所有使用的器械。

（5）医生应告知您治疗可能发生的并发症。这也是您的知情权,可以向医生询问,若出现异常情况能及时处理或复诊。通常情况下,普通的拔牙术后痛感1～2天;如果是拔智齿或较复杂的牙齿,疼痛感一般2～3天。佩戴可摘义齿（包括全口义齿）的初期,口腔有异物感属于正常现象,一般情况下一个月左右就能适应。

78. 补牙价格差异为何这么大?

答：我相信很多人有过这样的体会：每次牙疼时就在想"我一定要找时间去看牙",然而,一旦牙齿不疼了,就会说"看牙好可怕,还很贵,等下次疼痛再说吧……"更有一些人认为"牙坏了只要不疼、能用就不用管它"。其实,这种观念非常错误。请您一定记住,越早看牙越简单、越省钱、痛苦越小、效果越好。

龋齿分为浅龋、中龋和深龋。浅龋症状不明显,只有靠检查发现小黑点,如果医生判断是龋齿,此时,彻底去干净腐质,将龋洞直接充填,非常简单,无疼、结实耐用、效果好。

浅龋没有被发现或者虽被发现却没有及时进行充填,病变就会越来越严重,龋洞由浅到深、由小到大,变成中龋时再去补牙,相对就更麻烦了。由于龋坏到了牙本质层,想要去除干净腐质,您就要忍受酸疼之苦或注射麻醉药带来的疼痛;为了减少充填时树脂内化学成分对牙髓神经末梢的刺激、隔绝冷热传导刺激,补牙前首先要垫一层温和的材料,才能永久充填,操作难度和耗材增加,费用肯定会增加。

如果中龋得不到很好的充填,龋坏继续发展成深龋,牙洞靠近牙髓,引起塞物或刺激疼痛症状再去看牙,要想达到很好的充填效果,难度就更大了,在补牙的过程中,遭受的痛苦也更多;如果伤及牙髓,就要做彻底的根管治疗了,根管治疗是一个非常复杂的过程,是按照牙根的数量收费。根管治疗后,牙齿的营养没有了,随着时间的推移,牙齿变得越来越脆,容易折裂,为了增加牙齿使用寿命,还需要做个牙冠保护患牙,治疗需要多次才能完成。因此,每增加一个治疗环节,也相应增加一个收费环节。

如果坏牙得不到以上有效的保守治疗,整颗牙齿腐烂到不能保留的地步,导致牙齿不得不拔除,几个月后需要种植牙(智齿除外),需要投入的精力和费用也相应增加。本来几十元能解决的事情,由于您的拖延,最终花费了几百元,甚至上千元或上万元。

当然,补牙价格不仅与牙齿龋坏程度有关,还与充填的材料和方法有关,不同材料也影响到补牙的效果。医生会根据您牙齿龋坏的情况选择材料和方法,制定出最佳方案,通过沟通,您可根据龋洞情况、自身诉求以及经济状况等在医生的建议下选择最适合自己的材料和方法。

临床常用的补牙材料主要有以下几种。

(1)银汞合金:目前已经不常使用。

(2)玻璃离子:这种材料抗压强度低,硬度低,易磨耗,常做垫底材料或乳牙充填,部分品牌材料可缓慢释放氟离子,有一定的防龋功能,对牙齿有保健作用。

(3)光固化复合树脂:可选择与牙齿相似的颜色,修复自然美观,与牙体组织产生化学结合,在少磨牙或不磨牙的情况下使患牙得以修复,是目前常用补牙材料。

(4)光固化纳米复合树脂:其填料的颗粒度达到纳米级,具有半透明性,且有乳光色泽,相比复合树脂,逼真度更好,更耐磨,不易脱落,但价格也更高。

(5)嵌体:包括硬树脂嵌体、陶瓷嵌体、贵金属嵌体等。它与传统的补牙方法不同,嵌体是在准确的口外石膏模型上,由专业的牙科技师精密制作,再由临床医生在患者口内试戴,最终粘固形成的。嵌体补牙解决了在口内直接充填导致的材料收缩、邻接面不良、易形成继发龋坏等问题,是目前最佳的牙体缺损修复方法,由于制作工艺和程序较复杂,价格相对也较高。

79. 看牙真的是暴利吗？

问：张大夫，好多人说看牙是暴利，这是真的吗？

答：我先问您几个问题吧，房子的建筑成本是多少？是暴利吗？

您知道戴的上千元的眼镜成本是多少吗？

您到美容美发店去做护理，动辄几百、上千元，您知道成本是多少吗？

您宁可乘坐飞机到国外旅游购物，每次消费都是几万元，为什么不舍得花 1 万元种一颗能陪伴您多年、让您享受美味的牙齿呢？

您每几年就要换一次手机，每次都要花费几千元，为什么不舍得每年花几百元到口腔科检查、清洗一次牙齿呢？好多居住在发达国家的人员，乘坐飞机回到国内看牙，所花的费用比在国外看牙还要便宜，您怎么看待这种事情？其实，根本问题还是个人对口腔健康的重视程度。

人们往往用购买商品的传统思维来解释医疗健康服务行业，通过 2020 年全球新冠肺炎疫情防控，您可能对健康、医疗服务体系会有更深的理解。医疗服务系统为社会提供的服务成本投入和价值并不能简单地用加成利润比例来核算。特别是口腔医疗机构，它的前期环境、硬件投入是很高的，一般需要 3～5 年才能回收成本，大部分医疗设备使用寿命是 8～10 年就需要更新，无菌器械的真空包装、消毒灭菌、环境生物监测、化学监测、医用废水的每月检测、医用设备的每年计量监测等，都需要投入大量人力、物力和财力。由于我国长期实行的是公费医疗，人员劳动力的成本往往被忽略不计算在内，但是，随着医疗改革的不断深化，医学健康服务行业高质量、标准化管理逐渐与国际接轨，大量人才需求成为制约发展的关键因素。以口腔医疗服务为例，医疗卫生系统工作人员多为高学历的专业技术人员，要成为一名具有独立执业资格的医生需要经过十几年的学习，取得学历后经过多次严格的考核才能实现。医疗机构为了保证医疗质量和安全，根据国家规范要求，需要配备足够的医护人员，在为患者提供服务的过程中，要求多名医务人员共同参与完成一名患者的治疗过程，是多对一服务；每位看牙患者大都需要时间较长。这种情况下，医务人员的成本如何进行科学核算是社会应该重视的问题，发达国家的医疗收费是在充分考虑各种成本因素下制定的。

近几年,我国也开展了取消药品加成、降低大型设备检查收费、逐步增加医务人员技术服务收费的医疗改革工作,随着我国经济的不断发展,按照十四五规划的目标,以全民公费医疗保险为基础,鼓励医疗商业保险的积极参与,不断提高人们的健康意识和对医学的认知,实现医学、人文、社会协同发展的美好时代即将到来。

80. 牙体疾病现代诊治技术有哪些?

随着材料和技术的不断发展,以人性化服务为出发点,开展了以"无痛""微创""美观""耐用"为理念的牙体疾病现代诊治技术。

(1)变色牙齿诊断与治疗,采用系列牙齿美白制剂改善前牙色泽。

(2)牙体牙髓疑难疾病的诊断与序列治疗,如猛性龋、放射性龋、酸蚀症、牙齿咬合病等。

(3)显微根管治疗术:通过手术显微镜,辅以根管超声器械等,对一些细小、弯曲、钙化和阻塞的疑难复杂根管进行根管治疗。

(4)显微根尖手术:对一些常规根管治疗无法治愈的患牙,采用显微根尖手术的方式去除感染病灶,尽力保留患牙。

(5)前牙美学修复:采用优质高分子复合树脂材料修复牙齿缺损,改善前牙外形及色泽,以达到美学修复的目的。

(6)采用高强度碳纤维桩核、黏结剂及高强度复合树脂直接粘接修复牙齿的外形缺损,恢复患牙的咀嚼功能,以微创的方法最大限度地保存牙组织。

(7)镍钛根管预备和三维立体清洁技术、热牙胶根管充填技术等。

(8)通过计算机光学探头扫描牙齿获得数字模型,椅傍计算机软件CAD-CAM(计算机辅助设计—制作技术)设计全瓷修复体的,用小型数控车床完成全瓷修复体的制作,然后采用高强度粘接技术将修复体粘接就位,修整,抛光,优质、高效地一次性完成牙体缺损的修复,减少患者就诊次数。

【温馨提示】

了解更多口腔技术信息请查阅附2《国家口腔区域医疗中心设置标准(附件2)》主要常见病、多发病清单,疑难病种清单,关键技术清单。

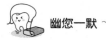 幽您一默

洗牙就像停车费，再便宜都觉得贵

一天，王先生开车出门办事，到了目的地，旁边分明有停车场，标价每 2 小时 10 元。王先生心想，我就停一会儿，没必要花 10 元的停车费，就把车停在了路边。等王先生办完事回来，突然发现有一张罚单贴在玻璃上，需交 100 元违章停车罚款。此时，王先生真恨不得给自己一耳光，只听他自言自语地说："早知道这样，交 30 元停车费我也愿意！"接下来又一声叹息："唉，瞧我这猪脑子，昨天拔牙的医生刚刚用停车的比喻，劝我每年花点小钱洗洗牙，也不至于牙被拔掉，还要花几千元镶牙。"

附 1：儿童口腔健康情况调查问卷（由父母填写）

孩子姓名：　　　性别：　　　年龄：　　　学校：

家长姓名：　　　亲情关系：　　　电话：

1. 您孩子的日常生活主要由谁来照顾？

　□爸爸　　□妈妈　　□祖父/外祖父、祖母/外祖母　　□兄弟姐妹

　□亲戚　　□保姆　　□其他人员

2. 您孩子出生后 4 个月内喂养的方式是什么？

　□完全母乳　　□母乳喂养为主　　□完全人工喂养

　□人工喂养为主　　□母乳喂养和人工喂养各半

3. 您孩子母乳或人工喂养奶粉时间有多长？

　□喂养到 1 岁　　□喂养到 2 岁　　□喂养到 3 岁　　□喂养到 4 岁

　□喂养到 4 岁以上

4. 您孩子年幼时有没有含着盛有奶或甜饮料的奶瓶睡觉的习惯？

　□没有　　□偶尔有　　□经常有

5. 孩子 2 岁前您的喂食方式是什么？

　□用嘴吹凉后　　□放进嘴内试温度或嚼碎后　　□直接放入孩子嘴中

6. 您孩子从几岁开始刷牙？

　□半岁　　□1 岁　　□2 岁　　□3 岁　　□4 岁　　□5 岁

　□从不刷牙或偶尔刷

7. 孩子每天刷几次牙？

☐2 次及以上　　☐1 次　　☐偶尔刷　　☐从不刷牙

8. 孩子现在用的是含氟牙膏吗？

　　☐是　　☐不是　　☐不知道　　☐不用牙膏

9. 您是否帮助（或提醒）孩子刷牙或者检查孩子刷牙效果？

　　☐经常　　☐有时　　☐很少　　☐从不

10. 在过去的 12 个月内，您的孩子是否有过牙痛或不适？

　　☐从来没有　　☐偶尔　　☐经常　　☐不清楚

11. 孩子上一次看牙距现在有多长时间？

　　☐从没看过牙　　☐2 年以上　　☐1～2 年　　☐6 个月至 1 年

　　☐6 个月

12. 您最近一次带孩子看牙的主要原因是什么？

　　☐因外伤口腔科急诊　　☐急性牙疼　　☐慢性牙疼治疗　　☐有口

　　腔问题去检查　　☐定期检查牙齿　　☐接受预防性措施（涂氟、窝沟

　　封闭等）　　☐牙齿美容治疗

13. 您的孩子最近一次看口腔医生做了什么治疗？（可选多个答案）

　　☐拔牙　　☐补牙　　☐外伤　　☐正畸（早期矫正）治疗

　　☐牙周治疗（洗牙等）　　☐黏膜治疗（溃疡等）　　☐牙齿美容治疗

　　☐检查牙齿，没治疗　　☐定期检查等预防措施　　☐其他治疗

14. 您最近一次带孩子看牙的医疗机构是：

　　☐社区卫生服务机构/乡镇卫生院　　☐综合医院口腔科

　　☐公立口腔医院/诊所　　☐私立口腔医院/诊所

15. 过去一年内，您没有带孩子看过牙的原因有哪些？（可选多个答案）

　　☐孩子的牙没问题　　☐孩子的牙坏得不严重　　☐乳牙要替换，不需

　　要看　　☐费用太昂贵　　☐附近没有牙医　　☐孩子害怕看牙疼痛

　　☐没有时间带孩子去　　☐挂号太难　　☐其他原因

16. 上一次您的孩子牙疼，您是怎么做的？（可选多个答案）

　　☐让孩子挺一挺就过去了　　☐自行找药给孩子吃　　☐找医生治牙

　　☐其他　　☐没有疼过

17. 您的孩子牙齿碰伤或摔伤过吗？

　　☐没伤过　　☐记不清

18. 您的孩子有没有在学校(或幼儿园)内接受过口腔健康检查或治疗?

□没有　　　□一年一次　　　□两年一次或以上

19. 您是否同意下面的说法(每小题均选一个答案)

	同意	不同意	不知道
孩子牙齿的好坏是天生的,由遗传决定			
保持孩子乳牙健康跟保持孩子恒牙健康一样重要			
牙齿健康会影响孩子的全身健康			
定期看牙能保持孩子的牙齿健康			
保护孩子"六龄齿"很重要			
经常吃甜食或零食容易患龋齿			
使用含氟牙膏刷牙能够预防龋齿			
窝沟封闭能预防儿童龋齿			
乳牙坏了必须及时治疗			

20. 在过去的一年中,您通过以下途径获得过儿童口腔保健信息或技术吗?

	经常	有时	从没有
社区举办的口腔健康讲座			
在社区卫生服务机构得到面对面指导			
口腔医务人员(就诊时)			
发放的健康教育材料(贴图、画册等)			
社区宣传栏			
电视/广播			
报刊/杂志/科普读物			
网络			
其他			

附2：成年人口腔健康情况调查问卷（由本人填写）

姓名： 性别： 年龄： 职业： 电话：

1. 您是否认为口腔健康对人体健康很重要？

   □很重要　　□较重要　　□一般　　□不重要

2. 您喝茶吗？

   □每天喝　　□每周喝　　□很少或曾经　　□从不

3. 您每天刷几次牙？

   □一次　　□两次　　□三次

4. 您觉得早晨刷牙和晚上刷牙哪个更重要？

   □早晨　　□晚上

5. 您每次刷牙大概多长时间？

   □很快　　□一分钟　　□两分钟　　□三分钟

6. 您一般多长时间更换牙刷？

   □一个月　　□两个月　　□三个月　　□半年

7. 您知道如何选择牙刷吗？

   □软刷毛　　□硬刷毛　　□无所谓

8. 除了用牙刷外，您有没有用其他用具清洁牙齿呢？（可选多个答案）

   □牙线　　□牙签　　□漱口水　　□其他

9. 您刷牙时牙龈出血吗？

   □是　　□否

10. 您晚上刷完牙后还会再吃东西吗？

    □是　　□否

11. 您现在用的是含氟牙膏吗？

    □是　　□不是　　□不知道　　□不用牙膏

12. 您吃完食物会马上漱口吗？

    □是　　□否

13. 您认为应该多长时间检查一次牙齿？

    □三个月　　□六个月　　□一年　　□从不

14. 您有无不良口腔习惯（偏侧咀嚼、咬硬物、夜磨牙等）？

    □是　　□否

15. 如果您的牙齿缺失了,您会及时修复吗?

　　□是　　　□否

16. 您对自己的口腔及身体状况如何评价?

　　身体健康:□很好　　□较好　　□一般　　□较差　　□很差

　　牙齿健康:□很好　　□较好　　□一般　　□较差　　□很差

　　牙龈健康:□很好　　□较好　　□一般　　□较差　　□很差

　　口腔卫生:□很好　　□较好　　□一般　　□较差　　□很差

17. 您现有的口腔保健知识是通过以下哪种途径获得?

　　□家长　　　□电视/广播　　　□报刊/杂志/科普读物　　　□网络

　　□学校口腔健康教育　　　□口腔医务人员　　　□医院里的宣传栏

18. 有什么口腔问题曾经或正在困扰着您?[多选题]

　　□口腔溃疡　　　□牙龈红肿或出血　　　□口腔异味

　　□没有口腔问题　　　□其他

19. 您上一次看牙距现在有多长时间?

　　□从来没看过牙　　　□2年以上　　　□1～2年　　　□6个月至1年

　　□不到6个月

20. 您最近一次看牙的主要原因是什么?

　　□因外伤口腔科急诊　　　□急性牙疼　　　□因慢性牙疼治疗

　　□牙齿有问题就诊　　　□定期检查牙齿　　　□牙齿美容

21. 您上一次看牙的医疗机构是:

　　□社区卫生服务机构/乡镇卫生院　　　□综合医院口腔科　　　□公立口

　　腔专科医院/门诊部　　　□私立口腔医院/诊所　　　□其他

22. 过去一年内,您没有看过牙的原因有哪些?(可选多个答案)

　　□牙没问题　　　□牙坏得不严重　　　□没有时间　　　□费用太昂贵

　　□附近没有牙医　　　□害怕看牙疼痛　　　□很难找到信得过的牙医

　　□挂号太难

23. 上一次牙疼,您是怎么做的?(可选多个答案)

　　□挺一挺就过去了　　　□自行服药　　　□找医生治牙　　　□没有疼过

　　□其他

24. 上一次您牙龈出血,您是怎么做的?(可选多个答案)

□注意刷牙　　□使用盐水漱口　　□使用漱口水　　□自行服药

□请牙医治疗　　□没有理会

25. 您觉得口腔状况对您的生活有多大影响?

□没有影响　　□很小　　□一般　　□很大　　□影响巨大

26. 您是否同意下面的说法(每小题选一个答案)

	同意	不同意	不知道
牙齿的好坏是天生的,由遗传决定			
刷牙时牙龈出血是正常的			
就像生老病死,人老掉牙是必然的			
定期看牙能保持牙齿健康			
假牙会比真牙少麻烦			
牙齿可以影响全身健康			
牙齿不好会影响人的外表			
我的牙齿好不好对我很重要			

27. 您认为下面哪些原因会引起蛀牙? (可选多个答案)

□进食次数太频繁　　□没有早晚刷牙　　□吃糖果/甜食太多

□缺少钙质　　□没有用正确方法刷牙　　□没有用牙线清洁牙齿

□没有定期去医院看牙　　□不清楚

28. 您认为下面哪些方法可以预防蛀牙? (可选多个答案)

□减少进食次数　　□早晚都刷牙　　□少吃糖果/甜食

□补充钙质　　□用正确方法刷牙　　□刷牙并用牙线清洁牙齿

□用含氟牙膏刷牙　　□定期去医院看牙　　□不清楚

29. 您认为下面哪些原因会引起牙龈出血? (可选多个答案)

□没有早晚刷牙　　□吸烟　　□没有用牙线清洁牙齿　　□营养不良/缺乏维生素　　□刷牙方法不正确　　□没有定期去医院看牙

□其他原因　　□不清楚

30. 您认为哪些方法可以预防牙龈出血? (可选多个答案)

☐早晚都刷牙　　☐避免吸烟　　☐刷牙前用牙线清洁牙齿

☐补充营养/维生素　　☐用正确方法刷牙　　☐定期去医院看牙

☐用药物性牙膏　　☐其他原因

 幽您一默 ～～～～～～～～～～～～～～～～～～～～～～～～

"哭的代价"

父亲带着小儿子去找牙科医生，请他给儿子拔牙。拔过之后，医生要他付 50 美元。

父亲奇怪地问："你不是告诉我，拔掉一颗牙只需付 10 美元吗？"

医生："您说得不错，可是您儿子的哭声已经赶走了我的四位患者。"

第六章

爱牙日特辑
（2014—2020摘选）

我们国家非常重视人民的口腔健康问题。从 1989 年开始,把每年的 9 月 20 日定为"全国爱牙日",其宗旨是通过爱牙日活动,广泛动员社会的力量,在群众中进行牙病防治知识的普及教育,增强口腔健康观念和自我口腔保健的意识,养成口腔保健习惯,从而提高全民族的口腔健康水平。

我读大学首选的是口腔专业,第一个"全国爱牙日",我正在临床实习,为自己马上要成为一名口腔医生感到非常荣幸和自豪。到 2020 年已经是第 32 个"全国爱牙日"了。国家卫生健康委员会、疾病预防控制中心每年都会下发通知,发布"全国爱牙日"主题,我把近几年的内容整理出来,分享给大家,您会从中了解较全面的口腔知识。

一、2014 年主题信息"健康每一天,从爱牙开始"

随着经济的发展,我国居民的生活方式也在发生巨大变化。有资料表明,当代人类 45% 的疾病和 60% 的死因与不良生活方式有关。我国的前 10 位死因中不良行为和生活方式占致病因素的 45%。这些数据说明我国人民的健康正面临着不健康生活方式的威胁。只要我们在日常生活中注意学习、培养和建立健康的生活方式,就能有效地减少罹患多种疾病的风险。在人民群众追寻健康的努力中,最应该关注、最经济有效、最简便易行的是改变不健康的行为习惯,采纳健康的生活方式。因此,应该让所有的人都懂得培养和坚持健康的生活方式是人们追求健康最基本的方法和原则。一颗牙就是一个器官,牙齿健康关系到全身健康的诸多方面。牙齿健康是现代人健康与文明的标志,牙齿一旦出现问题,将会对人们的正常生活造成极大的影响。我们必须把这些最基本的健康口腔生活之道告诉人们,将这把获取健康的金钥匙交到每个人的手中。健康的生活方式,从提高爱牙的健康素养开始,健康的每一天,从爱牙开始。

1.口腔健康是全身健康的重要组成部分

口腔健康直接或间接影响全身健康。口腔疾病如龋病、牙周疾病等会破坏牙齿硬组织和牙齿周围支持组织,除影响咀嚼、言语、美观等功能外,还会引起社会交往困难和心理障碍。口腔中的炎症,尤其是牙周炎可导致或加剧某些全身疾病,如冠心病、糖尿病等,危害全身健康,影响生命质量。

2. 养成良好的饮食习惯

饮食习惯与牙齿健康密切相关,口腔内存留的糖和碳水化合物等是导致龋病的主要原因之一。容易引起龋病的主要是蔗糖,其次为葡萄糖、淀粉等。如果经常摄入过多的含糖甜食或饮用过多的碳酸饮料而不能及时清洁口腔,就会导致牙齿脱矿,引发龋病或牙齿敏感。吃糖或饮用碳酸饮料的次数越多,牙齿受损机会越大,所以,应尽量减少每天吃糖的次数,少喝碳酸饮料,进食后用清水或茶水漱口,晚上睡前刷牙后不能再进食。

3. 早晚刷牙、饭后漱口

刷牙能去除牙菌斑、软垢和食物残渣,保持口腔卫生,维护牙齿和牙周组织健康。刷牙之后,菌斑很快就会在清洁的牙面上重新附着,不断形成,特别是夜间入睡后,唾液分泌减少,口腔自洁作用差,细菌更易生长。因此,每天至少要刷牙两次,晚上睡前刷牙更重要。饭后漱口可去除口腔内的食物残渣,保持口腔清洁。咀嚼无糖口香糖也可以刺激唾液分泌,降低口腔酸度,有助于口气清新,牙齿清洁。

4. 提倡使用含氟牙膏预防龋病

牙膏是辅助刷牙的一种制剂,可增强刷牙的摩擦力,帮助去除食物残屑、软垢和牙菌斑,有助于消除或减轻口腔异味,使口气清新。成人每次刷牙只需用大约 1 克(长度约 1 厘米)的膏体即可。如果在牙膏膏体中加入其他有效成分,如氟化物、抗菌药物、控制牙石和抗敏感的化学物质,则分别具有防龋、减少牙菌斑、抑制牙石形成和抗敏感的作用。

含氟牙膏有明确的防龋效果,其在世界范围的广泛应用是龋病发病率大幅度下降的主要原因之一。使用含氟牙膏刷牙是安全、有效的防龋措施,特别适合有患龋倾向的儿童和老年人。但应注意牙膏不是药,只能预防口腔疾病或缓解症状,不能治疗口腔疾病,有了口腔疾病还是应该及时就医治疗。

5. 定期进行口腔健康检查

龋病和牙周病等口腔疾病常是缓慢发生的。早期多无明显症状,一般不易察觉,等到出现疼痛等不适症状时可能已经到了疾病的中晚期,治疗起来很复杂,患者也会遭受更大的痛苦,花费更多的费用,治疗效果还不一定十分满意。因此,定期进行口腔健康检查,每年至少一次,能及时发现口腔疾病,早期治疗。医生还会根据情况需要,采取适当的预防措施,预防口腔疾病的发生和控制口腔疾病的发展。

6.出现口腔问题,及早就医是关键

常见的口腔疾病,如牙周病的发生都比较隐蔽,主要是因为牙菌斑、食物残渣、软垢在牙面上附着沉积,与唾液中的矿物质结合,逐渐钙化形成牙结石。牙结石表面粗糙,对牙龈造成不良刺激,又有利于新的牙菌斑黏附,是引起牙周疾病的一种促进因素。自我口腔保健方法只能清除牙菌斑,不能去除牙石。因此需定期到医院由口腔医生进行洁牙,最好每年一次。洁牙是由口腔医生使用洁牙器械,清除龈缘周围龈上和龈下部位沉积的牙石以及牙菌斑。洁牙过程中可能会有轻微的出血,洁牙之后也可能会出现短暂的牙齿敏感,但一般不会伤及牙龈和牙齿,更不会造成牙缝稀疏和牙齿松动。定期洁牙能够保持牙齿坚固和牙周健康。

失牙是老年人常见的口腔问题。牙齿缺失易发生咀嚼困难、食物嵌塞、对颌牙伸长、邻牙倾斜等。因此,不论失牙多少,都应及时进行义齿修复,修复一般在拔牙2~3个月后进行。修复前应治疗余留牙的疾病,必要时对牙槽骨和软组织进行修整,保证修复质量。

二、2015年主题信息"定期口腔健康检查"

1.定期口腔检查的意义

(1)定期进行口腔健康检查,能早期发现口腔疾病,及时治疗口腔疾病。

(2)定期口腔健康检查时,医生还会根据口腔健康状况,采取适当的预防措施,预防口腔疾病的发生和控制口腔疾病的发展。

(3)定期口腔健康检查时,医生还可发现一些全身性疾病在口腔的表征,并采取相应措施治疗全身性的疾病。

2. 什么是定期口腔健康检查

定期口腔健康检查，即在没有口腔疾病或自己没有感觉到有口腔疾病的情况下，进行的口腔健康检查，而不是已明确自己有牙病或牙痛，才去就诊。定期的时限随年龄而异，一般成人每年检查一次。

3. 定期口腔健康检查的分类

（1）群体口腔健康检查，了解人群口腔常见疾病的流行状态，依据需要和可能，制定防治计划，达到"有病早治，无病预防"的目的。

（2）个体口腔健康检查，明确个体口腔健康状况，指导个体采取维护口腔健康的具体方法。

4. 计划怀孕时应接受口腔健康检查

孕妇的口腔健康不仅关系到孕妇自身的健康，还与胎儿的生长发育息息相关。妊娠期口腔疾病产生的疼痛和不适，轻者会影响孕妇进食，导致营养失调，重者口腔炎症会扩散全身波及胎儿，增加胎儿流产或早产的风险，甚至导致胎儿畸形。因此，女性在计划怀孕时就应主动接受口腔健康检查，及时发现并处理口腔疾病或隐患，不要带着口腔疾病怀孕。

5. 从第一次口腔健康检查开始定期关注儿童口腔健康

儿童的第一次口腔健康检查应在第一颗乳牙萌出后6个月内，也就是儿童1岁内进行，主要是检查儿童乳牙萌出情况并评估其患龋病的风险，提供有针对性的口腔卫生指导并建立儿童的口腔健康档案。

儿童1岁以后应每半年进行一次常规的口腔健康检查：①检查有无龋齿、牙龈及口腔软组织健康状况、牙列和咬合情况以及牙发育情况等；②对患有早期龋的儿童应尽早进行充填治疗；③实时进行防龋措施，如窝沟封闭、氟化物防龋；④在进行儿童口腔健康检查时，口腔医生还应对家长提供适当的口腔保健咨询服务，讲解并示范如何进行口腔及牙的清洁和护理。

6.老年人应每半年至少进行一次口腔健康检查

由于老年人口腔解剖生理的特殊性，口腔疾病发展变化速度快，口腔自我修复能力减弱。定期口腔健康检查的目的在于及早发现疾病。检查的内容包括龋病（尤其是根面龋）、牙周病、口腔黏膜病、口腔癌等。口腔内残留的牙根，如果经常肿痛应尽早拔除，牙过度磨耗形成的锐利牙尖等要及时磨除和调和，以防对口腔软组织及颞下颌关节造成损伤。口腔健康检查最好半年一次，一般至少也应一年检查一次，发现问题，及时治疗处理。

三、2016 年主题信息"怎样可以预防龋齿？"

1.早晚刷牙，饭后漱口

刷牙能去除牙菌斑、软垢和食物残渣，饭后漱口也可去除口腔内的食物残渣，保持口腔清洁。

2.局部用氟预防龋齿

氟是人体健康所必需的一种微量元素，摄入适量氟可以减少牙齿被酸溶解和促进牙齿再矿化、抑制口腔微生物生长，预防龋齿的发生。氟化物防龋措施适宜在低氟地区、适氟地区以及在龋齿高发地区的高危人群中应用。

注意：使用含氟牙膏要注意用量。学龄前儿童使用含氟牙膏刷牙每次用量为豌豆粒大小，应当在家长或老师的监督指导下应用，以防误吞。不要给孩子使用成人牙膏。

3.窝沟封闭预防窝沟龋

窝沟封闭是预防恒磨牙窝沟龋的最有效方法。窝沟封闭的最佳时机是儿童牙冠完全萌出，龋齿尚未发生的时候，一般第一恒磨牙在 6～9 岁，第二恒磨牙在 11～13 岁。窝沟封闭后还应当好好刷牙，如果发现封闭剂脱落，应当重新封闭。

另外，最好每半年进行一次口腔检查。不要等到发生口腔疾病才去治疗，对已发生的牙缺损、松动病牙，要到正规的口腔专科医院或口腔科治疗，千万不要为省钱和方便找游医修补或拔除！

四、2017 年主题信息"口腔保健，准妈妈您知道多少"

十月怀胎，一朝分娩。在怀孕期间，孕妇对自己的身体健康非常重视，往往要做大量的检查，同时对自己的生活细节非常留意。但是万般留意可能也会留下死角，比如口腔问题。孕妇在怀孕时易患牙病，其原因主要是怀孕期间雌性荷尔蒙增加，免疫力降低，牙菌斑菌落生态改变，从而促使牙周组织对牙菌斑感染的局部刺激反应加重，出现牙龈炎症。口腔卫生不良及原来有牙龈炎的孕妇更容易发生牙周问题。口腔问题看似和孩子的健康降生没有太大关系，其实不然。

有证据表明，婴儿早产或出生时体重偏轻的一个诱因是孕妇口腔问题。患牙周病的孕妇，出现胎儿生长障碍的危险性约为无牙周病孕妇的 2 倍。如果孕妇在妊娠开始时便患有严重的牙周病或在妊娠期间牙周病恶化，那么该孕妇出现胎儿生长障碍的危险则会增加 6～10 倍。孕妇钙摄入不足会影响胎儿牙齿发育。怀孕期间接受口腔治疗，会因为紧张和疼痛等因素，增加流产或早产的风险。因此，孕妇应更加注意保护牙齿，预防口腔疾病。

孕妇要拥有健康的口腔，需要注意以下问题。

1. 怀孕前的牙齿检查

在准备怀孕之前要提早进行口腔检查，对牙齿的疾病，如龋齿、牙髓炎、牙周病等提早进行治疗，以防在怀孕期间产生牙齿疼痛、发炎、肿胀等不良状况。

2. 注意饮食，保持膳食平衡

孕妇摄入热量适宜、营养素之间比例恰当的食物。营养缺乏不仅会影响孕妇的自身口腔健康，同时会造成胎儿牙胚生长发育不良。

3. 发现牙病早治疗

在怀孕早期和晚期，治疗牙病要慎重，因为治疗的刺激有可能引起流产或早产。怀孕 4～6 个月是孕期治疗口腔疾病的最佳时期。这期间孕妇和胎儿的状况相对稳定,可在专业医生帮助下进行一般的龋齿治疗或洁齿。

4. 注意口腔卫生

正确的洁牙方式对口腔卫生非常有益。不管是大人还是小孩,刷牙的时间至少应维持2分钟。除了正确地刷牙,漱口水、牙线也是辅助洁牙的好帮手,用牙线能深入牙齿缝隙清除污垢。

五、2018年主题信息"三减三健,全民行动"

1. 健康口腔:口腔影响全身健康

俗话说"病从口入",口腔健康与全身健康密切相关,比如心脑血管疾病、糖尿病等都与口腔感染有关。健康口腔,就是希望我们关注个人口腔健康。

建议每个人至少应做到三点。首先,培养良好的口腔卫生习惯,早晚刷牙,使用含氟牙膏,家长应帮助或监督6岁以下的儿童刷牙;其次,平衡膳食、均衡营养,我们的饮食是否合理直接影响着口腔的健康;最后,有口腔问题要及时发现,成年人每年至少应进行一次口腔检查,而儿童易患龋齿且进展较快,建议半年进行一次口腔检查。

2. 健康体质量:每年量身高、称体质量

体质量过高是糖尿病、高血压、血脂异常、动脉粥样硬化和冠心病的独立危险因素。

为了维持合适的体质量,要定期测量身高、体质量,测算体质量指数(BMI)＝体质量(kg)/身高^2(m^2)。对于成年人来说,$24 \leqslant BMI < 28$为超重,$BMI \geqslant 28$为肥胖。各个年龄段的人群都应该坚持天天运动、维持能量平衡、保持健康体质量。老年人运动则应量力而行,选择适宜的活动,建议每周坚持至少3次的平衡能力锻炼,并进行适当的肌肉锻炼。对于肥胖儿童,建议做好饮食控制、行为修正和运动指导。

3. 健康骨骼:关乎晚年生活质量

提醒:骨关节病一般与中老年人活动过量,不注意保护关节有关。过度

负重或使用关节，均可促进退行性变化的发生。老年人应注意控制体质量，减少关节负荷，下肢关节有病变者可使用拐杖。

六、2019 年主题信息"刷牙漱口用牙线，洁牙护龈促健康"

保护我们的口腔健康需要怎么做呢？

1. 建议每天有效刷牙至少两次

龋病和牙周疾病是两种最常见的口腔疾病，主要是由附着在牙齿上的牙菌斑引起，因此清除牙菌斑是维护口腔健康的基础。刷牙能去除牙菌斑、软垢和食物残渣，保持口腔卫生，维护牙齿和牙周组织健康。刷牙清除牙菌斑数小时后，菌斑可以在清洁的牙面上重新附着，不断形成。特别是夜间入睡后，唾液分泌减少，口腔自洁作用差，细菌更容易生长。因此，每天至少要刷牙两次，晚上睡前刷牙更重要。坚持做到早晚刷牙，饭后漱口。

2. 提倡用水平颤动拂刷法刷牙

（1）先将刷头放于后牙牙齿与牙龈交界处，上牙向上，下牙向下，与牙齿大约呈 45°角，轻微加压，前后颤动 10 次左右，然后将牙刷向牙面转动，上下拂刷。

（2）按照上述方法，每次颤动刷 2～3 颗牙，刷牙范围应有所重叠。

（3）刷上前牙舌面时，将刷头竖放在牙面上，使前部刷毛接触牙龈边缘，自上而下拂刷。刷下前牙舌面时，自下而上拂刷。

（4）刷牙齿的咬合面时，刷毛指向咬合面，稍用力做前后短距离来回刷。

3. 提倡使用保健牙刷，注意及时更换

保健牙刷具有以下特点：

（1）刷头小，以便在口腔内转动自如。

（2）刷毛排列合理，一般为 10～12 束长，3～4 束宽，各束之间有一定间距，既有利于有效清除细菌，又使牙刷本身容易清洗。

（3）刷毛软硬适度，刷毛长度适当，刷毛顶端磨圆钝，避免牙刷对牙齿和牙龈的损伤。

（4）牙刷柄长度、宽度适中，并具有防滑设计，使握持方便、感觉舒适。

刷牙后应用清水冲洗牙刷，并将刷毛上的水分甩干，刷头向上放在口杯中置于通风处。为防止牙刷藏匿细菌，一般应每 3 个月左右更换一把牙刷。若刷毛发生弯曲倒伏或沉积污垢，会对口腔组织造成损伤及污染，则需立即更换。

4. 提倡使用牙线或牙间刷辅助清洁牙间隙

牙齿与牙齿之间的间隙称为牙缝隙，牙缝隙最容易滞留细菌和软垢。刷牙时牙刷刷毛不能完全伸及牙缝隙，如果在每天刷牙后，能够配合使用牙线或牙缝刷等帮助清洁牙缝隙，可以达到彻底清洁牙齿的目的。

5. 提倡使用含氟牙膏

使用含氟牙膏刷牙是安全、有效的防龋措施。3 岁以上的儿童每次用量为黄豆粒大小，成人每次刷牙只需用 0.5～1 g（长度为 0.5～1 cm）的膏体即可。如果在牙膏膏体中加入其他有效成分，如氟化物、抗菌药物、抗敏感的化学物质，则分别具有预防龋齿、减少牙菌斑和缓解牙齿敏感的作用。

6. 健康饮食保护牙齿

糖是人类的主要营养要素之一，是人体能量的主要来源，同时也是引起龋病发生的危险因素之一。如果经常摄入过多的含糖食品或饮用过多的碳酸饮料，会导致牙齿脱矿，引发龋病或产生牙齿敏感。因此，提倡科学吃糖非常重要。吃糖次数越多，牙齿受损机会越大，应尽量减少每天吃糖的次数，少喝碳酸饮料，进食后用清水或茶水漱口，晚上睡前刷牙后不能再进食。

7. 定期进行口腔检查，龋病和牙周病等口腔疾病常是缓慢发生的

每年至少一次的口腔健康检查，能及时发现口腔疾病，早期治疗。医生还会根据情况需要，采取适当的预防措施，预防口腔疾病的发生和控制口腔疾病的发展。最好每年一次洁牙（洗牙），保持牙齿坚固和牙周健康。洁牙过程中可能会有牙龈出血，洁牙之后也可能会出现短暂的牙齿敏感，但一般不会伤及牙龈和牙齿，更不会造成牙缝稀疏和牙齿松动。

8. 孩子口腔健康是家长的责任

(1)从出生开始,家长应为婴幼儿清洁口腔。

婴儿出生之后,家长应每天用软纱布或软毛牙刷为孩子擦洗口腔。牙齿萌出后,可用纱布或软毛刷轻轻地为孩子擦洗口腔和牙齿。当多颗牙齿萌出后,家长可用指套刷或软毛刷为孩子每天刷牙 2 次,并确保清洁上下颌所有的牙面,特别是接近牙龈缘的部位。

(2)儿童学习刷牙,家长应帮助和监督。

0~3 岁儿童的口腔护理由家长帮助完成,每日至少 2 次。3~6 岁开始,家长和幼儿园老师可开始教儿童自己用最简单的"转圈法"刷牙。其要领是,将刷毛放置在牙面上,轻压使刷毛屈曲,在牙面上画圈,每部位反复画圈5 次以上,前牙内侧需将牙刷竖放,牙齿的各个面均应刷到。此外,家长还应每日帮孩子刷牙 1 次。6 岁以后,儿童基本掌握了刷牙方法,但家长还要监督孩子,以保证刷牙的效果。

(3)帮助孩子尽早戒除口腔不良习惯。

儿童口腔不良习惯有吮指、咬下唇、吐舌、口呼吸等,应尽早戒除,否则会造成上颌前突、牙弓狭窄、牙列拥挤等口颌畸形。如果 3 岁以上的儿童仍存在上述不良习惯,且不能通过劝导而戒除,应及时到医院诊治,通过适当的矫正方法,帮助其戒除不良习惯。对有用口呼吸习惯的孩子,应检查其上呼吸道是否通畅,治疗呼吸道疾病,及时纠正口呼吸。

(4)乳牙龋病应及时治疗。

龋病可以引起孩子牙痛,牙龈、面部肿胀,甚至高热等全身症状。龋病长期得不到治疗可造成儿童偏侧咀嚼,双侧面部发育不对称,还可影响恒牙的正常发育和萌出。

如果没有健康的牙齿,孩子就不愿吃含纤维多的蔬菜和肉食,造成偏食等不良饮食习惯,影响全身正常生长发育。因此,"乳牙总是要换的,坏了不用治"的说法是错误的。

9. 为适龄儿童进行窝沟封闭

"六龄齿"是萌出时间最早的恒磨牙,其咀嚼功能最强大,也最容易发生龋病。窝沟封闭是预防恒磨牙窝沟龋的最有效方法,其原理是用高分子材料把牙齿的窝沟填平,使牙面变得光滑易清洁,细菌不易存留,达到预防窝沟龋的作用。但并不是所有的孩子,所有的牙齿都需要做窝沟封闭,要由医生检查后,确认符合适应证的牙齿才需要做。同时,做完窝沟封闭的儿童仍然不能忽视每天认真刷牙。

10. 牙齿缺失应及时修复

牙齿具有咀嚼食物、辅助发音和维持面容形态的功能。牙齿缺失易发生咀嚼困难、对颌牙伸长、邻牙倾斜等,前牙缺失还会导致发音不准、面部形态发生变化,全口牙丧失后,咀嚼十分困难,面容明显苍老。因此,不论失牙多少,都应及时进行义齿修复。修复一般在拔牙 2～3 个月后进行,修复前应治疗余留牙的疾病,必要时对牙槽骨和软组织进行修整,以保证修复质量。

目前,缺失牙的修复主要有活动修复(包括局部义齿和全口假牙)和固定修复(包括固定桥、种植义齿),具体选择何种修复方法应依据患者的口腔条件和主观要求而定。

七、2020 年主题信息"均衡饮食限糖减酸,洁白牙齿灿烂微笑"

1. 平衡膳食模式,饮食多样均衡

口腔疾病与许多慢性病存在共同危险因素。例如,过量摄入高糖、高脂肪、高盐、低纤维的食物,不仅与冠心病、脑卒中、糖尿病、癌症、肥胖有关,也和龋病、牙周病等口腔疾病密切相关。建立健康的膳食模式,可以同时预防全身疾病和口腔疾病。

饮食多样化是平衡膳食模式的基本原则。建议平均每天至少摄入 12 种、每周 25 种以上食物,多吃五谷杂粮、蔬菜、水果。这些富含维生素、矿物质、膳食纤维的食物有利于预防心血管疾病、糖尿病、肥胖等慢性病,也有利于牙齿的发育和预防龋病、牙周病、牙酸蚀症和口腔癌等口腔常见病。

2. 科学鉴别糖类,远离添加糖

(1)非游离糖的危害小。

糖分为非游离糖和游离糖。非游离糖对身体危害较小，是指天然存在于新鲜水果中的果糖、蔬菜中的糖和奶类中的乳糖及谷薯类中的淀粉。

游离糖对身体危害较大，通常分为两种。一种是存在于纯果汁、浓缩果汁及蜂蜜中的糖，尽管其常给人以"天然"和"健康"的印象，但也是游离糖。由于完整水果中的糖由一层植物细胞壁包裹，消化过程更缓慢，所以，新鲜完整的水果不易致龋，但水果制成果汁后成为游离糖，致龋性就会增加。另一种游离糖是指在食品生产、制备、加工中，添加到食品中的蔗糖、葡萄糖和果糖及糖浆，也称添加糖。

（2）添加糖较为隐蔽。

添加糖不仅存在于饮料、糖果、蛋糕、饼干、甜点、蜂蜜、糖浆、蜜饯等甜味零食，还可能隐藏在"不甜"的加工食品中，如番茄酱、酸奶、咖啡、膨化食品、芝麻糊、核桃粉、话梅等。值得注意的是，很多市售婴儿食品是高度加工的产品，添加糖含量高，因此，要警惕不小心吃掉的添加糖。

添加糖是纯能量食物，也称"空热量"食物，摄入过多可降低其他低热量营养食品的摄入及吸收，破坏膳食平衡，导致能量过剩、体质量增加、肥胖及糖尿病风险增加。

3. 少喝碳酸饮料，避免牙齿损伤

通常 pH 值是反映酸碱度的直接指标，牙釉质脱矿的临界 pH 为 5.5，碳酸饮料、柑橘类酸性食物 pH 值低、含糖量较高，可将口腔 pH 值降低至釉质脱矿的临界 pH 值以下，对牙齿表面造成直接腐蚀、破坏，从而引发酸蚀症。另外，这些食物还可以通过微生物发酵糖产生酸性物质，导致牙釉质中的矿物质溶解，引发龋病。

含糖饮料及碳酸饮料摄入过多或睡前喝饮料等习惯，可以显著提高儿童青少年患有酸蚀症的危险。建议减少碳酸饮料的摄入，以避免对牙齿的危害；日常生活中选择用水代替饮料。

4. 多吃瓜果蔬菜，减少烟酒槟榔

瓜果蔬菜含有很多膳食纤维，而膳食纤维是人体很重要的纤维素，经常进食富含钙、维生素 C、纤维素的新鲜蔬菜水果、奶制品及全谷物，可增加咀

嚼活动,减少菌斑滞留,促进牙周健康,预防牙周病,同时可以预防龋病、黏膜病及口腔癌。

吸烟是引起口腔癌的主要危险因素,有 90％ 以上的口腔癌患者是吸烟者。因为烟草与烟气中含有多种有害物质可导致和促进癌症发生。饮酒容易引发的口腔癌主要有舌癌与口底癌,因为酒与舌和口腔底部的黏膜反复接触,引起黏膜烧伤并增加对致癌物质的吸收。酒精含量越高,致癌的危险性越大。"槟榔果"已经被世界卫生组织列为一级致癌物,咀嚼槟榔是口腔癌的重要危险因素。

5. 提倡母乳喂养,健康饮食习惯

全部的乳牙和大部分的恒牙都在婴幼儿时期形成和钙化。这个时期也是身体快速生长发育期。母乳是婴儿最好的天然食品,它具有热量高、富含婴儿需要的各种营养素、有利于婴儿的消化、吸收和抵抗疾病等优点。建议纯母乳喂养到婴儿 6 个月,之后结合辅食添加情况,母乳喂养可延长至 2 岁或以内。婴儿食物或饮料中不应添加糖,否则可能会让婴儿养成甜食嗜好。

儿童时期是养成良好饮食习惯的最佳时期,目前很多市售的做工精细食品,入口即化且甜黏,无须用力咀嚼即可下咽。一方面容易造成食物残渣在牙齿表面的堆积,牙菌斑容易聚集繁殖,诱发龋病,另一方面也不利于口颌发育和咀嚼功能的训练。建议家长给孩子制作无添加糖或者低添加糖饮食,让孩子不偏食、爱吃少盐少油少糖的食物,养成健康膳食习惯将受益终身。

6. 不要带着口腔疾病怀孕

一旦妇女已经怀孕,那么在怀孕早期和晚期接受复杂口腔治疗,会因为紧张和疼痛等因素,增加胎儿流产或早产的风险。因此,女性在计划怀孕前就应主动接受口腔健康检查,及时发现并处理口腔内的疾病或隐患,避免在怀孕期间可能因为发生口腔急症,而带来的治疗不便和风险。

7. 清洁口腔很重要,刷牙漱口用牙线

饮食和细菌是导致龋病和牙周疾病的最重要因素,因此,清除牙菌斑是

维护口腔健康的基础。刷牙能去除牙菌斑、软垢和食物残渣，保持口腔卫生，维护牙齿和牙周组织健康。用含氟牙膏刷牙是目前世界上公认的最安全、简便、低成本且有效的龋病预防措施。牙齿萌出后就可以使用含氟牙膏，为确保安全性和有效性，建议 0～3 岁婴幼儿使用氟浓度为 500～1 100 mg/kg 的含氟牙膏，每次用量为米粒大小（15～20 mg）；3～6 岁儿童含氟牙膏用量为黄豆大小；6 岁以后及成人含氟牙膏用量为 0.5～1 g（长度为 0.5～1 cm）即可。

刷牙清除牙菌斑数小时后，菌斑就可以在清洁的牙面上重新附着，不断形成。特别是夜间入睡后，唾液分泌减少，口腔自洁作用差，细菌更容易生长。因此，每天至少要刷牙两次，晚上睡前刷牙更重要。提倡用水平颤动拂刷法刷牙，刷牙时牙刷刷毛不能完全伸及牙缝隙。如果在每天刷牙后，能够配合使用牙线或牙缝刷等帮助清洁牙缝隙，可以达到彻底清洁牙齿的目的。咀嚼无糖口香糖也可以刺激唾液分泌，降低口腔酸度，有助于口气清新，牙齿清洁。

（资料来源：国家卫生健康委员会《中国疾控动态》）

幽您一默 ～～～～～～～～～～～～～～～～～～～～～～～～～～～～～～～

"慢动作"

一天，有位年轻人到口腔科去拔牙，问大夫："上次你给我拔智齿，打麻药用了 1 分钟，等待麻药起效 5 分钟，牙拔除只用了 3 分钟，总共用时不到 10 分钟，你却收了我 200 多元，太'宰'了吧？"

大夫："那好吧，今天我来点慢动作。"

年轻人："啊？……还是快点吧！"

第七章

これ些口腔知识您知道吗？

一、我国第四次"口腔健康流行病学调查"结果及亟待解决的口腔问题

我国从 1983 年开始,每 10 年左右开展一次全国口腔健康流行病学调查,并于 1989 年确定每年的 9 月 20 日为"全国爱牙日"。2015 年第四次全国口腔健康流行病学调查,在国家卫计委公益性行业专项支持下,对全国 31 个省市区 17.2 万人、选取有代表性的 5 个年龄组进行了流行病学调查。2017 年 9 月 19 日,国家卫计委公布第四次全国口腔健康流行病学调查结果,结论如下。

1. 居民口腔健康素养水平逐渐提高

调查显示,与 10 年前相比,居民口腔健康素养水平和健康行为情况均有不同程度的改善。

包括:居民口腔健康知识知晓率为 60.1％,84.9％ 的人对口腔保健持积极态度;5 岁和 12 岁儿童每天两次刷牙率分别为 24.1％ 和 31.9％,含氟牙膏使用率分别为 42.1％ 和 55％,因预防口腔疾病和咨询检查就诊的比例分别为 40％ 和 43.2％;成人每天两次刷牙率为 36.1％,含氟牙膏使用率为 61.0％。各年龄组女性每天两次刷牙率均高于男性,城市高于农村。

2. 我国儿童龋病流行处于低水平

调查发现,12 岁儿童恒牙龋患率为 34.5％,比 10 年前上升了 7.8 个百分点;5 岁儿童乳牙龋患率为 70.9％,比 10 年前上升了 5.8 个百分点,农村高于城市;儿童患龋情况已呈现上升态势。世界卫生组织以 12 岁儿童平均龋齿数作为评判各个国家龋病流行的衡量标准,规定 12 岁儿童平均龋齿数 1.2 颗以下为龋病流行很低水平。根据世界卫生组织数据,全球 12 岁儿童平均龋齿数为 1.86 颗,其中美国为 1.2 颗,日本为 1.4 颗,韩国为 1.8 颗。本次调查发现,我国 12 岁儿童平均龋齿数为 0.86 颗,说明我国目前仍处于低水平。

此外,5 岁儿童龋齿中经过充填治疗的牙齿比例为 4.1％;12 岁儿童龋齿中经过充填治疗的牙齿比例为 16.5％;城市高于农村。这一数据较 10 年前上升了近 50％,说明儿童家长对口腔卫生服务的利用水平在不断提升。

以上数据表明,儿童仍是龋病高发人群。原因分两类:首先随着饮食的日益精细化,摄取的高糖高热量食物越来越多(包括含糖食品和含糖饮料),

对牙齿造成的损害，儿童受影响最大；同时，饮食精细导致咀嚼变少，会对颌骨发育产生影响，引发牙齿不整齐、拥挤等问题（日后矫正需求激增），从而使食物残渣更容易残留，加剧患龋风险。

针对上述儿童口腔问题，国家给予高度重视，从 2008 年起，中央财政设立专项在全国范围开展儿童口腔疾病综合干预项目，并将口腔健康纳入《健康中国 2030 规划纲要》，提出了明确任务和目标要求。

3. 老年人口腔健康状况向好，中年人牙周健康状况仍有待提升

第四次"口腔健康流行病学调查"结果显示，65～74 岁老年人中，存留牙数为 22.5 颗，城市高于农村，全口无牙的比例为 4.5%，农村高于城市；缺牙已修复治疗比例为 63.2%，城市高于农村。与 10 年前相比，老年人存留牙数平均增加了 1.5 颗，全口无牙的比例下降了 33.8%，修复比例上升了 29.5%。中年人牙周健康仍有待提升，35～44 岁居民中，口腔内牙石检出率为 96.7%，男性高于女性，农村高于城市，与 10 年前相比，变化不大；牙龈出血检出率为 87.4%，男性高于女性，农村高于城市，与 10 年前相比，上升了 10.1 个百分点。因此，人们需进一步提高其口腔健康保健意识，养成良好习惯，定期口腔检查，及时洁治牙齿。

4. 中年人牙周问题，成为政府新关注点

随着生活水平不断提高，食物结构发生变化，引发出许多新的口腔问题，但人们对待口腔健康的观念和所采取的行动，却未跟上实际需求。面对中年人群体牙周问题加剧现象，分析主要原因为相比于儿童，中年人群因为各种工作压力、社会环境，对口腔健康的重视程度不够。社会和政府急需提倡健康的生活方式，提升大众对口腔健康的重视度。

5. 口腔关乎全身健康，甚至诱发心脏疾病

值得注意的是，口腔疾病不仅影响口腔自身的健康，更会诱发其他疾病，其中最严重的影响，则是可能诱发心血管疾病。在临床诊断中，医生经常发现心血管病人中或多或少患有口腔疾病。在中老年人群中，相比牙齿健康者，患有活动性牙齿疾病的患者，心脏疾病的发病率增加 2 倍，心律失常

的发生率增加 3 倍以上。更有研究直接检测到，口腔细菌感染与动脉壁的厚度密切相关。口腔疾病已成为心脏疾病的一个危险诱因，口腔中的链球菌和牙周病原体可以导致动脉粥样硬化和心脏病的发作，由细菌感染引起的牙周病与周围血管疾病危险性增加有关，严重的牙龈疾病会增加罹患中风和心血管疾病风险。

6. 口腔健康以"防"为先，大健康引领其全面发展

2017 年 9 月发布的第四次全国口腔健康流行病学调查结果显示，国民日常口腔防护意识有待加强：5 岁和 12 岁儿童每天两次刷牙率分别为 24.1% 和 31.9%，而成人每天两次刷牙率仅为 36.1%。刷牙作为口腔防护的首要方式，却被大众忽视。其实，口腔健康并非以治为主，而是以"防"为先。如果对口腔进行科学的清洁、护理，或者在龋病、牙周病发生早期就进行干预，不但能提高治疗效果，更可节省大量医疗费用。

综上，第四次"流调"结果除了凸显儿童、成人群体的口腔问题，更强调了大众口腔防护意识的薄弱性、口腔健康事业发展不均衡等现象，而"大健康"作为一种全局理念，可引领口腔健康全面发展。政府的总体健康理念就是从以"治病"为中心，向注重健康生活方式和疾病预防为中心的"大健康"转型，目标是提供覆盖"全生命周期"的健康医疗服务，而口腔健康是其重要部分。人民对口腔健康的重视程度和保健意识仍有待提高，口腔健康行为养成尚需时日。从微观看，有助于个人培养健康的生活方式、加强口腔疾病的预防，从宏观看，则可以推动整个社会甚至是口腔医疗领域的进步，延长人类生命周期，使我们的生活模式向更高效和更有效的健康管理模式转变，最终呈现突飞猛进式升级。想必，在众多势力助力之下，一条大健康生态链势必茁壮发展。"中国健康观"调查显示，62% 的中国民众认为医护人员应将时间和资源更多地投入到预防性保健服务中，69% 的医护人员认同此观点，并表示这符合国家的整体愿景。

二、一次亲吻，能交换 8 000 万口腔细菌？

在接吻时，双方口腔中的细菌会随着唾液的接触而交换，不过在此之前，还没有人计算过这种细菌迁移究竟有多大的规模。2014 年 11 月 17 日

发表在 *Microbiome* 的一项研究估计，一次持续 10 秒的亲吻会造成大约
8 000万口腔细菌的迁徙。这项研究还发现，每日亲吻超过 9 次的伴侣会分
享相似的口腔菌群。当然，健康人口腔中的细菌大多是无害的，在没有其他
致病菌感染的情况下，这样的"细菌交换"也不大可能导致疾病。

我们身上有着多达 100 万亿微生物组成的生态系统，这些微生物对于我
们的食物消化、营养物质的合成以及疾病的预防都起着重要的作用。它的
构成受到遗传、饮食和年龄的影响，也同时受到我们平时接触的个体影响。
口腔为 700 多种细菌提供了寄宿的场所，因此，这里的微生物也会受到我们
最亲近的人的影响。

该研究中，来自荷兰的研究者对 21 对情侣进行了研究。他们首先通过
问卷对受试者的接吻习惯进行了调查，然后收集了受试者舌部以及唾液的
拭子标本来分析每对情侣的口腔微生物组成。结果发现，当一对情侣每日
进行高频率的亲密接吻时，他们的唾液微生物组成开始变得十分相似。平
均来看，每天至少 9 次的亲吻频率可以使情侣的口腔菌群一致率显著增高。

该论文作者 Remco Kort 来自荷兰应用科学研究组织（TNO）微生物学
和系统生物学部。他表示：会有舌头接触和唾液交换的亲密接吻似乎是人
类特有的一种交流方式，而且它在超过 90％ 的文化中都存在。目前对于这
种人类亲密亲吻作用的解释包括口腔微生物菌群的交流，然而亲密接吻对
于菌群的确切作用目前还没有被研究过。我们希望了解，伴侣之间通过接
吻究竟有多大程度地分享了口腔菌群。结果发现，他们亲吻的频率越高，菌
群的一致性也就越高。为了估算一次亲吻对菌群交流的作用，研究者还利
用酸奶饮品进行了定量实验。研究者选取酸奶中的乳杆菌（Lactobacillus）
和双歧杆菌（Bifidobacteria）作为标记细菌，因为这两种细菌在一般人的口腔
菌群中含量很少。在实验中，伴侣中的一方先饮用酸奶饮品，然后与对方进
行一次亲吻。检测发现，在"酸奶之吻"过后，未饮用酸奶的一方唾液细菌中
这两种细菌的比例提高了 3 倍。通过计算，研究者估计，在一次历时 10 秒的
亲吻当中可能会有超过 8 000 万口腔细菌的转移。

研究者还发现，舌头上的微生物组成在伴侣间相当一致，而与唾液微生
物不同，更多的亲吻并不会造成这种相似性的进一步改变。这一结果提示，
相似的生活方式、饮食以及个人卫生习惯等因素可能也是造成口腔微生物

组成相似的原因。

（资料来源：医学界感染频道。原文出处：Kort R，Caspers M，van de Graaf A，et al. Shaping the oral microbiota through intimate kissing[J]. Microbiome，2014(2)：41. doi：10.1186/2049-2618-2-41.)

三、每天刷牙 3 次或以上与糖尿病风险降低有关

刷牙，是很多人每天都要做的事情之一。作为保护牙齿健康的一种措施，刷牙可以清除口腔内的食物碎屑和部分牙面菌斑，减少口腔环境的致病因素和细菌聚集，预防牙周病和龋齿、蛀牙等口腔常见问题。

经常刷牙，保持口腔健康，对整体健康有着诸多好处。一项发表在《糖尿病学》的研究显示，患牙周病和牙齿缺失会增加患糖尿病的风险，而每天刷牙 3 次或更多次，可能会降低患糖尿病的风险。来自韩国梨花女子大学医学院的研究团队，对韩国国民健康保险系统健康检查队列（NHIS-HEALS）中 188 013 名受试者的数据进行了分析，包括既往病史、口腔卫生指标或实验室检查数据、刷牙次数、看牙医次数、专业洗牙次数和缺牙数等。这些受试者在 2003—2006 年接受了健康检查，在加入研究时没有患糖尿病。经统计，所有受试者中，17.5％患有牙周病。在长达 10 多年的随访期间，共有 31 545 人（16％）新患糖尿病。

排除年龄、性别、体质量、身高、血压、社会经济地位、体育活动、饮酒和吸烟状况等因素的影响后，研究人员分析发现，患牙周病与患糖尿病的风险增加 9％有关，牙齿缺失（15 颗或更多）与患糖尿病风险增加 21％有关，而每天刷牙 3 次或以上，与患糖尿病风险降低 8％有关。进一步分析显示，上述结果在 51 岁及其以下人群和女性中的影响更大。在 51 岁及其以下人群中，患牙周病与患糖尿病风险增加 14％有关；缺失 1～7 颗牙齿，与患糖尿病的风险增加 16％有关。相比于每天刷牙 1 次或根本不刷牙的人，每天刷牙 2 次的人，患糖尿病的风险降低了 10％；每天刷牙 3 次的人患糖尿病的风险降低了 14％。在 52 岁及其以上人群中，患牙周病与患糖尿病的风险增加 6％有关；缺失 15 颗或更多牙齿，与患糖尿病的风险增加 34％有关。每天刷牙 2 次与每天刷牙 1 次或根本不刷牙，患糖尿病的风险没有区别，但每天刷牙 3 次或更多的人，患糖尿病的风险降低了 7％。对女性而言，增加刷牙次数和

降低患糖尿病风险之间，存在的关联更强，相比于每天刷牙 1 次或不刷牙的女性，每天刷牙 2 次的女性患糖尿病的风险降低了 8％；而每天刷牙 3 次或更多的女性，患糖尿病的风险降低了 15％。对男性而言，每天刷牙 2 次和每天刷牙 1 次或根本不刷牙，患糖尿病的风险没有显著差异；但每天刷牙 3 次或更多的男性，患糖尿病的风险降低了 5％。尽管这项研究并未揭示口腔卫生与糖尿病发展关联的确切机制，即没有显示出因果关系，但研究团队认为，经常刷牙、改善口腔卫生，可以降低新发糖尿病的风险，因为不良的口腔卫生，特别是随着牙齿健康状况恶化引发的牙周病，可能会导致口腔细菌进入血液，引起短暂感染和全身性炎症，增加炎症标志物的产生和循环。而炎症标志物与胰岛素抵抗和糖尿病的发生、发展有关。

据另一项发表在《欧洲预防心脏病学杂志》的研究显示，经常刷牙还与房颤和心衰风险降低有关，每天刷牙 3 次或以上的人群，房颤风险降低了 10％，心衰风险降低了 12％；接受过专业洗牙的人群，心衰风险降低了 7％；牙齿缺失数量越多，房颤和心衰风险也整体更高，其中缺失超过 22 颗的人群心衰风险明显增加 32％。

牙齿和口腔是身体不可分割的一部分，支持着人体的基本功能。口腔健康和全身性疾病也并不是完全独立的，为了健康，还是要勤刷牙，保持良好的口腔卫生习惯。

（资料来源：2020 年 5 月 e 药环球）

四、鲜为人知的癌症——口腔癌

1. 什么是口腔癌

口腔癌指发生在口腔的恶性肿瘤，有舌癌、牙龈癌、腭癌、口咽癌、唇癌等，最常见的是舌癌。尽管口腔癌在我国的癌症谱中并不是发病率和死亡率非常高的癌症，但近年来有上升趋势。全球疾病负担（GBD）研究结果显示，最近几十年，我国口腔癌无论是发病率还是死亡率，都呈现出明显的上升趋势。从 1990—2017 年，我国口腔癌新发病与死亡人数分别上升 280％和 197％，男性上升幅度超过女性。

口腔癌患者会承受很大的痛苦，术后不论是对面容还是日常起居都会产生很大的影响,降低生命质量。然而,好消息是口腔癌有比较明确的危险因素,只要我们加以注意,是可防可控的。

2. 口腔癌的危险因素

(1)吸烟:吸烟与饮酒被认为是导致口腔癌的罪魁祸首之一。

(2)饮酒:酒精作为有机溶剂,会促进烟草中的致癌物质的溶解和吸收。

(3)口腔卫生差:不注意口腔清洁,食物残渣将助长细菌和真菌的滋生,从而产生亚硝胺等有害物质导致口腔癌发生。

(4)营养不良:长期酗酒导致的营养吸收障碍或饮食中维生素及部分微量元素的缺乏,也被认为与口腔癌的发生有一定关系。例如,维生素 A 缺乏会导致口腔黏膜上皮过度角化。

(5)环境因素:过度接触紫外线和放射线是许多恶性肿瘤的诱发因素之一,过度日晒会增加唇癌的发生。

(6)遗传和感染因素:某些遗传性疾病的患者,口腔癌比例比正常人群高,与微量元素缺乏和对烟酒致癌因素的易感性增加有关。

3. 口腔癌的预防

(1)要养成良好的生活方式,戒烟戒酒,不要咀嚼槟榔。平衡饮食,粗细搭配,合理营养。不吃过烫、过硬、过于刺激的食物。

(2)消除致癌因素,如注意口腔卫生,早晚刷牙,饭后漱口;避免口腔的慢性刺激,如口内的残根、残冠等,对于不良修复体要及时更换。

(3)对于高危人群,要做到早期发现、早期诊断和早期治疗,及时处理癌前病变。有明显口腔癌家族史的病人,要定期来医院做口腔检查。

(4)积极参加口腔癌的防癌宣传,了解预防口腔癌的知识,提高对口腔癌危害性和治疗的一些相关认识。

4. 如何早期发现口腔癌

(1)口腔黏膜出现的白斑、红斑、黏膜下纤维性变,属于癌前病变。口腔如果变成白色、褐色或黑色,提示黏膜上皮细胞可能发生了变化,尤其是口腔黏膜变粗糙、变厚或呈硬结,出现口腔黏膜白斑、红斑。

(2)溃疡长时间不愈。口腔溃疡的病程一般不超过两周,如果烧灼感、疼痛等症状超过两周仍不见好,要警惕口腔癌的可能。口腔癌常见类型之一就是溃疡型,表现为边缘隆起,中央凹凸不平,并有坏死组织覆盖,疼痛明显。

(3)出现肿块。口内有不明原因之肿块,四周向组织深处浸润,周围比较硬,患者病程可以长达数年;外突型者,肿物向外生长,可呈菜花状。

(4)舌头运动与知觉。舌头之活动性受到限制,导致咀嚼、吞咽或说话困难,或舌头半侧知觉丧失、麻木,应尽早查明原因。

(5)功能障碍。肿瘤可能侵犯张闭口肌肉和颞下颌关节,导致开闭口运动受限。

(6)淋巴结肿大。口腔癌容易向附近的颈部淋巴结转移,有时原发病灶很小,甚至症状还不明显,但颈部淋巴结已经发生转移,因此,如颈部淋巴结突然肿大,需检查口腔。

(7)疼痛不明显。口腔癌早期可以无痛或仅有局部异常摩擦感,溃破后疼痛明显,随着肿瘤进一步侵犯神经,可引发耳部和咽喉痛。

五、超七成口咽癌竟然是因 HPV 导致,原因是口腔性接触

人类乳头瘤病毒,简称 HPV,是一种乳多空病毒科的乳头瘤空泡病毒 A 属,主要类型为 HPV1、2、6、11、16、18、31、33 及 35 型等。该病毒主要感染区域有人类表皮和黏膜鳞状上皮,能引起人体皮肤黏膜的鳞状上皮增殖,感染可导致寻常疣,以及宫颈癌、肛门癌和生殖器癌变等。

头颈癌(head and neck cancer)是全球第七大常见癌症。头颈癌包括口咽癌、喉癌、下咽癌、鼻咽癌、颈段食管癌、甲状腺癌等,2018 年新增 890 000 例头颈癌病例和 450 000 例头颈癌死亡病例。

2020 年 1 月 3 日,四大医学期刊之首的新英格兰医学杂志 NEJM 发表了来自华盛顿大学医学系 Laura Q.M. Chow 的头颈癌综述论文。

文章指出,年龄较大的头颈癌患者通常与大量抽烟或喝酒有关。近年来,头颈癌在全球范围内呈缓慢下降趋势,部分原因是减少了烟草的使用。

该论文中提到了一组非常重要的数据:由 HPV16 引起或与 HPV 相关的口咽癌病例正在逐年增加,尤其是在北美和北欧的年轻人中。在美国,被诊断为 HPV 阳性口咽癌的头颈癌比例从 1980 年的 16.3% 上升到 2000 年

的 72.7％以上，这些 HPV 阳性口咽癌是因口腔性接触（oral-sex）导致。这也说明了口腔性接触感染 HPV 病毒后，通常有 10～30 年的潜伏期。HPV 感染可能导致多种癌症，其中最主要的就是宫颈癌，99.7％的宫颈癌是由 HPV 感染所引起，HPV 疫苗可以有效预防宫颈癌，以及肛门生殖器癌变等等。

包括口咽癌在内的头颈癌与疼痛、变形、功能障碍、社会心理困扰以及死亡相关，最近的研究进展已经使其治疗和预后取得了实质性进展，免疫检查点抑制剂如 PD-1、PD-L1 抑制剂的使用，对复发性和转移性头颈癌患者产生了显著的益处。

标准疗法的改进，如微创手术、保留器官的外科手术技术，以及放疗的进步等，大大增加了头颈癌患者的器官功能性保存，显著降低了死亡率。

随着人们健康意识的提升，吸烟人数减少，也降低了头颈癌的发病率。此外，人们对 HPV 相关口咽癌的认识和诊断水平的提升，也正在改变着口咽癌的治疗方法以及对患者预后的理解。虽然许多口咽癌是因 HPV 感染所致，但是 HPV 疫苗对口咽癌的预防作用却依然不清楚。

随着 HPV 疫苗价格的降低，普及程度的提高，需要进一步研究 HPV 对多种疾病的影响，以及 HPV 疫苗对口咽癌等癌症的预防作用，这对于口咽癌等头颈癌的预防和治疗具有非常积极和重要的作用。

（资料来源：Bio World 国际顶级医学期刊 NEJM。原文出处：Laura Q M Chow，M D Head and Neck Cancer[J]. N Engl J Med，2020（382）：60-72. DOI：10.1056/NEJMra1715715。）

六、牙龈的"亚健康状态"

牙龈炎发病过程的分子机制一直是业内公认的瓶颈问题。为探明这一科学问题，中科院青岛能源所单细胞中心黄适、宝洁公司何涛与刘吉泉等带领的联合研究小组，针对由 40 个志愿者组成的受试人群，开展了涵盖牙龈菌斑元基因组、元代谢组以及人体唾液细胞因子反应等的动态多组学研究，首次提出了"牙龈亚健康"这一新概念，揭示了其由牙龈菌斑驱动的分子机制，为牙周病的预防与早期诊断提供了新思路。该项工作于 2021 年 3 月 9 日发表于《美国微生物学会会刊》。

研究发现，在停止刷牙后的 24～72 小时内，牙龈即进入"亚健康"状态。

与健康者的牙龈菌斑相比，在"牙龈亚健康"阶段富集和丢失的微生物与牙周炎相关菌高度吻合。也就是说，虽然牙周病病程可能历经数年甚至数十年，但其关键的致病微生物，在暂停刷牙的几天内就高度富集，使牙龈进入亚健康状态。如果该"牙龈亚健康"状态没有通过恢复刷牙等口腔清洁护理手段加以遏制而任其发展，其牙龈菌斑菌群将以高出 10 倍的速度加剧衰老。牙龈菌斑菌群随着人体生理年龄的增长而发生规律性的变化，而在停止刷牙的 28 天内，其牙龈菌斑衰老程度就相当于牙龈健康时一年时间的衰老，即在不到一个月时间里"老化"了将近一岁。因此，"牙龈亚健康"状态可能与牙龈的衰老密切相关。

"牙龈亚健康"状态与阶段的发现，对于牙龈炎和牙周炎的预防具有重要的理论意义与临床价值。长期而持续有效的日常口腔护理，如刷牙、使用牙线、牙间隙刷和每年定期进行口腔护理如洗牙等，能够呵护一个健康而年轻的牙龈菌斑，从而规避或修复"牙龈亚健康"状态，这对于延缓"牙龈"衰老，焕发"牙龈"青春，保持牙周健康，促进全身健康，具有非同寻常的意义。

（资料来源：廖洋，刘佳.《中国科学报》2021 年 3 月 9 日. 原文出处：Huang S，He T，Yue F，Xu X，Wang L，Zhu P，Teng F，Sun Z，Liu X，Jing G，Su X，Jin L，Liu J，Xu J. mBio，2021(12)：e03281-20. https://doi.org/10.1128/mBio.)

七、科学家找到对付"老掉牙"顽疾的新武器

牙周炎是很复杂的口腔疾病，目前的防治方法是尽可能早发现、早控制炎症，延缓病情的进展，延长牙齿的使用寿命。一般情况下，人们在牙周炎初期往往忽略治疗，等牙齿逐渐松动、疼痛，影响咀嚼功能，发展成难以根治的严重牙周病，最终只能将牙齿一颗颗拔掉，俗称"老掉牙"。

2021 年 4 月 19 日，央视财经报道了一则好消息，首都医科大学针对一款新药，招募志愿者进行临床研究，使用新药之后，即将要松动脱落的牙齿可以保住。这款神奇的新药叫作"牙髓间充质干细胞"。这款新药是由中国科学院院士王松灵和他的团队经过 20 多年的努力研制出来的。这一新药的产生，来源于那些被当作"废物"的智齿、乳牙、正畸减数牙的干细胞。这种新药需要在病灶牙齿周边多点间隔注射，整个用药过程，每颗牙只需要不到

2 分钟的注射时间,用药半年后,实验者患牙的牙槽骨竟然长出来 2 毫米,牙龈出血消失了,原本要拔掉的牙齿保住了。

2003 年,王松灵开始在动物身上做牙齿干细胞再生生物牙根的研究,也就是利用牙齿干细胞实现牙根的再生。2006 年,他们的研究成果被美国牙科博物馆永久收藏并展示出来。2010 年,王松灵团队的研究成果获得了国家科技进步二等奖,2018 年研究成果入选了国际牙外伤教科书。

2017 年 10 月,北京市食品药品监督局受理了这一新药用于临床研究实验,这也是我国新的干细胞管理条例颁布以来,第一个受理的干细胞药物。目前,新药已经进入第二期临床试验,距离面向大众又近了一步。

(资料来源:2021 年 4 月 19 日《央视财经》)

八、了解口腔科收费标准

国家发展和改革委员会、卫计委、国家中医药管理局下发《全国医疗服务价格项目规范》(2012 年版)。各省、市根据该规范目录,按照非营利性医疗机构的等级,制定相应的医疗服务价格,各级各类非营利性医疗机构在当地省、市物价、市场监督部门指导下,公示并执行所规定的医疗服务项目、收费标准。

国家发改委《关于非公立医疗机构医疗服务实行市场调节价有关问题的通知》(发改价格[2014]503 号)。非公立医疗机构医疗服务价格实行市场调节,规范非公立医疗机构医疗服务价格行为,鼓励非公立医疗机构提供形式多样的医疗服务,建立医疗保险经办机构与定点非公立医疗机构的谈判机制。

《国务院办公厅关于深化医药卫生体制改革若干意见》和系列改革重点任务的要求,各省、市制定了取消药品加成,提高医疗质量服务的相关政策,出台了取消药品加成,降低医用耗材价格,提高技术服务收费等系列文件,当地政府物价部门根据医疗机构等级,分别制定相关医疗服务技术收费标准。

1. 我国医疗、口腔行业收费现状

人们通常以购物消费的观念,按照进价成本和利润去衡量一件商品的价值,这在商品销售领域是自然规律。但是,在科技、教育、卫生技术服务领域,按照这个观念分析是不科学的。医疗服务行业不应看作是材料生意,而

是知识产值。除了可见的设备投入与耗材成本，还有医疗机构环境建设、医疗机构管理系统、医疗质量管理体系建设，还有您认为最主要的医生的经验、胆识、技巧、风险、劳动、脑力、服务等等。

2. 了解口腔医疗价值收费的核算方法

医疗价值＝（医生水平＋设备成本＋耗材成本＋服务成本）×H。

H 值为溢价指数，理论值为 1，即为不溢价，非营利性医疗机构一般是按照 1 的指数定价执行，不同级别的医疗机构收费价格有差别，级别越高，收费价格越高。营利性医疗机构考虑到建筑环境成本、设备定期更新、人才培养以及社会其他成本等因素，溢价指数在 1～5 之间为正常值。但是，由于我国市场竞争激烈，营利性医疗机构大多参照非营利性医疗机构的价格在执行。若溢价指数小于 1，如 0.9、0.8、0.7 等，即为宣传目的合理折扣。因此，我国目前的口腔收费不属于暴利行业，这与我国大部分居民的收入和消费观念有关系。

3. 您看不见的医生成本

无论是医生接受的漫长教育成本，还是看书、思考、做方案耗费精力或者是无数个实验室模拟备牙训练、临床实习，这都不是牙医最大的成本。口腔医生真正最大的成本是工作时间。他/她们提供的治疗包括临床检查、诊断、取模、方案设计、复杂的治疗服务、复诊跟进、病例分析、总结研讨、定期维护等。这些工作大部分是抽象的服务。在这个抽象服务里，他们可以提供服务的数量是受时间制约的，每天只有 8 个小时的服务数量，仅此而已。

口腔科医生工作虽然依靠的是专业技术，但最终的决定因素是时间。医生一旦进入工作状态，这个时间段里就只能为这一位客人服务（通常是多人参与服务），通过不断地观察、研究、沟通、思考，最后通过复杂的操作来解决患者的口腔疾病问题。

医生和每个人一样也需要过正常的生活。在有限的工作时间内，首先是在保证服务质量的前提下，只有努力提高工作效率，才能产生相对更大的价值。这也是我国公立医疗机构每位医务人员每天忙碌的原因，其目的是让患者得到他/她期望得到的价值。

4. 您看不见的潜在风险

通过这次新冠肺炎疫情防控,您可能了解到更多的医院内感染的知识。医院内的感染包括患者之间,也包括医生和患者之间的交叉感染。口腔科属于高风险科室,这也是疫情防控初期卫生主管部门要求口腔科停诊的主要原因。

口腔医生每天近距离面对着不同的患者,进行带有细菌、病毒、唾液、血液、粉尘碎屑等气溶胶环境下的长时间手术操作,如果个人防护不到位,被感染各种疾病(如艾滋病、病毒性肝炎等)的风险极高。口腔医生每时每刻都要使用的高速气涡轮手机(转速每分钟高达 25 万~30 万转)和车针,可以把各种污染碎屑以约 80 千米/小时的速度抛射出去,如果个人不做好防护,对医生的眼睛造成的损害可想而知。还有树脂固化使用的光固化蓝光对眼睛的损伤,高频率的超声波洁牙机对听力的损伤,我相信每位口腔医生都深有体会。

常言说:医生这个职业是活到老、学到老。在有限的时间内做出更多的精确治疗和最佳的方案是他们一生不断追求的目标。您会发现,医生们去参加各种学习培训利用的更多是私人时间,而且大部分是自费。他们不停地思考,不断地累积经验,甚至无数个深夜都在修改方案,只为给患者提供最佳的治疗。

【温馨提示】

按照国家市场监督管理部门的规定,每个医疗机构都会通过信息查询系统或在明显的位置公示医疗收费标准,您也可以登录当地政府物价管理部门官方网站查询。

 幽您一默 ～～～～～～～～～～～～～～～～～～～～～

"技术的价值"

有位富翁的妻子不小心摔断了一侧的股骨,富翁请医生为他妻子做手术。医生用一根螺丝钉将病人的骨头接好了,收了富翁 5 000 美元。富翁不高兴,虽然费用不是问题,但仍然觉得不公平。他写了一封信给医生,要求列出手术收费的明细。

医生在账单写到:一根螺丝钉 1 美元,知道怎样放进体内 4 999 美元,总计:5 000 美元。富翁看完再没有说什么。

第八章

我为《中国居民口腔健康指南》划重点

口腔是人体的重要组成部分，是消化系统的起端，主要由唇、颊、舌、腭、涎腺、牙和颌骨等组成，具有咀嚼、吞咽、言语和感觉等功能，并维持着颌面部的正常形态。人的一生中有两副牙齿：一副是乳牙，有 20 颗；一副是恒牙，为 28～32 颗。

很多因素可干扰口腔健康，妨碍其行使正常功能，使人的外貌形象和社会交往受到影响。此外，口腔疾病还可直接或间接影响全身健康，影响生命质量。为了推动我国居民重视口腔健康、普及口腔保健知识、改善口腔保健行为、提高口腔健康水平，国家卫计委制定了《中国居民口腔健康指南》。该《指南》共 55 条，分普通人群篇、孕产妇篇、婴幼儿篇、学龄前儿童篇、学龄儿童篇、老年篇、残疾人篇，供相关人群参考。

一、普通人群

1. 口腔健康是全身健康的基础

口腔健康是全身健康的重要组成部分。2007 年，世界卫生组织提出口腔疾病是一个严重的公共卫生问题，需要积极防治。口腔健康是指"无口腔颌面部慢性疼痛、口咽癌、口腔溃疡、先天性缺陷如唇腭裂、牙周（牙龈）疾病、龋病、牙齿丧失以及影响口腔的其他疾病和功能紊乱"。

口腔健康直接或间接影响全身健康。口腔疾病（如龋病、牙周疾病等）会破坏牙齿硬组织和牙齿周围支持组织，除影响咀嚼、言语、美观等功能外，还会引起社会交往困难和心理障碍。有些微生物长期存在于口腔中，可导致或加剧某些全身疾病（如冠心病、糖尿病等），危害全身健康，影响生命质量。

全身疾病对口腔健康的影响也不容忽视，一些全身疾病可能在口腔出现相应的表征。例如，糖尿病人抗感染能力下降，常伴发牙周炎、拔牙伤口难以愈合；艾滋病病人早期出现口腔病损，如口腔念珠菌病、毛状白斑、卡波济肉瘤等。

【划重点】

（1）世界卫生组织（WHO）赋予健康的定义是：健康是一种身体上、精神上、社会上的完全良好状态，而不仅是没有疾病或虚弱现象。也就是人的身体、心理精神状态和周围社会环境完全适应和协调的统一状态。健康的最终目的就是维持和增进个体的生命质量,在良好的功能状态下,完成生命周期。

（2）口腔健康是全身健康的重要组成部分。口腔健康除了让您能享受美味佳肴外,还能避免或减少病灶感染、糖尿病、冠心病、胃病、新生儿低体重等问题的发生。口腔疾病作为人类最常见的疾病之一,如果不进行正确的预防和及时治疗,每个人的一生中都会遭受一种或多种口腔疾病的危害。随着经济的发展,如不进行积极有效的控制,口腔疾病会有上升的趋势,对公众的健康产生极大的影响,会成为重大公共卫生问题。

2. 龋病和牙周疾病是危害我国居民口腔健康的两种最常见的疾病

全国口腔健康流行病学调查显示,龋病（俗称虫牙或蛀牙）和牙周疾病（包括牙龈炎和牙周炎）是危害我国居民口腔健康的两种最常见的疾病,治疗起来比较复杂,花费时间和经费也比较多。

龋坏的牙齿硬组织发生颜色、形态和质地的改变,是由于口腔里的某些细菌,利用食物中的糖发酵产酸而逐渐产生的。龋坏早期一般没有疼痛不适的感觉,只有在医生检查时才可发现牙面上有黑点或白斑;进一步发展就可形成龋洞,遇酸、甜、冷、热等刺激时会感到疼痛不适;严重时由冷、热刺激引起的疼痛十分明显。如果得不到及时治疗,最后牙体破坏变成残根、残冠,甚至导致牙齿丧失,造成严重的咀嚼困难,影响身体健康。

牙周疾病是发生在牙齿周围支持组织（牙骨质、牙槽骨、牙龈、牙周膜）的各种疾病。首先是牙龈红肿、触碰时容易出血,如果得不到及时治疗,会出现牙龈萎缩、牙槽骨吸收、牙周袋形成、牙齿松动与移位,有时还会引起牙周溢脓、口腔异味,最后使牙齿脱落或拔除。所以,牙周疾病是引起成年人牙齿丧失的主要原因。

上述两大口腔疾病主要是由牙菌斑引起的。因此,通过自我口腔保健和专业口腔保健清除牙菌斑是维护口腔健康的基础。

【划重点】

（1）龋病是由口腔内环境多种因素综合作用所导致的牙体硬组织进行性疾病,主要表现为无机质的脱矿和有机质的分解,随着病程的发展,由肉眼观察的色泽变化发展到实质性损坏的过程。

(2)龋齿有着悠久的历史,25万年前,人类的头骨上就已经发现了龋齿;据考古发现,公元前约1400年出土的甲骨文中已经有龋齿名称的记载。

(3)龋齿作为一种慢性疾病,因其在全球广泛流行,WHO已经把龋齿列为第三大重点防治的非传染性疾病(其他两类是冠心病、癌症)。2008年,第四军医大学口腔学院李刚教授等对全国家庭口腔健康状况进行的询问调查表明,我国家庭成员患龋率为52.05%。

(4)目前公认的龋病病因学说是"四联因素学说",包括细菌、口腔环境、宿主和时间。细菌是龋病发生的必要条件,一般认为致龋菌有两种类型:一种产酸菌属(变形链球菌、放线菌属和乳酸菌),可以分解碳水化合物产酸,使牙齿无机质脱矿;另一种革兰士染色阳性球菌,经过长期作用,可以破坏有机质,形成龋洞。细菌以菌斑的形式牢固地附着于牙面,电子显微镜观察发现,在牙菌斑下方的牙釉质表面有许多由球菌产酸使牙齿脱钙导致的凹痕,菌斑基质深入釉柱间,引起牙表层脱钙,从而激发龋坏向周围发展。也有人做过实验,给牙面上附有大量菌斑的动物的食物中,连续给予抗生素,可使菌斑减少,降低龋患率。这说明控制菌斑,在某种程度上可控制龋齿。

(5)口腔是牙齿的外环境,与龋齿的发生密切相关,起主要作用的是食物中的碳水化合物;唾液的分泌量和质均可影响龋齿患病率,如口腔干燥症患者龋病患病率明显增加。

牙齿是龋病的靶器官,牙齿的形态、组织结构、矿化程度等与龋齿的发生直接相关,如前面提到的窝沟发育不良造成的龋齿在所有龋病中占比很高。龋齿的发生需要一个较长的过程,从初期龋到临床形成龋洞一般需要1.5～2年,所以,时间也是龋病发生的因素之一。

关于龋病的传统概念是"有洞为龋,无洞不定为龋",而龋病的新概念是白斑即为龋,即釉质表面呈现白斑则可诊断为早期龋,或叫白斑龋。龋病的发生、发展是从初期由釉质表面不可逆性脱矿到不可逆性龋洞(浅龋、深龋)形成过程。白斑龋具有可逆性,只要预防措施得当可以完全恢复为健康牙。以视觉和触觉为标准,1999年B Hyvad等提出应用10分制区分活性和非活性龋损的诊断标准(表8-1)。

表 8-1　新龋诊断标准（B Hyvad，1999）

计分	分类	标准
0	正常	正常半透明釉质，正常裂沟可有轻微着色
1	活性龋（表面完整）	釉质表面呈现白色或黄色不透明，失去光泽；探针尖划过表面时有粗糙感。没有临床可以探查到的基质缺失，表面光滑；典型的龋损紧贴齿缘。窝、沟形态完整，缺损沿着沟壁延伸
2	活性龋（表面不完整）	釉质表面局部缺损，或无下层釉质，或用探针探查时发软
3	活性龋（龋洞）	肉眼清晰可见釉质/牙本质有龋洞。用探针轻探时有皮革样感觉；可以涉及或不涉及牙髓
4	非活性龋（表面完整）	釉质表面白色、棕色或黑色。釉质可以有光泽，用探针尖轻轻滑动时感到硬而光滑。无基质缺损。典型的龋病位于离龈缘一定距离处。窝沟形态完整，缺损沿着沟壁延伸
5	非活性龋（表面不完整）	与计分 4 标准相同。但釉质表面局部缺损（微洞）或者无下层釉质，或者用探针探查时沟底发软
6	非活性龋（龋洞）	肉眼清晰可见釉质/牙本质龋洞。洞表面可以有光泽，用探针轻压时感到发硬，不涉及牙髓
7	充填（正常表面）	
8	充填＋活性龋	龋病可以有洞/无洞
9	充填＋非活性龋	龋病可以有洞/无洞

（6）牙周疾病是发生在牙龈、牙周膜、牙槽骨等支持组织的慢性、进行性破坏性口腔疾病，牙周炎可以作为口腔内的病灶影响全身的健康。牙周疾病包括牙周炎、咬合创伤和牙周萎缩等。导致牙周炎的因素很多，主要是口腔局部因素和全身因素。局部因素是牙周炎发生的重要因素，如牙结石和软垢堆积、口腔卫生不良、食物嵌塞、不良修复体等，当身体抵抗力下降的情况下更容易引起牙周炎。因此，全身健康因素导致牙周局部对不良刺激的抵抗力和修复能力下降，对牙周炎的发生和发展程度起到推动作用。

3. 早晚刷牙、饭后漱口

刷牙能去除牙菌斑、软垢和食物残渣，保持口腔卫生，维护牙齿和牙周组织健康。刷牙清除牙菌斑数小时后，菌斑可以在清洁的牙面上重新附着，不断形成，特别是夜间入睡后，唾液分泌减少，口腔自洁作用差，细菌更容易生长。因此，每天至少要刷牙两次，晚上睡前刷牙更重要。刷牙的同时结合用舌刷清洁舌背部能明显改善口腔异味。饭后漱口可去除口腔内的食物残渣，保持口腔清洁。咀嚼无糖口香糖也可以刺激唾液分泌，降低口腔酸度，有助于口气清新，牙齿清洁。

【划重点】

（1）正确刷牙非常重要。国家卫生健康委员会制定的关于刷牙的口腔卫生健康目标是：到 2020 年，3 岁以上居民刷牙率城市应达到 80%～90%，农村应达到 50%～80%。

（2）第四军医大学口腔医学院李刚教授关于刷牙的研究结果表明，绝大部分人进行一次刷牙，菌斑清除率为 50%；菌斑在 4 小时后开始再形成；刷牙后 12～24 小时是菌斑快速再生长和形成期；刷牙 24 小时后，菌斑就恢复到刷牙前的水平；咀嚼纤维较多的食物对牙齿咬合面起到很好的自洁作用；夜间菌斑重新形成的速度明显高于白天。建议您每次刷牙时一定要耐心，先用牙线清理牙间隙，再按照牙的位置，逐次把牙龈边缘、牙邻面、牙间隙内每一处毫无遗漏地刷到位，所以，刷牙一定要保证有效的时间。

（3）除了早饭后刷牙，中午最好也刷牙，如果做不到，要认真漱口。其实，漱口也是有要求的，正确的漱口方法是将水含在口内，闭口放松两颊，然后反复鼓动两腮，使漱口水与牙齿、牙龈和口腔黏膜充分接触，也就是中医学上讲的"鼓漱法"，充分利用水流的力量来回冲洗口内各个部位，把牙齿表面、牙缝隙内以及牙龈上的食物残渣清除掉。每天睡前使用牙线清洁牙齿邻面，然后认真刷牙非常重要。

4. 做到一人一刷一口杯

在同一个家庭里，每个人的年龄不同，身体健康状况不一样，口腔健康状况也各不相同，因而有着不同的口腔保健需求。应该根据各人的不同情况,选用适合各人需要的牙刷和牙膏。若一家人共用一把牙刷和一个漱口杯,可能会引起疾病的相互传播。因此,必须做到一个人一把牙刷和一个口杯,每人分开放置,以避免交互感染。

【划重点】

有人专门对使用过的牙刷上的细菌做过培养实验,随机检查使用过1个月以上的牙刷,上面都有大量的白色念珠菌、溶血性链球菌、肺炎杆菌和葡萄球菌。这些细菌可以通过吞咽或口内破损的黏膜和龋洞侵入人体,引起身体其他器官的炎症或感染;保持牙刷的卫生、定期更换非常重要。许多研究资料还证实,口腔内的致病菌通过家庭成员间交叉使用物品也可以引起传播,特别是引起儿童龋齿的口腔内致病菌,大多是由于家长的不注意而传播给宝宝的,家长一定要引起重视。

5. 正确选择和使用漱口液

清水漱口可清除口腔内的食物残渣,但其清除力量微弱,不足以去除牙菌斑。目前市售的一些漱口液添加了某些抗菌消炎物质,有一定的辅助控制牙菌斑、维护口腔健康的作用。如含氟漱口液是一种局部用氟预防龋病的方法,适合在低氟区、适氟区的学校和家庭中使用;氯己定(洗必泰)漱口液能杀灭唾液中和吸附到牙面上的细菌,适于牙周病患者使用;以香精油为主要活性成分的漱口液,有广谱灭菌作用,适合每天使用。还有的漱口液可在患有口炎、唇炎时含漱,起到预防感染、促进伤口愈合的作用。

【划重点】

(1)如果口腔内有急性炎症,如牙龈脓肿、口腔溃疡局部感染、咽炎、扁桃体炎等,可以用淡盐水漱口,也可以在医生指导下使用药物漱口液,但漱口液不宜长期使用。漱口液既能杀灭口腔内的致病菌,也同时会杀灭口腔内定植的健康菌,引起口腔内菌群失调,导致其他疾病的发生,如导致真菌的感染。建议根据自身情况选择,但不能长期使用。常用的漱口液有氯己定(洗必泰)漱口液(又称氯己定漱口液)、含氟漱口液(儿童应在老师或家长的监督下使用)。

(2)习惯喝茶的成年人可以用茶水漱口,因为茶叶中某些成分(如儿茶素)可以起到健齿、除口腔异味的作用;古代就有"食毕用茶漱,去烦腻,齿不蛀而坚"的记载。近年来,我国对茶叶中含有氟元素、可以预防龋齿的研究取得了满意的效果。

6. 提倡用水平颤动拂刷法刷牙

水平颤动拂刷法是一种能有效清除龈沟内牙菌斑的刷牙方法。拂刷就是轻轻地擦过,掌握这种刷牙方法,能够帮助清除各个牙面的牙菌斑,同时能有效地去除牙颈部及龈沟内的牙菌斑。具体操作要领为:①手持牙刷刷柄,先将刷头放置于口腔内一侧的后牙牙颈部,刷毛与牙长轴大约呈 45°角,刷毛指向牙根方向(上颌牙向上、下颌牙向下),轻微加压,使刷毛部分进入牙龈沟内,部分置于牙龈上;②以 2～3 颗牙为一组开始刷牙,用短距离水平颤动的往返动作在同一个部位至少刷 10 次,然后将牙刷向牙冠方向转动,继续拂刷牙齿的唇(颊)舌(腭)面;③刷完第一个部位之后,将牙刷移至下一组 2～3 颗牙的位置重新放置,注意与第一个部位保持有重叠的区域,继续进行下一个部位的刷牙;④刷上前牙舌面时,将刷头竖放在牙面上,使前部刷毛接触龈缘,自上而下拂刷,刷下前牙舌面时,自下而上拂刷;⑤刷咬合面时,刷毛指向咬合面,稍用力做前后短距离来回刷。

【划重点】

水平颤动拂刷法是巴斯刷牙法和上下刷牙法的结合,又称为巴斯改良刷牙法。刷牙方法每个人都有习惯和体会,怎么样把容易残存食物的每个部位最有效清洁到位是关键,认真、仔细是秘诀。建议把牙齿分区、按照一定的次序进行刷牙,避免遗漏牙面。刷牙一定要记住不能太用力、像拉锯式横刷牙的颈部,否则,日久天长,好牙也会被您刷出问题来,临床上叫它"楔状缺损"(见第五章),引起冷热刺激疼痛,严重者导致牙髓炎症。

7. 提倡使用保健牙刷,注意及时更换

保健牙刷具有以下特点:①刷头小,以便在口腔内(特别是口腔后部)转动自如;②刷毛排列合理,一般为 10～12 束长、3～4 束宽,各束之间有一定间距,既有利于有效清除牙菌斑,又使牙刷本身容易清洗;③刷毛较软,刷毛长度适当,刷毛顶端磨圆钝,避免牙刷对牙齿和牙龈的损伤;④牙刷柄长度、宽度适中,并具有防滑设计,使握持方便、感觉舒适。

刷牙后，牙刷毛间往往粘有食物残渣和细菌，可能导致疾病的传播。刷牙后应用清水冲洗牙刷，并将刷毛上的水分甩干，刷头向上放在口杯中置于通风处。为防止牙刷藏匿细菌，一般应每3个月左右更换一把牙刷。若刷毛发生弯曲或倒伏，会对口腔的软硬组织造成损伤，则需立即更换。

【划重点】

为了满足不同人群的需求，市场上牙刷的种类琳琅满目，如：除了常见的保健牙刷外，有电动牙刷、各种儿童护齿产品、指套刷、乳胶刷、音乐牙刷、喷雾式牙刷等，要选购品质好的产品。牙刷和其他用品一样，一分钱一分货，质量差的牙刷刷毛硬、粗糙、易弯曲变形、刺激牙龈等。建议您分次购买不同品牌的牙刷，经过试用后选择自己感觉最适合的牙刷。虽然品质好的牙刷比较耐用，但也要养成定期更换的习惯。牙刷使用后要用水反复冲洗干净，甩干刷毛上的水分，最好将牙刷头向上，放于有日光且通风干燥的地方，不要将使用后的牙刷头倒放在漱口杯内，或放在密封的塑料或金属盒内。

8.提倡选择牙线或牙间刷辅助清洁牙间隙

牙齿与牙齿之间的间隙称为邻间隙或牙间隙，牙间隙最容易滞留菌斑和软垢。刷牙时牙刷刷毛不能完全伸及牙间隙。如果在每天刷牙的同时，能够配合使用牙线或牙间刷等帮助清洁牙间隙，可以达到彻底清洁牙齿的目的。

牙线是用尼龙线、丝线或涤纶线制成的，它有助于邻面间隙或牙龈乳头处的清洁，特别是对平的或凸的牙面最合适。牙间刷的刷头为金属丝，其四周附带有柔软的刷毛，适用于牙龈退缩和牙根外露的患者清除牙间隙处的牙面和根面的牙菌斑。使用时应注意，若龈乳头无退缩、插入有困难时，不要勉强进入，以免损伤牙龈。

【划重点】

牙齿容易龋坏除了牙本身发育沟发育不良、刷牙不到位等因素外，相邻牙和牙之间食物嵌塞也是导致龋齿、牙龈炎、牙周炎等疾病的重要原因。如何做到彻底清洁牙缝隙呢？使用牙线、牙线棒和牙间刷是最有效的措施。目前，有一种叫"水牙线"的产品，原理是利用水的压力冲刷牙邻面，但有些嵌塞很紧的食物仅靠冲洗很难清理干净，建议首先使用牙线、牙线棒、邻间刷等，把难以去除的食物彻底清理后，再进行冲洗、刷牙，效果会更好。

9. 根据口腔健康需要选择牙膏,提倡使用含氟牙膏预防龋病

牙膏是辅助刷牙的一种制剂,可增强刷牙的摩擦力,帮助去除食物残屑、软垢和牙菌斑,有助于消除或减轻口腔异味,使口气清新。成人每次刷牙只需用大约 1 克(长度约 1 厘米)的膏体即可。如果在牙膏膏体中加入其他有效成分,如氟化物、抗菌药物、控制牙石和抗敏感的化学物质,则分别具有防龋、减少牙菌斑、抑制牙石形成和抗牙齿敏感的作用。

含氟牙膏有明显的防龋效果,其在世界范围的广泛应用是龋病发病率大幅度下降的主要原因之一。使用含氟牙膏刷牙是安全、有效的防龋措施,特别适合于有患龋倾向的儿童和老年人使用。但应该注意的是:牙膏不是药,只能预防口腔疾病,不能治疗口腔疾病,有了口腔疾病还是应该及时就医治疗。

【划重点】

牙膏等品种也很多,有抗过敏牙膏、中草药牙膏、各种口味的牙膏等可根据自己的情况选择。如果您的居住地饮用水不是高氟区,建议成人使用含氟牙膏,儿童一定选择使用儿童专用牙膏;美白牙膏的选择建议一定按照产品说明、咨询牙医后再选择是否使用(牙膏的主要成分见表 8-2)。

表 8-2　普通牙膏的基本成分和作用

结构成分	代表性原料	百分比	主要功能
摩擦剂	碳酸钙、磷酸钙、不溶性偏磷酸钠、焦磷酸钙、二氧化硅等	25%～60%	与牙刷配合,通过摩擦作用,磨光牙面,有助于清除牙菌斑及外源性色素沉着
洁净剂(表面活性剂)	十二醇硫酸钠、脂肪硫酯钠、月桂醇硫酸酯钠、月桂酰肌氨酸钠、蔗糖脂肪酸酯	0.5%～2%	降低表面张力,增进洁净效果,浸松牙面附着物,使残屑乳化和悬浮,发泡利于除去食物残屑,抑菌作用
保湿剂	甘油、山梨醇、丙二醇	20%～60%	维持一定湿度使呈膏状,防止空气中脱水,延迟变干,分散或溶解其他制剂,有助于制得防腐稳定的膏体

（续表）

结构成分	代表性原料	百分比	主要功能
胶黏剂	羧甲基纤维素、钠或镁铝硅酸盐复合体	2%	稳定膏体,避免水分与固相成分分层
芳香剂	薄荷、薄荷油、香芹酮、丁香酚、冬青油等	1.5%	改善口感和味道,减轻口臭,使口腔留下愉快、清新、凉爽感觉
防腐剂	异氢氧安息香、对羟基苯甲酸酯类、三氯羟苯醚	0.1%～0.5%	防止膏体变质、膏体硬化,抑菌作用,增加牙膏稳定性
水	蒸馏水、去离子水	15%～50%	作为溶媒、介质,溶解作用

注:功效牙膏是指根据不同的目的加入一些有保健作用的制剂。

10. 科学用氟有利于牙齿和全身健康

氟是人体健康所必需的一种微量元素,摄入适量的氟化物可以减少牙齿的溶解度和促进牙齿的再矿化,抑制口腔微生物生长,预防龋病的发生。氟化物的应用可以分为全身应用和局部应用。全身应用包括饮水氟化、食盐氟化、牛奶氟化、氟片、氟滴剂;局部应用包括含氟牙膏、含氟漱口液、局部涂氟、含氟涂料、含氟泡沫、含氟凝胶等。但是人体摄入过量氟也可能导致一些副作用,因此,氟化物的推广应用,适合于在低氟地区、适氟地区以及在龋病高发地区的高危人群中进行。

【划重点】

氟是人体健康所需的微量元素之一,在自然界中广泛地存在。氟摄入过多或氟缺乏都会对人体健康带来不利的影响。50 多年前人们就已经认识到氟化物与牙齿健康有关系。一个地区是否使用含氟食物或饮用水添加氟等情况,应严格按照当地卫生健康部门的统一计划进行,不建议个人擅自使用。

11. 科学吃糖,少喝碳酸饮料

糖是人类的主要营养要素之一,是人体能量的主要来源,是许多食品及饮料的调味剂,同时也是公认的一种引起龋病发生的危险因素。容易引起龋病的主要是蔗糖,其次为葡萄糖、淀粉等。如果经常摄入过多的含糖甜食或饮用过多的碳酸饮料,会导致牙齿脱矿,引发龋病或产生牙齿敏感。

因此,提倡科学吃糖非常重要。吃糖次数越多,牙齿受损机会越大,所以,应尽量减少每天吃糖的次数,少喝碳酸饮料,进食后用清水或茶水漱口,晚上睡前刷牙后不能再进食。

【划重点】

养成良好的饮食习惯不单对保护牙齿很重要,对全身健康同样重要。

12. 吸烟有害口腔健康

吸烟是引起口腔癌的主要危险因素,90% 以上的口腔癌患者是吸烟者。吸烟还是牙周病的主要危险因素之一,吸烟者患牙周病的概率较不吸烟者高出 5 倍。孕妇吸烟或被动吸烟,可以引起胎儿口腔颌面部畸形。吸烟者牙齿表面常常出现褐色烟斑和牙石,引发口腔异味,影响个人外观形象和社会交往。

【划重点】

吸烟除了导致口腔异味外,也是引起重度牙周炎的高危因素之一。吸烟是毫不利己、也不利人的有害行为,建议您戒烟。

13. 每年至少进行一次口腔健康检查

龋病和牙周病等口腔疾病常是缓慢发生的。早期多无明显症状,一般常不易察觉,等到出现疼痛等不适症状时可能已经到了疾病的中、晚期,治疗起来很复杂,患者也会遭受更大的痛苦,花费更多的费用,治疗效果还不一定十分满意。因此,定期进行口腔健康检查,每年至少一次,能及时发现口腔疾病,早期治疗。医生还会根据情况需要,采取适当的预防措施,预防口腔疾病的发生和控制口腔疾病的发展。

【划重点】

笔者多年的从医体会认识最深的一点就是,定期口腔检查非常重要。牙齿之所以患龋病,除了日常维护不到位以外,牙齿的窝、沟、点隙等先天结构发育不良是主要原因。门诊工作中常有人问我:大夫,我平时刷牙挺认真的,为什么我的牙还是老出问题,这是什么原因?要想知道您的牙齿窝、沟、点隙发育是否正常,只有靠口腔科医生的检查来发现。一旦发现牙齿发育不良,提前进行干预处理,花费少、效果好。大家也听说过,目前,我国许多城市为刚刚萌出"六龄齿"的学龄儿童免费进行窝沟封闭,目的就是降低龋病的患病率。定期检查可以对牙龈炎、牙周炎做到早发现、早预防、早治疗。

14. 提倡每年洁牙(洗牙)一次

牙菌斑、食物残渣、软垢在牙面上附着沉积,与唾液中的矿物质结合,逐渐钙化形成牙石。牙石表面粗糙,对牙龈造成不良刺激,又有利于新的牙菌斑黏附,是引起牙周疾病的一种促进因素。自我口腔保健方法只能清除牙菌斑,不能去除牙石。因此,需要定期到医院由口腔科医生进行洁牙,最好每年一次。洁牙是由口腔医生使用洁牙器械,清除龈缘周围龈上和龈下部位沉积的牙石以及牙菌斑。洁牙过程中可能会有轻微的出血,洁牙之后也可能会出现短暂的牙齿敏感,但一般不会伤及牙龈和牙齿,更不会造成牙缝稀疏和牙齿松动。定期洁牙能够保持牙齿坚固和牙周健康。

【划重点】

每年进行一次洁牙可解决因平时刷牙不彻底而积累的口腔卫生问题,也是预防牙龈炎、牙周炎,避免牙齿过早脱落的重要措施。通过每年的洁牙,也是进行口腔检查、及时发现口腔问题的好机会。我国进行的口腔健康流行病学调查发现,12岁学生的牙结石检出率接近60%,中老年人牙结石检出率达90%左右。

15. 口腔出现不适、疼痛、牙龈出血、异味等症状应及时就诊

口腔疾病可表现为疼痛或不适的症状。如龋病常表现为遇冷热刺激不适、咬物不适或疼痛;牙髓炎会发生剧烈的自发痛、夜间痛;牙龈炎早期会在刷牙或咬硬物时出现牙龈出血;口腔溃疡伴有患处触碰引发疼痛的感觉;敏感的牙齿在遇到冷、热、酸、甜等刺激时,出现短暂而尖锐的疼痛。口臭者80%~90%是由口腔疾病所致,主要是由于口腔内的厌氧菌通过腐败消化口腔内的滞留物质产生挥发性硫化物导致的。发生以上情况应尽快去具备执业资质的口腔医疗机构诊治。

【划重点】

牙疼、黏膜溃疡引起的疼痛、牙龈出血、口腔异味等表现是口腔科常见

病的主要症状。一旦出现上述不适情况，建议及时到口腔医疗机构就诊。

16. 及时修复缺失牙齿

牙齿具有咀嚼食物、辅助发音和维持面容形态的功能。牙齿缺失易发生咀嚼困难、食物嵌塞、对颌牙伸长、邻牙倾斜等。前牙缺失还会导致发音不准、面部形态发生变化；全口牙丧失后，咀嚼十分困难，面容明显苍老。因此，不论失牙多少，都应及时进行义齿修复。修复一般在拔牙2~3个月后进行。修复前应治疗余留牙的疾病，必要时对牙槽骨和软组织进行修整，保证修复质量。缺失牙的修复目前主要有活动修复和固定修复（包括固定桥、种植义齿）。具体选择何种修复方法应依据患者的口腔条件和主观要求而定。

【划重点】

（1）一般在拔牙后3个月左右牙槽骨基本稳定才能镶牙。

（2）智齿、异位牙、多生牙、矫正拔牙等拔牙后不需要镶牙。

（3）随着种植牙技术不断成熟，传统的镶牙受到较大的冲击，只要您全身健康情况允许，建议首选种植牙。

（4）种植牙并不是每一颗都需要种植，如果您全口牙列缺失，上、下颌各种6颗种植体（人工钛合金牙根）来承担牙冠，就能满足您的咀嚼功能了。

17. 选择具备执业资质的医疗机构进行口腔保健和治疗

进行口腔保健和治疗，一定要选择具备执业资质的口腔医疗机构，才能保证好的医疗质量和严格的感染控制。所谓具备执业资质的口腔医疗机构，是指根据《医疗机构管理条例》及《医疗机构管理条例细则》规定，经登记取得《医疗机构执业许可证》的口腔诊所、门诊部、综合医院口腔科以及口腔医院。

在口腔诊疗工作过程中，患者的血液、唾液污染的诊疗器械等均是造成交叉感染的危险因素。具备执业资质的医疗机构具有一套完善的感染控制的管理制度、措施和消毒灭菌设备，确保一人一手机一消毒，可杜绝治疗过程中的交叉感染。而且具备执业资质的医疗机构的口腔医师应当受过口腔医学专业教育和临床医疗技能训练，取得医师资格并经过执业注册，具备解决患者病痛的能力。

【划重点】

具备执业资质的医疗机构是指按照《医疗机构管理条例》和《医疗机构管理条例实施细则》有关规定,取得《医疗机构执业许可证》的医疗机构。医疗机构的执业资质非常重要,如同您驾驶的汽车是否有行驶证,而且车的行驶证是否在核验有效期内,没有执业资质的医疗机构擅自开展诊疗活动属于违法行为。同样,根据中华人民共和国《执业医师法》和上述条例以及相关配套文件的规定,在有资质的医疗机构内执业的医务人员必须持有个人医师资格证和个人医师执业证。医师资格证代表医师具有从事本专业医学诊疗的资格,它如同您的驾驶证;医师执业证代表该医师的执业地点,如同您的合法运营行驶路线。以上证件需要定期到上级主管部门进行年审,标注有效期限。建议您一定要选择具有合法资质、证照齐全且在有效期内的正规医疗机构就诊,您的合法权益才能得到保障。

二、孕产妇

18. 孕妇的口腔健康影响胎儿健康

有比较充分的证据表明,孕妇患有牙周病可能会导致婴儿早产或出生时低体重。孕妇钙摄入不足会影响胎儿牙齿发育。因此,孕妇的口腔健康水平、全身健康和营养状况,对胎儿、婴儿的口腔健康与全身健康都会产生影响。

【划重点】

孕产妇的口腔健康问题本书很多章节都提到过。孕妈妈们要记住,您个人的牙齿和怀的宝宝都是陪伴您终生的宝贝,而且您全身各个器官的健康决定着宝宝的健康,因此,您要像呵护您的宝贝一样呵护自己的牙齿。

19. 计划怀孕时应接受口腔健康检查,治疗口腔疾病

一旦妇女已经怀孕,那么在怀孕早期和晚期接受复杂口腔治疗,会因为紧张和疼痛等因素,增加胎儿流产或早产的风险。

因此,女性在计划怀孕时就应主动接受口腔健康检查,及时发现并处理口腔内的疾病或隐患,避免在怀孕期间可能因为发生口腔急症,而带来的治疗不便和风险。

【划重点】

为了未来宝宝的健康,孕前期做足功课很有必要,避免在怀孕期间因生活、饮食习惯的改变带来口腔健康问题。计划怀孕前1～2年内就要把该补的牙齿补好、该治疗的治好、该拔除的牙(特别是容易引起炎症的智齿)拔除。这叫未雨绸缪,防患于未然。

20. 怀孕4～6个月是孕期治疗口腔疾病的最佳时期

怀孕1～3个月,口腔治疗一般仅限于处理急症,要避免X线照射。怀孕4～6个月是孕期治疗口腔疾病的最佳时期,口腔治疗最好在此阶段完成,但也应注意在保护措施下使用X线。怀孕7～9个月尽可能避免口腔治疗,急症需治疗时,选择不含肾上腺素等收缩血管的药物进行局部麻醉。

【划重点】

如果孕期进行口腔治疗要慎重,建议到级别高的口腔专科医院或综合医院的口腔科,按照有经验的专家建议进行治疗。

21. 孕期和产后更应坚持刷牙、漱口

怀孕时,孕妇体内孕激素水平升高,雌激素水平下降,内分泌发生改变,会使牙龈的易感性增强,容易发生妊娠期龈炎,表现为牙龈充血、肿胀等。孕妇和产妇进食次数增多,食物中糖等碳水化合物的含量大,若不注意保持口腔卫生,很容易导致菌斑的堆积,引发口腔疾病。

【划重点】

"坐月子不刷牙"的说法是错误的,孕产妇更应保持良好的口腔卫生习惯,做到餐后漱口,早晚刷牙等。

三、婴幼儿

22. 口腔健康是婴幼儿正常生长发育的基础

婴幼儿是人生的起始阶段,此时口腔最大的变化是从无牙到长出牙齿。口腔和颌颌面的正常生长发育和牙齿萌出以及维持其正常功能,对婴幼儿一生的口腔健康和全身健康至关重要。维护婴幼儿期的口腔健康有利于均

衡摄入营养,养成良好的饮食习惯,保证全身的正常生长发育。婴幼儿期又是学习语言的关键时期,健康、排列整齐的乳牙是孩子正常发音的生理基础。

【划重点】

婴幼儿期是指从出生到 3 岁的阶段,是乳牙萌出、钙化、逐渐形成 20 颗乳牙列的阶段,在 2 年左右完成。此时的恒牙牙胚也处在逐渐形成和发育时期。婴幼儿的营养很重要,预防因为营养原因导致牙齿萌出迟缓,进而影响饮食结构,影响宝宝的整个生长发育过程。所以,爸爸、妈妈们要特别关注婴幼儿期的口腔健康护理问题。

23. 从出生开始,家长应为婴幼儿清洁口腔

婴儿出生之后,家长应每天用软纱布为孩子擦洗口腔,可有效预防口腔白色念珠菌感染(俗称"鹅口疮")。牙齿萌出后,可用纱布或软毛刷轻轻地为孩子擦洗口腔和牙齿。当多颗牙齿萌出后,家长可用指套刷或软毛刷为孩子每天刷牙 2 次,并确保清洁上下颌所有的牙面,特别是接近牙龈缘的部位。

两岁大的孩子会想自己刷牙,但父母应明白这个年龄的孩子手的精细运动能力尚未形成,不能真正刷干净牙齿。因此,家长应帮孩子刷牙,每日至少 2 次。

【划重点】

宝宝早在妈妈肚子里的第 2 个月起,乳牙的胚胎就已经开始形成,到婴儿出生后 6～7 个月时,钻出牙龈长出来,约 2.5 岁时完全长齐 20 颗乳牙。这个时期的宝宝对外界的好奇心逐渐增加,此时,虽然宝宝还不会刷牙,但爸爸、妈妈们要向宝宝介绍小牙刷的作用,帮助宝宝进行口腔清洁,到 2 岁的时候,宝宝会形成自己要求刷牙的趋向。

24. 不当的喂养会危害婴幼儿口腔健康

母乳是婴幼儿最好的天然食品,相对于人工喂养,母乳喂养时乳牙患龋病的危险性低。喂奶姿势会影响婴幼儿颌面部的生长发育,最好抱着喂。奶瓶是人工喂养的器具,奶瓶放置过高或过低都可能会造成牙颌畸形。奶瓶喂养时应选用合适的奶嘴,避免孔洞太大,奶液不需吸吮就流出,使婴幼儿咀嚼肌得不到应有的锻炼,不利于口颌的正常发育。

乳牙萌出之后,不要让幼儿长时间含着装有甜奶或甜饮料的奶瓶,尤其不能含奶瓶睡觉,否则会造成婴幼儿龋。1岁后应尽量减少使用奶瓶,且奶瓶内只能装白水和无糖奶,用杯子或勺喂含糖液体(如甜奶、果汁、蜂蜜水等)。1岁半到2岁应停止使用奶瓶,因为长期用奶瓶喂养,除了容易发生龋病外,还可妨碍孩子咀嚼功能的发育。

【划重点】

(1)不正确的喂奶姿势会影响婴幼儿颌面部的生长和发育,这一点妈妈们要重视。

(2)原则上不建议过多使用奶瓶,使用奶瓶的角度会影响宝宝的颌面部发育,如奶瓶过高,会对上颌产生压迫力或对下颌产生向外的推力,容易造成上颌发育不足、下颌过度发育,形成乳牙反殆关系,进而影响恒牙咬合关系;反之,如果奶瓶过低,会形成上颌过度发育,下颌发育不足,出现上颌发育过突畸形,影响美观和功能。

(3)注意奶瓶出奶口不要过小或过大,以及奶嘴材质的软、硬度。如果宝宝不能有自然的吮吸动作,也会对宝宝的面部肌肉或形态有所影响。

(4)喂奶或使用奶瓶时双侧交替进行,避免单侧导致面部不对称。

(5)注意喂养时间,避免宝宝含着奶瓶睡觉,喂完宝宝以后,建议适当用温开水清洁一下口腔,避免"奶瓶龋"的发生。

25. 莫把病菌口口相传给孩子

唾液是细菌传播的载体。喂养人可以通过把食物嚼碎喂孩子,以及把奶嘴或勺子放到自己口中试温度等方式将口腔中的致病菌传播给孩子。致龋细菌越早传给孩子,孩子越易患龋病。所以看护人应注意喂养卫生,纠正不良的喂养方式,同时关注自身的口腔卫生,避免把致病菌传播给婴幼儿。

【划重点】

当宝宝看到大人在吃东西时显得兴奋、着急,个别爸爸、妈妈又害怕宝宝咀嚼功能没有发育健全,宝宝进食块状食物有危险,就自己嚼碎来喂给宝宝,甚至是口对口喂养,这种行为特别容易把成人口腔内的细菌和病毒传给宝宝,引起龋齿或其他疾病,一定要禁止。可以通过细化烹饪工序,加工成易于宝宝食用的状态。

26. 注意喂养器具的消毒

奶瓶等婴幼儿喂养器具必须做到消毒灭菌,否则,宝宝吃奶时会将细菌带入婴儿体内,导致腹泻、呕吐,还可引起"鹅口疮"。需要注意的是,消毒后24小时内没有使用的奶瓶,仍需重新消毒,以免滋生细菌。

【划重点】

宝宝的胃肠功能比较弱,对病菌的抵抗力低,如果用具消毒不彻底,极易造成宝宝感染腹泻。虽然每次消毒会麻烦,但是一定要认真对待,可以彻底清洗后,使用蒸或煮的方式消毒。

27. 婴幼儿从牙萌出开始,每半年接受一次口腔健康检查和口腔卫生指导

婴幼儿应该在第一颗牙齿萌出后6个月内,由家长带去医院检查牙齿,请医生帮助判断孩子牙齿萌出情况,并评估其患龋病的风险,提供有针对性的口腔卫生指导,如果发现龋病等口腔疾病应及早诊治。此后每半年检查一次牙齿。

【划重点】

爸爸、妈妈们当看到宝宝小牙萌出时肯定很兴奋,从此,要关注宝宝的牙齿情况,帮助宝宝护理口腔,有不明白的问题建议及时咨询专业医师。

【温馨提示】

关于婴幼儿口腔健康护理详细知识点可翻阅本书第九章,参考中华口腔医学会最新发布的《婴幼儿龋病防治指南》。

三、学龄前儿童

28. 健康完整的乳牙列是恒牙健康的基础

完整健康的乳牙列能够发挥正常的咀嚼功能,可保障恒牙和颌面部骨骼的正常生长发育,有利于孩子准确发音,引导恒牙正常萌出,使儿童获得健康并使用终生的恒牙。

【划重点】

从宝宝在妈妈肚子里的第5个月在乳牙下方开始形成恒牙胚。宝宝约

2.5 岁时完全长齐 20 颗乳牙；6 岁以前，乳牙和恒牙胚和睦相处，而到 6 岁时，恒牙胚逐渐发育成了恒牙，就不再忍受乳牙的压迫了，突破重重阻力逐渐取代乳牙，开始替换，直到 12 岁左右，乳牙全部让位给恒牙。恒牙有 28～32 颗，长出后终生不换，是人的最后一副牙齿。恒牙脱落后，脱落的部位不再有牙齿萌出，所以应该好好保护，用其一生。

乳牙列时期发生的口腔问题如果得不到及时处理，会为恒牙列留下潜在隐患。幼儿园期间要做好健康教育工作，幼儿园教师们应掌握口腔预防保健的基本知识和基本技能，教给幼儿预防龋病的知识及刷牙的正确方法。家长和幼儿园协助做好幼儿口腔定期检查，配合当地卫生部门完成口腔疾病的预防工作。

拥有健康的口腔，才能保证儿童拥有健康的咀嚼能力，摄入充足的营养，促进儿童全身的生长发育；同时也会对颌面骨骼形成足够的功能性刺激，保证儿童颌面部的正常发育。健康的牙齿不仅有利于孩子的身心健康，还有利于发音及心理发育。乳牙萌出期及乳牙列时期是儿童开始发音和学话的主要时期，正常的乳牙可以促使儿童形成正常的发音，而学龄期儿童不仅要经历心智的变化，同时要经历乳牙到恒牙的替换。在这个过程中，颅颌面和牙齿迅速发育成熟，口腔健康直接关系到恒牙咬合关系的建立和健康。

29. 鼓励儿童多吃纤维性食物，增强咀嚼功能

健康的饮食结构和良好的饮食习惯是口腔健康和全身健康的基础，养成良好的饮食习惯会使儿童受益终生。儿童应注意平衡膳食，做到不挑食，特别是多吃蔬菜和新鲜水果等纤维含量高、营养又丰富的食物，这样既有利于牙齿的自洁作用、不易患龋病，又有利于口腔颌面的生长发育，促使牙齿排列整齐，增强咀嚼功能。

【划重点】

咀嚼运动对颌骨和肌群的生理性刺激能够促进乳牙根、颌骨的发育，帮助乳牙自然吸收和脱落。多进食纤维性食物，增加咀嚼次数能刺激唾液大量分泌，除了增加自身对牙齿的冲刷自洁作用外，还能增加口腔内钙离子、磷酸根离子浓度，促进牙齿再矿化。

乳牙、恒牙的替换有一定的规律和特点，乳下前牙是舌侧向吸收，您会

发现恒牙从内侧破龈萌出,属于正常现象,家长不必恐慌。随着恒牙的生长,乳牙的松动会逐渐明显,然后脱落;当发现下恒前牙的高度接近乳牙,此时,如果乳牙还没有松动迹象,建议找口腔医生协助解决;其他乳磨牙是从根向垂直吸收,自然脱落的概率更大。

30. 刷牙后睡前不再进食

由于人在睡眠期间口腔运动少,唾液分泌量低,口腔的自洁作用差,如果刷牙后睡前再进食易患龋病和牙龈炎。此外,儿童应养成规律饮食的习惯,除每日三餐外,尽量少吃零食。如果吃零食也应有规律,可在两正餐之间加零食。

【划重点】

刷牙的目的是清除口腔内黏附在牙面上的食物残渣,消除细菌定植、繁殖、产酸、腐蚀牙齿的环境条件,预防龋齿发生。如果刷牙后、睡前再进食,这种习惯是为细菌在口腔内繁殖人为创造条件,是对自己口腔健康极不负责任的行为,应当杜绝。

31. 儿童学习刷牙,家长应帮助和监督

从3~4岁开始,儿童动手能力和四肢协调性明显增强,家长和幼儿园老师可开始教儿童自己用最简单的"画圈法"刷牙。其要领是,将刷毛放置在牙面上,轻压使刷毛屈曲,在牙面上画圈,每部位反复画圈5次以上,前牙舌侧需将牙刷竖放,牙齿的各个面(包括唇颊侧、舌侧及咬合面)均应刷到。此外,家长还应每日帮孩子刷牙1次(最好是晚上),直到上小学,这样才能保证刷牙的效果。儿童应选用适合自己年龄的儿童牙刷。

【划重点】

儿童从会使用勺子自己进食开始,他/她就具备了自己刷牙的能力了。此时,家长和幼儿园老师可以教孩子用"画圆圈法"刷牙,告诉孩子每个部位反复刷多次。开始练习刷牙时可以暂时不用牙膏,要等孩子学会刷牙、漱口后再少量使用。家长每天要检查一下孩子刷牙的效果,如果发现没有刷到的地方要帮助孩子进一步清洁,特别是当家长发现孩子牙缝内塞有食物时一定帮助孩子去除,否则,孩子的牙龈会肿疼;因乳牙的钙化程度没有恒牙

那么高,塞食物后不及时清理,牙邻面很快就会形成龋齿。所以,家长不但要培养孩子养成好的刷牙习惯,自己也应养成对儿童口腔随时进行检查的习惯,做到每半年到儿童口腔科进行一次口腔健康检查。

32. 帮助孩子尽早戒除口腔不良习惯

儿童口腔不良习惯有吮指、咬下唇、吐舌、口呼吸等,应尽早戒除,否则会造成上颌前突、牙弓狭窄、牙列拥挤等口颌畸形。如果 3 岁以上的儿童仍存在上述不良习惯,且不能通过劝导而戒除,应及时到医院诊治,通过适当的矫正方法,帮助其戒除不良习惯。对有用口呼吸习惯的孩子,应检查其上呼吸道是否通畅,治疗扁桃体肿大、腺样体肥大、鼻甲肥厚等病症,及时纠正口呼吸。

【划重点】

影响孩子颌面部发育的不良习惯常见有 8 种,除了上述提到的以外,还有咬物(如文具、衣物、指甲等)、下颌前伸、偏侧咀嚼、不良姿势(包括托腮、脸贴桌面、不良睡姿等)。如果发现孩子有以上不良习惯,提醒孩子注意纠正。当然,宝宝在 1 岁左右有吮指情况属于正常现象,家长不必恐慌。

33. 提倡学龄前儿童每 6 个月接受一次口腔健康检查

3~6 岁是儿童患龋的高峰期。该阶段牙弓开始发生变化,出现牙间隙,为换牙做准备,但易造成食物嵌塞,引发邻面龋。龋病早期治疗时间短、痛苦小、效果好、花费少。所以提倡学龄前儿童每 6 个月接受一次口腔健康检查。在对儿童进行口腔健康检查的同时,医生应提供有针对性的专业口腔健康指导,增强家长和孩子的口腔健康意识。

【划重点】

俗话说“小病不治,大病难医”,对于任何疾病都是一分预防胜于三分治疗,龋病更是如此。人们分明是害怕牙疼去看牙时的牙钻声音,在不疼的时候却不主动检查,这种矛盾一直困扰着一部分人,最主要原因是不够重视。特别是儿童,本身对提到去医院打针就有强烈的恐惧心理,如果不趁牙齿不疼的时候提前做好预防,等到牙齿出现龋齿、牙髓发生炎症,引起剧烈疼痛时,不但孩子遭受痛苦,更增加了治疗次数和难度,花费更多的时间和费用不说,家长看到孩子痛苦又不配合医生的治疗,也会产生那种无能为力的揪心感。这种时候,我们医生的感受是"孩子牙疼、家长心疼、医生头疼"。所以,再一次强调,定期检查很重要。

34. 早期矫治前牙"地包天"(前牙反咬合)畸形

上颌骨发育不足和遗传等先天因素是前牙反咬合的病因,不良的喂奶姿势和儿童的不良习惯也可造成前牙反咬合。前牙反咬合可限制上颌骨发育,导致下颌过度前伸,造成颜面中部三分之一凹陷,明显影响面貌。早期矫治可纠正或减轻面貌改变,取得相对好的治疗效果。乳前牙反咬合的最佳矫治时间为 3~4 岁。

【划重点】

前牙反𬌗对儿童的颌面部发育影响极大,如果不提前进行干预,由于咬合力的作用,刺激下颌骨过度发育,等颌骨发育到一定年龄,成为骨性反𬌗,正畸难度很大,一般需要外科手术才能矫正。反𬌗还会导致颞颌关节的形态和位置发生改变,如果不及时纠正,成年后,咀嚼功能受到影响,长期的颞颌关节不均匀受力,发展成为颞颌关节紊乱病,终生生活受到影响。

随着材料和技术的发展,不断有新的矫正方法,如隐形矫正技术,矫治过程变得简单,孩子易于接受。只要家长做到早发现,进行早干预治疗,让孩子拥有一口健康美丽、充满自信的牙齿并不那么难。

35. 局部用氟预防乳牙龋病

含氟牙膏具有肯定的预防龋病的作用。学龄前儿童一般都会漱口,并把口腔内的异物吐出,故可用儿童含氟牙膏刷牙,但每次用量为豌豆粒大小,并在家长或老师的监督指导下应用,以防误吞。不要给孩子使用成人牙膏。另外,可在医院和幼儿园接受由专业人员实施的牙齿涂氟,预防龋病。

【划重点】

局部用氟是采用不同方法将氟化物直接用于牙的表面,抑制牙齿表面的溶解脱矿和促进再矿化,以提高牙齿的抗龋力。局部用氟适用于大多数人群,尤其多用于儿童和青少年。局部涂氟有一定效果,不同的局部涂氟方式效果不一样,一般能降低 20%~30% 的龋齿率。

局部用氟的途径包括含氟牙膏、氟水漱口、含氟凝胶、含氟泡沫及含氟涂料等。含氟牙膏是指含有氟化物的牙膏，氟化物种类有氟化钠、单氟磷酸钠及氟化亚锡等，可由个人直接选择使用。大量的临床试验结果表明，含氟牙膏的防龋效果是肯定的，但各种含氟牙膏的防龋效果没有显著性差异，其广泛应用是工业化国家龋病患病率大幅度下降的主要原因之一，是一种值得大力推广的理想的口腔保健措施。氟水漱口液是用中性或酸性氟化钠、氟化亚锡、氟化胺或氟化铵等配成的漱口液，需要在医务人员的帮助和监督下使用。其中，氟化钠漱口液因其价格便宜和味道易于接受最为常用。含氟凝胶是一种含有酸性氟磷酸钠或氟化钠的凝胶，含氟涂料是一种加入了氟化物的溶液，而含氟泡沫则是富含氟离子的泡沫。这三种材料各有优缺点。目前认为，含氟泡沫与含氟凝胶的防龋效果接近，使用方法相同，但含氟泡沫的使用量及患者的暴露量少于凝胶，可能会成为含氟凝胶的替代产品。含氟凝胶、含氟泡沫和含氟涂料应由口腔专业人员实施。

36. 乳牙龋病应及时治疗

龋病影响儿童口腔和全身健康。龋病最初的表现是牙齿局部变色，一般为黑色，有时在上前牙表现为白垩色改变，进而牙齿表面硬组织剥脱，形成龋洞，直至牙齿完全崩解、脱落。龋病可以引起孩子牙痛，牙龈、面部肿胀，甚至高热等全身症状。龋病长期得不到治疗可造成儿童偏侧咀嚼，双侧面部发育不对称；还可影响恒牙的正常发育和萌出。如果没有健康的牙齿，孩子就不愿吃含纤维多的蔬菜和肉食，造成偏食等不良饮食习惯，影响全身正常生长发育。因此，"乳牙总是要换的，坏了不用治"的说法是错误的。

【划重点】

牙齿一旦发生龋坏，就好比一个苹果开始腐烂一样是无节制地加速腐烂。乳牙的硬度没有恒牙高，龋齿发生后，发展的速度会更快，因此，家长一定要重视孩子口腔卫生习惯的培养，指导并帮助孩子进行正确刷牙，随时检查孩子的刷牙效果，有问题能够第一时间发现，得到早期的治疗。口腔健康口诀：饭后漱口、按时刷牙，使用牙线、对镜自查，发现异常、医生诊查，谨遵医嘱、不可耍滑，若不听劝、只能种牙。

37. 及时治疗乳牙外伤

乳牙外伤常发生于 2 岁以后的幼儿，多为前牙，一般是由跌倒引起，外伤可能会把牙齿碰松、碰折、碰掉等。乳牙外伤可能会影响以后恒牙的发育和正常萌出，应及时到具备执业资质的医疗机构就诊。

【划重点】

乳牙期儿童正处于多动年龄，发生外伤的概率较高。一旦发生外伤，家长一定带孩子到正规医院就诊。乳牙外伤一般包括以下几种。

牙震荡：牙松动不明显，孩子表述不清楚，一般家长也不会太在意，将来可能会发生牙髓坏死、牙变色的现象。

乳牙松动：如果松动较轻，一般医生建议不要用受伤的牙咀嚼食物、避免再受力，一般 3～4 周即可恢复；如果松动非常明显，医生会建议将乳牙拔除。

牙冠折/根折：医生会根据情况进行必要的治疗或处理。

牙脱位：到医院就诊，一般乳牙完全脱位后不必进行再植入术。

【温馨提示】

详细知识点请翻阅本书第九章，参考中华口腔医学会最新发布的《乳牙牙髓病诊疗指南》。

四、学龄儿童

38. 学龄儿童最大的口腔变化是换牙，发现异常应及时就诊

学龄儿童口腔的最大变化是换牙。在此阶段，孩子的 20 颗乳牙会逐渐换成 28 颗恒牙。牙齿替换是一个生理过程，正常的顺序是乳牙先松动脱落，恒牙再萌出。如果乳牙未掉、恒牙已先萌出，新萌出的恒牙常不能顺利进入牙列，造成恒牙排列不齐，此时应尽早就诊。

【划重点】

乳牙因为龋坏只剩下牙根，由于牙根不容易被吸收，替换出现阻力，不能为恒牙腾出位置，影响恒牙的正常萌出或导致错位萌出；乳牙龋坏导致的慢性根尖炎症反复发作也会破坏恒牙胚，导致恒牙不能正常萌出。因此，"乳牙早晚要退掉，可以不管它"的观念是极其错误的。换牙期间，前牙出现

缝隙是常见现象,原因是乳、恒牙替换阶段,孩子颌骨的发育速度明显快于牙齿萌出速度。家长不必担心,只要检查一下,孩子的牙齿不是反𬌗(俗称"地包天")可以暂时不做正畸,注意牙齿替换期的口腔卫生很重要。

39. 积极防治牙齿外伤

参加体育活动和游戏时,儿童最好穿胶底防滑的旅游鞋、运动鞋。在进行滑板、滑轮等高速度、高风险运动时,应戴头盔、牙托等防护用具,减少牙齿受伤的风险。

牙齿是不可再生的硬组织,如果受伤后出现牙龈出血、牙齿裂纹、折断、松动、移位,应立即到医院就诊。

如果整个牙齿脱落了,要尽快找到牙齿,用手捏住牙冠部位用凉开水或自来水冲洗掉牙表面的脏东西,但千万不要刷、刮牙根部,然后将冲洗干净的牙齿放回到牙槽窝中;也可以将牙齿泡在新鲜的冷牛奶、生理盐水或含在口腔内,迅速到医院就诊。牙齿离开口腔的时间越短,再植成功的可能性越大,最好在30分钟内治疗。

【划重点】

恒牙的外伤与乳牙外伤出现的情况差不多,但是,由于恒牙的质地比乳牙坚硬,发生折断的情况较常见;恒牙外伤一定要注意伤情程度,注意是否有颌骨和身体其他部位损伤。

40. 用窝沟封闭方法预防"六龄齿"(第一恒磨牙)的窝沟龋

"六龄齿"是萌出时间最早的恒磨牙,其咀嚼功能最强大,也最容易发生龋病,甚至造成过早脱落,所以,保护儿童的第一恒磨牙很重要。窝沟封闭是预防恒磨牙窝沟龋的最有效方法。其原理是用高分子材料把牙齿的窝沟填平,使牙面变得光滑易清洁,细菌不易存留,达到预防窝沟龋的作用。需要提醒的是窝沟封闭后还应好好刷牙,在进行定期口腔检查时,如果发现封闭剂脱落应重新封闭。

【划重点】

窝沟、点隙的概念:磨牙咬合面牙尖和牙尖之间的融合部分叫窝沟;牙冠侧面两个牙尖之间的融合交汇处叫点隙。一颗牙齿的牙尖越多,窝沟、点隙越多,同样情况下发育不良或发生龋齿的概率就越高。年轻人的龋齿多发生在"六龄齿"。2018年,第四军医大学李刚教授对27 463名军人龋病牙位分布状况进行了调查,结果是男性第一磨牙(六龄齿)的患龋率为19.87％、第二磨牙患龋率为11.43％;第一磨牙患龋齿数占龋齿总数的49.08％,第二磨牙患龋齿数占龋齿总数的28.22％。六龄齿冠根发育都很强壮,为什么容易龋坏呢? 一个重要原因就是窝沟、点隙发育不良造成的。后牙的窝沟发育不良自己很难发现,只有到口腔医疗机构在医生的检查下发现,当恒磨牙一旦萌出,建议尽快到口腔医疗机构进行检查,如果发现窝沟、点隙发育不良,应及时处理。

41. 注意防治青少年牙龈炎

青少年牙龈炎表现为刷牙和咬硬物时牙龈出血、牙龈肿胀、口腔异味等,其病因与青春期性激素水平变化有关,更主要的是牙菌斑堆积。所以,预防和治疗青少年牙龈炎最有效的方法是有效刷牙、清除牙菌斑。在出现牙龈出血后,应更注意刷牙,可在出血部位稍微多放些牙膏,轻柔地反复多刷几次,并结合使用牙线彻底清除该处牙菌斑。上述方法不能奏效时,应到具备执业资质的医疗机构就诊。

【划重点】

牙菌斑是一种细菌性生物膜,由大量细菌在有机质存在的条件下互相黏附并附着在牙体硬组织上,如牙面、牙缝隙及假牙等表面,并不断生长繁殖而形成。牙菌斑没有被唾液中的钙离子、酸根离子所矿化,质地虽软,但在漱口时不能用水冲掉,通过认真地刷牙和使用牙线,大部分可以去除。青少年牙龈炎主要是口腔卫生不良引起的,如果通过局部口腔清洁不能改善,出现牙龈增生等情况应到口腔医疗机构就诊。

42. 牙齿排列不齐应及时诊治

刚萌出的两颗上前牙之间间隙较大,正常情况下会随着其他前牙的萌出,间隙自动消失。如间隙过大或不能自动关闭,应到医院检查。家长千万不可简单地用橡皮筋"勒小"关闭间隙。通常在12岁左右,乳牙完全替换为恒牙。如果存在牙齿排列不齐等咬合畸形,可在此时期进行矫正,易达到良好的治疗效果。需要提醒的是,接受正畸治疗的儿童每餐后均应刷牙以清除菌斑和滞留的食物残屑,建议选择正畸专用牙刷和牙间刷清洁牙齿。

【划重点】

我们称牙齿排列不齐为错𬌗畸形,除了影响美观和咀嚼效率以外,还不利于口腔卫生清洁,容易形成龋齿。随着口腔矫正材料和技术的发展,伴随着 3D 打印技术在口腔领域的应用,口腔矫正的方法越来越多,如隐形矫正、早期肌功能干预矫正技术等,拓宽了患者选择使用的空间,使口腔矫正变得更加方便。当然,口腔矫正是专业性要求很高的技术,需要经过正畸医师的各项检查、综合分析、设计,在您的积极配合下才能达到最佳效果。

五、老年人

43. 幸福的晚年需要健康的牙齿

随着年龄增长,可出现不同程度的老化,包括器官功能减退、基础代谢降低等,并可能存在不同程度和不同类别的慢性疾病。由于生理、心理和社会经济情况的改变,可能使老年人摄取的食物量减少,同时由于体力活动减少等原因,可能使食欲减退。此外,由于消化吸收功能减弱,容易发生营养素摄入不均衡,造成营养不良。因此,维护良好的口腔健康对于老年人摄入足量、均衡的营养,从而促进老年人的全身健康是至关重要的。

此外,老年人颌面部骨骼、咀嚼肌、表情肌、软组织等组织器官也会发生一系列退行性变化,加上因口腔疾病导致的牙齿缺失,将会严重影响口腔咀嚼功能、外观形象、发音和社会交往能力。因此,老年人拥有较为完整的牙列,至少保持 20 颗有功能的牙齿,是安享幸福晚年的重要保证。

【划重点】

我国是世界上人口最多的国家,随着我国经济发展和社会进步,人口平均寿命逐渐延长,但老年人群的口腔健康状况不容乐观。在给离、退休人员的口腔体检中,很少见到拥有一口完整、健康牙列的老年人。口腔的常见病、多发病在老年人群中普遍存在,只是程度不同。

牙齿松动、缺牙、食物嵌塞、龋齿、牙体组织过度磨耗、害怕进食过冷过热食物等是困扰老年人的普遍问题,严重影响了老年人的身体健康和生活质量。老年人口腔保健工作已经受到医学和社会各界的重视。

44. 人老不掉牙，有牙就要坚持刷

人老掉牙不是必然规律，大多数是由于长期患有龋病、牙周病等口腔疾病造成的。只要预防和控制口腔疾病，掌握科学的口腔保健方法，形成良好的口腔卫生习惯，就可以终生拥有一副健康的牙齿。需要特别提醒的是，只要口腔内存留牙齿，就应按照科学的方法坚持刷牙，没牙也要注意清洁口腔。

【划重点】

老年人一定要保持年轻时应有的良好刷牙习惯，经常做叩齿运动，促进咀嚼肌群的活动，增加牙周组织的血液循环和抵抗能力。叩齿运动对大脑的功能也有益处。建议老年人在每年体检时不要忽略了口腔的检查，发现问题及早治疗。

老年人要善于接受新生事物，克服对种植牙的恐惧心理。目前，种植牙技术已经发展得比较成熟，只要年龄、全身和口腔状况符合种植牙要求，个人经济条件允许，建议修复缺失牙齿首选种植牙。种植牙的咀嚼功能跟自然牙一样，可以最大限度提高您的生活质量。

45. 积极防治牙根面龋

老年人由于牙龈萎缩，牙根暴露于口腔环境，根面易发生龋坏，称根面龋，是老年人的口腔常见病和多发病。预防根面龋需要做到以下几点：使用含氟牙膏等局部用氟方法，使用保健牙刷，用正确的方法早晚刷牙；饭后漱口，有条件者可适当使用漱口液漱口；不吸烟；适当控制各种甜食摄入频率，多吃新鲜蔬菜与瓜果，安排合理膳食，保证微量元素的摄取，增加牙齿抗龋能力。出现了根面龋应及时治疗。

【划重点】

目前使用的充填材料中用于根面龋的最佳材料是玻璃离子复合体或高强度玻璃离子。常用的补牙树脂对牙髓有一定刺激，直接充填后的牙齿会有不适症状。

老年人的牙根暴露是普遍现象，建议使用乳胶软刷毛的牙刷，每天多次

进行刷牙,使用脱敏效果好的含氟牙膏。刷牙时让牙膏的成分多在牙齿根面停留一段时间,增加脱敏成分与牙齿接触的时间,充分起到护齿作用。建议老年人刷牙或进食后用浓茶水反复漱口,有一定的脱敏、预防根面龋的作用。

46. 食物嵌塞应及时到医院诊治

食物嵌塞,俗称"塞牙",是老年人最常见的口腔不适之一,其原因主要为长期咀嚼磨耗使得牙齿牙冠发生明显磨损,牙齿形态变得不利于自我清洁;随着年龄增长,原先填满两牙邻面间隙的牙龈乳头萎缩后留下缝隙;缺牙后邻牙倾斜,牙列拥挤或稀疏,邻面龋洞充填未能恢复好接触区等。这样,在咀嚼过程中,食物就会沿水平或垂直方向挤入牙间缝隙,造成塞牙。遇到塞牙情况时,应立即刷牙、漱口,或选择使用牙线、牙间刷清理,避免用粗糙牙签剔牙。刷不掉的嵌塞物可用质地较柔软的细牙签轻轻剔出,不可用力过猛过快。反复塞牙者应到医院进行口腔专业治疗。

【划重点】

食物嵌塞分为垂直嵌塞和水平嵌塞。长期食物嵌塞会导致牙齿龋坏和牙龈组织炎症以及牙周炎引起的牙槽骨吸收等问题。除了咀嚼多纤维性食物以外,正常情况下,牙齿咀嚼食物是很少嵌塞到牙间隙内的,如果经常发生固定区域的食物嵌塞,说明牙齿有问题了,需要到口腔医疗机构进一步检查,看看是否存在邻面龋齿、充填物缺损、过度磨耗导致的边缘嵴破坏、牙外伤、牙移位、对颌牙尖过锐等情况。如果存在以上情况,医生会做进一步处理。

47. 牙本质敏感应及时到医院诊治

牙本质敏感,又称牙本质过敏症、过敏性牙本质,容易出现"倒牙"现象,主要是指对冷、热、酸、甜等刺激产生的短暂而尖锐的疼痛。其主要原因是由于使用刷毛过硬的牙刷、刷牙用力过大、刷牙方法不正确造成牙颈部釉质缺损,或长期咀嚼过硬食物、夜磨牙导致牙齿磨耗,或牙龈萎缩造成牙本质暴露。对于牙本质敏感的防治,建议:①饭后漱口;②减少酸性食物和饮料的摄入;③进食酸性食物和饮料后不要即刻刷牙,一小时后再刷牙;④选择合格的牙刷,采用正确的刷牙方法,避免刷牙时用力过大;⑤使用抗敏感牙膏,如果 4～8 周后无明显效果,应及时就医。

【划重点】

(1)要正确区分牙本质过敏和"倒牙"。我们俗称的"倒牙"多数是指在连续进食酸性食物,如山楂、杏子、柠檬等以后,当短时间内再次咀嚼其他食物时感觉不适,经过几个小时或更长时间症状会自行消失,牙齿对冷热刺激不是很敏感。遇到这种有明显诱因的牙齿敏感属于正常现象,主要原因是食物中的酸性物质破坏了牙齿表面的一层以黏多糖为主要成分的有机保护层,我们称它为"获得性保护膜",也就是我们用舌头舔在牙齿上感觉滑滑的成分。这层有机生物膜来源于口腔唾液成分,类似于绝缘层。当这层膜被酸性食物破坏后,牙齿会出现一过性的不适。如果停止进食酸性食物,几小时后在唾液作用下,会很快在牙面上重新形成,这种情况不必就诊。

(2)当您没有连续进食任何酸性食物,牙齿没有外伤等情况,牙齿对冷热刺激、甜食,或在刷牙时均出现敏感等症状,称为牙本质过敏。此时,应该到口腔医疗机构进行进一步检查。若有龋齿、楔状缺损、过渡磨耗导致牙本质暴露等情况,医生会做相应的处理。

(3)经过医生检查,排除上述情况,对冷热还是很敏感,医生会考虑是否有牙齿隐裂现象。牙隐裂临床上也常见,常因咬硬物导致。如果症状很严重,明显影响饮食,建议隐裂牙规范根管治疗后做牙冠修复,避免因牙隐裂加重导致牙齿冠根劈裂无法修复而被拔除。

48. 每天清洁可摘义齿(活动假牙)

戴假牙也要保持清洁卫生。对于佩戴活动假牙(可摘义齿)的老年人,应在每次饭后取出活动假牙以软毛牙刷刷洗干净;夜间不戴假牙时,应清洗后放置清水中保存,最好使用假牙清洁片帮助清洁。假牙每天摘、刷、泡,晚上做好这一套。

【划重点】

保持假牙的卫生除了清水冲洗外,还有假牙清洁片,成分主要是柠檬酸、蛋白分解酶等成分,温水浸泡后用清水冲洗方可戴用。切记勿把清洁片放到儿童能取到的地方。

49. 关注口腔黏膜变化,发现异常应及时诊治

老年是口腔黏膜疾病高发的年龄,老年人应该关注口腔黏膜变化,发现口腔内有两周以上没有愈合的溃疡,口腔黏膜有硬结、白色或红色斑块及出现牙痛、牙龈出血等不适症状后要及时就医。如果口腔黏膜长期受到不良刺激或有烟酒不良嗜好,容易发生口腔白斑甚至口腔癌。因此,应早期预防,消除不良刺激和戒除烟酒嗜好,一旦出现疾病症状要及时就诊,做到早发现、早诊断、早治疗。

【划重点】

口腔黏膜随着年龄的增长,黏膜上皮、黏膜下腺体、毛细血管、神经末梢等组织会发生退行性改变,口腔黏膜的自我润滑、抗菌等保护功能逐渐减弱甚至消失,老年人口腔干燥、味觉异常、口腔灼痛等不适症状随之而来。还有老年人的牙齿发生不均匀过度磨耗,形成过锐牙尖刺激黏膜较常见,如创伤性溃疡、白色角化病等表现。长期佩戴不良修复的假牙也会产生对黏膜的刺激,造成食物嵌塞、黏膜出现异常病损等情况。所以,老年人应该每半年检查一次口腔,定期对不良刺激的牙尖等进行调磨非常重要。

50. 叩齿可以增进牙周健康

叩齿是我国传统的中医口腔保健方法,每天叩齿 1~2 次,每次叩齿 36 下,可以促进牙周血液循环,增进牙周组织健康,长期坚持可固齿强身。如果牙齿松动、咬合错乱,叩齿往往会造成牙周组织创伤,不宜做叩齿保健。

【划重点】

我国民间流传着许多传统医学总结出来的长寿、养生法,牙齿也不例外。例如:鼓漱法,可以刺激唾液的大量分泌,不但帮助消化食物,还对牙齿起到了良好的冲刷、自洁作用;运舌法,同样可以刺激唾液的大量分泌,对牙齿起到冲刷、自洁作用,对牙齿还有自我检查作用;叩齿法,除了增加牙周组织血液循环,起到固齿作用外,叩齿运动产生的刺激通过骨性传导到大脑,对脑部末梢血液循环同样起到改善作用,减少老年性脑功能退化现象。

51. 每半年去医疗机构做一次口腔健康检查，每年至少洁牙一次

由于老年人口腔解剖生理的特殊性，口腔疾病发展变化速度快，口腔自我修复能力减弱。因此，为老年人提供定期检查、洁治等保健措施对维持口腔健康必不可少。老年人应每半年至少进行一次口腔健康检查，发现问题，及时处理。每年至少洁牙一次。

【划重点】

有些口腔疾病，包括牙齿疾病自己是很难发现的，如口腔癌前病变、邻面龋齿等。有些患者带着问题来就诊，经过医生的详细检查和治疗设计，提出治疗建议，但是，在暂时解决了疼痛问题后，不连续诊治，把医生的建议忘记了，最终发展成更加严重的问题才再次就诊。洁牙的目的是去除牙结石。牙结石是菌斑、软垢经过唾液中的无机物沉淀、矿化而成，如果不及时清除，会越沉积越多，刺激牙龈发炎，导致牙龈萎缩或增生；特别是龈下结石，它是引发牙周炎、导致牙齿过早脱落的原因，建议不要等到牙齿有问题才去就诊。这里再次强调定期口腔检查的重要性，每年至少检查、清洁一次牙齿，您会发现有事半功倍的效果，而且，您将终身受益。

52. 根据医生建议拔除残根残冠

残根（因龋坏、外伤等因素造成的牙冠缺失及部分牙根缺失）、残冠（因龋坏、磨损等因素造成的牙冠的大部分缺失）可成为全身感染的病灶，往往可引起全身性疾病。因此，老年人应该及时拔除没有治疗价值的残根或残冠。此外，很松动、无功能的牙齿也需要拔除。牙齿缺失或拔牙 3 个月后，要及时镶牙，保持口腔牙列的完整，恢复口腔的基本功能。

【划重点】

牙齿龋坏到一定程度，仅剩残冠、残根，对口腔正常组织来说，已经成为引起局部炎症、甚至颌骨骨髓炎、上颌窦炎等炎性病灶的异物，没有保留的价值。重度牙周炎患牙，引起牙槽骨的过度吸收等情况，建议尽快拔除患牙。口腔里有应该拔除的牙而没有拔，会出现"口臭"，长期得不到根除。反复炎症会影响您整个身体的健康，甚至会影响到心、脑血管等。拔除的牙齿建议 3～4 个月后进行镶牙或种植牙（智齿除外）。经过多年的临床体会，随

着种植修复技术越来越成熟,作为临床医生要根据老年人的年龄和全身健康状况,综合分析。在老年人身体条件允许的情况下,建议及时拔除保留价值不大的牙齿,规范制作永久性修复体。避免随着年龄的增大,身体状况下降,错过拔牙、种牙修复的最佳时机。身体一旦出现就诊行动不便,自我口腔健康维护能力下降等情况,患病牙齿得不到及时有效的治疗,最后吃亏、受罪的还是您自己。

六、残疾人

53. 残疾人更应注意口腔健康

口腔健康是残疾人最基本的需求,残疾人往往由于各种生理、智力障碍及多种社会因素影响,使得他们维护口腔卫生效率不高,口腔健康状况欠佳。因此,他们的口腔健康更需要家庭、医疗保健机构、社会的关心与照顾。亲属或护理人员应适时带他们进行口腔健康检查,及时治疗口腔疾病,保持口腔卫生,维护口腔健康。

【划重点】

理解、尊重、关心、帮助残疾人,平等对待残疾人不只是单纯道德的要求和文明的表现,更是人类具有良知的体现。残疾是在人类繁衍及社会发展过程中不得不付出的代价,有些人的残疾和痛苦是为人类文明和社会进步付出的代价,换来了更多人的躯体和心智的健全。由国家统计局、卫计委、民政部和中国残联等 16 个部委组织的第二次全国残疾人抽样调查结果显示,我国各类残疾人总数为 8 296 万人,残疾人占全国总人口的比例为6.34%。口腔健康是残疾人的基本需求,他们的口腔健康状况欠佳,需要得到更多关心和照顾。

54. 应给予残疾人必要的口腔卫生指导和帮助

为了使残疾人能养成良好的口腔卫生习惯,较好地维护口腔健康,口腔专业人员应对残疾人开展口腔卫生指导,亲属或护理人员应给予必要的帮助。对于有生活自理能力的残疾人,应指导其刷牙;对于缺乏生活自理能力的残疾人,亲属或护理人员应在每餐后帮助其清理口腔,每天帮助其刷牙

1～2 次。

【划重点】

残疾人的口腔疾病主要是龋病和牙周病，此外，还有部分残疾儿童的错颌畸形、颌面部外伤等。残疾人普遍存在口腔卫生差的情况，主要原因是完全或部分丧失自我保健能力，缺乏必要的预防措施和有效的治疗。电动牙刷的使用为部分残疾人的口腔保健提供了良好的辅助功能。建议研发更多的口腔清洁产品，尽最大努力满足特殊需求。

对缺乏自理能力的残疾人，应帮助其每日彻底刷牙至少一次。具体做法是：根据残疾人情况，选择一种容易操作、比较舒适的体位，如让他坐在椅子上，帮助者站在他（她）身后，用手稳住头部，按照正常人的刷牙顺序进行；帮助者也可以坐在椅子上，残疾人坐在地板上，让其背靠帮助者两腿间，用膝盖支撑其头和肩部，按照顺序刷牙；对于坐不稳的残疾人可以让其躺在帮助者肘部或腿上以帮助其清洁口腔；有时需要两个人共同配合完成残疾儿童的口腔清洁。根据病人的不同情况选择不同的体位和姿势，也可为他/她们设计制作专门用于口腔保健的、带有辅助功能的专用座椅，协助特殊人员进行口腔清洁。

55. 选择适宜的口腔清洁用品

根据残疾的程度和残疾人的配合能力，选择清洁口腔的适宜用品，如电动牙刷、漱口水、冲牙器等。应尽量减少黏性与含糖食物的进食次数。在可能的条件下，最好选用局部用氟方法防龋，如每天使用含氟牙膏，或用氟水含漱，或由专业人员使用含氟泡沫、含氟凝胶等。

【划重点】

口腔疾病与人们的饮食结构、生活习惯关系密切，是一种生活方式疾病，它体现了一个国家或地域经济发展水平，体现了社会文明程度，体现了口腔卫生健康状况。在我国，随着经济和科技的快速发展，口腔清洁用品的开发和利用潜力巨大。

2013 年中国口腔护理行业产值为 168.04 亿元；2014 年中国口腔护理行业产值为 190.94 亿元，同比增长 13.63%；2015 年中国口腔护理行业产值为 216.51 亿元，同比增长 13.39%；2016 年中国口腔护理行业产值为 247.82 亿元,同比增长 14.46％;2017 年中国口腔护理行业产值为 280.59 亿元,同比增长 13.22％。到 2022 年我国口腔护理行业产值将达到 418.17 亿元。(以上数据来源于千讯咨询发布的《中国口腔护理市场前景调查分析报告》)

 幽您一默 〰〰〰〰〰〰〰〰〰〰〰〰〰〰〰〰〰〰〰〰〰〰〰

"条件反射"

一位患者去看牙,躺到牙科治疗椅上,

医生说:"来,放松,张大嘴。"

只见患者坐了起来,一脸不高兴地说:"别叫我的外号!"

医生:"喔?"……

第九章

我们一起学标准

中华口腔医学会（Chinese Stomatological Association，CSA）成立于1996年，是在国家民政部注册的唯一全国性口腔医学学术团体，2012年被国家民政部评为5A级学会。2013年经中华人民共和国科学技术部批准该学会设立每两年评审一次的国家级奖项"中华口腔医学会科技奖"；2015年获中国科协"优秀科技社团"二等奖；2017年获中国科协"全国科协系统先进集体"；2018年获中国科协"世界一流学会建设项目（二类）"，2020年获得中国科协"优秀抗疫学会"，"优秀扶贫学会"和"优秀科技志愿服务队"称号。

学会承接了国家卫生健康委员会科教司公益科研项目"第四次口腔健康流行病学调查"；全面负责由中央财政重大公共卫生专项资金支持开展的"全国儿童口腔疾病综合干预项目"；受国家卫生健康委员会委托，学会承担口腔医疗技术标准、国家临床重点专科和全国口腔专科医院评价标准的制定和评审工作，并承担口腔住院医师规培及专科医师培训制度建设及试点培训等工作；是国家团体标准会员单位，负责口腔医学领域团体标准、指南、规范和专家共识的制定工作。

本章内容是从中华口腔医学会最新发布的14项团体标准中摘录了其中的11项。这11项标准都是与人们日常口腔保健和口腔门诊就诊过程中密切相关的内容。通过编入这些专业团体标准，向读者重点介绍如何维护牙周健康、镶牙材料、现代修复技术、种植牙技术标准、拍摄颌面部X射线片的安全防护建议、复杂根管治疗的先进技术和家长们特别关心的婴幼儿龋病防治、乳牙牙髓病治疗、儿童全身麻醉下治疗牙齿的安全性以及口腔科就诊的卫生安全问题。同时，把最新的专业标准推介给广大口腔医务工作者共同学习、提高，也能让患者或读者感受到我国口腔事业发展的规范及标准化程度，对理解本书其他章节的内容也具有很好的参考和指导价值。其中，有关《口腔癌及口咽癌病理诊断规范》《唾液腺肿瘤病理诊断规范》和《美观卡环修复技术指南》3项未编入本书，读者如有需要，请登录中华口腔医学会官方网站查阅学习。

中华口腔医学会

口医会字（2020）第013号

关于发布《维护牙周健康的中国口腔医学多学科专家共识（第一版）》等14项团体标准的公告

按照《中华口腔医学会团体标准管理办法》（试行），中华口腔医学会现批准《维护牙周健康的中国口腔医学多学科专家共识（第一版）》（标准编号：T/CHSA 001-2020）等14项团体标准（见附件）。自2021年1月1日起正式实施。

现予公告。

附件：14项团体标准编号、名称一览表

中华口腔医学会
2020年12月29日

附件

14 项团体标准编号、名称一览表

序号	标准编号	标准名称
1	T/CHSA 001-2020	维护牙周健康的中国口腔医学多学科专家共识（第一版）
2	T/CHSA 002-2020	牙周基本检查评估规范
3	T/CHSA 003-2020	口腔癌及口咽癌病理诊断规范
4	T/CHSA 004-2020	唾液腺肿瘤病理诊断规范
5	T/CHSA 005-2020	金合金修复牙体缺损的临床指南
6	T/CHSA 006-2020	功能性数字化上颌骨缺损赝复指南
7	T/CHSA 007-2020	种植体支持式可摘局部义齿修复技术指南
8	T/CHSA 008-2020	牙体牙髓病诊疗中口腔放射学的应用指南
9	T/CHSA 009-2020	显微牙体预备手术的操作规范
10	T/CHSA 010-2020	美观卡环修复技术指南
11	T/CHSA 011-2020	婴幼儿龋防治指南
12	T/CHSA 012-2020	乳牙牙髓病诊疗指南
13	T/CHSA 013-2020	口腔四手操作技术规范
14	T/CHSA 014-2020	儿童口腔门诊全身麻醉操作指南

中华口腔医学会   2020 年 12 月 29 日印发

ICS 11.060.01
CCS C05

中华口腔医学会

团 体 标 准

T/CHSA 001—2020

维护牙周健康的中国口腔医学
多学科专家共识
（第一版）

Consensus of Chinese stomatology multidisciplinary experts on maintaining
periodontal health （First edition）

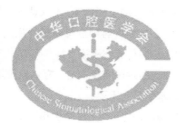

2020－12－29 发布　　　　　　　　　　　　　　2021－01－01 实施

中华口腔医学会　　发 布

前　言

本文件按照 GB/T 1.1—2020《标准化工作导则第 1 部分:标准化文件的结构和起草规则》的规定起草。

本文件由中华口腔医学会牙周病学专业委员会、牙体牙髓病学专业委员会、口腔修复学专业委员会、全科口腔医学专业委员会、口腔正畸专业委员会、口腔种植专业委员会共同提出。本文件由中华口腔医学会归口。

本文件起草单位:北京大学口腔医学院、空军军医大学第三附属医院、武汉大学口腔医院、北京大学第三医院、首都医科大学附属北京口腔医院、中国医学科学院北京协和医院。

本文件主要起草人:俞光岩、刘宏伟、王勤涛、边专、陈吉华、王霄、白玉兴、宿玉成、邱立新、孟柳燕、吴江、马志伟、潘洁、谢贤聚、李熠、安莹、王欣欢、方明、张凌。

引　言

牙周病是导致成年人牙齿丧失的主要原因,不仅造成咀嚼功能降低,还会影响发音和美观。牙周病还与糖尿病、心血管疾病等全身系统性疾病密切相关,是影响口腔和全身健康的重要因素。《第四次全国口腔健康流行病学调查报告》显示,牙龈炎和牙周炎的患病率居高不下,大众的牙周健康意识明显不足。有效地预防和治疗牙周疾病对于提高民众的口腔健康和全身健康水平极为重要。

牙周疾病是最常见的口腔疾病之一,在口腔疾病诊治过程中,口腔医学的多个专业都会涉及牙周组织健康的维护问题。在中华口腔医学会组织的为期三年的"健康口腔,牙周护航"主题年活动中,开展了大量卓有成效的学术和科普活动。2020 年是主题年收官之年,中华口腔医学会组织多个相关专业委员会专家,经过反复讨论,撰写了"维护牙周健康的中国口腔医学多学科专家共识"(第一版)(以下简称"共识"),供口腔医师在疾病诊疗中参考,旨在增强口腔医学专业工作者维护牙周组织健康的意识,规范口腔诊疗行为,提高口腔疾病防治水平。本《共识》为第一版,随着其在临床实践中的应用,有些内容可能需要再版时修改和补充。某些专业在其相关领域的疾病诊治过程中,有更高更深入的要求,相应的专业委员会将适时发布各自的专家共识。

牙周组织健康的维护应体现在口腔疾病诊疗的全过程。接诊患者时,口腔全科医师和各专科医师都应将牙周健康理念贯彻到整个诊疗计划当中。在治疗前,对牙周健康状况做出初步检查及评估,对病情无法确认和无法有效处置的牙周损害应及时转诊给牙周专科医师。

健康牙周组织是开展各种口腔相关治疗的前提和基础。应尽早发现和判定是否存在牙周病损及其损害程度，并进行适度干预，以赢得健康牙周状态或牙周炎消退进入静止(稳定)期，再对剩余牙周组织的储备和支撑能力进行评估，科学预见各种修复、正畸、种植、牙体牙髓等诊疗活动的预后。

在口腔全科和专科治疗中，应采取措施，避免一切可能引起或加重牙周损害的操作。同时关注患者的菌斑控制情况，必要时采取适当的保健措施。在治疗结束后，应该做好对患者的椅傍口腔卫生宣教，提醒患者保持口腔卫生，定期复查，维护牙周健康，从而保证天然牙及修复体的稳定性及功能性，防止牙周病损的复发或进展。

维护牙周组织健康是口腔医师共同的责任，需要口腔医学多学科的紧密合作，也需要医患之间的密切配合，全方位、多角度、全员(医患)、全过程重视牙周健康维护、预防牙周疾病，是提升口腔疾病综合诊疗水平的新模式。

维护牙周健康的中国口腔医学多学科专家共识

1 范围

本共识给出了维护牙周健康须遵循的预防、诊疗设计、临床操作、疗效评估及随访的原则。本共识适用于全体口腔医师。

2 规范性引用文件

本文件没有规范性引用文件。

3 术语和定义

本文件没有需要界定的术语和定义。

4 治疗前

4.1 问诊

除了患者主诉外，还需要重点询问以下信息：

1)牙周疾病症状及治疗史，牙列缺损或缺失的原因等；

2)口腔卫生习惯，饮食习惯；

3)与牙周病相关的全身疾病史[如糖尿病、骨质疏松症、血液系统疾病、心血管疾病、免疫系统疾病、口腔副功能(过度咬合、夜磨牙等)等]、用药史、过敏史、生理期、孕期、吸烟史、肿瘤放化疗史等；

4)直系亲属的牙周状况家族史。

4.2 检查

除了患者主诉牙外，还需要特别关注的检查：

1)口腔卫生状况:菌斑、软垢、牙石等;

2)牙龈及牙周状态:牙龈红肿或退缩、牙周袋探诊深度、探诊后出血、牙齿松动度;

3)有无窦道及磨牙根分叉病变;

4)已有修复体的外形和边缘及其与牙周组织的关系;

5)咬合关系检查;

6)牙齿拥挤、错位、移位、畸形等;

7)必要的影像学检查:评估牙槽骨高度、密度、牙根状态;

8)血液学常规检测。

4.3 不宜直接开展口腔(其他)专科治疗的牙周状况

1)口腔卫生状况差,缺乏口腔健康意识以及维护口腔卫生习惯者;

2)牙周组织炎症明显:全口牙龈探诊出血位点超过50%;牙龈红肿、牙周溢脓等;

3)牙周探诊深度超过5 mm;

4)牙齿松动度>Ⅱ度;

5)牙根纵折伴有明显牙齿松动;

6)存在可能影响骨代谢或愈合能力的全身疾病;

7)重度或活动性全身疾病(包括未控制的糖尿病、骨质疏松症、人类免疫缺陷病毒感染、口服或静脉注射二磷酸盐、正在进行头颈部放化疗等);

8)妊娠或服用某些特殊药物;

9)心理或精神疾病;

10)不良习惯和行为因素(如吸烟、夜磨牙等);

11)口腔内局部因素:种植区邻近牙感染性病灶、颌骨囊肿等。

4.4 可以开展(其他)专科治疗的条件或适应证

4.4.1 制定口腔全科治疗计划,涵盖口腔卫生指导、牙周疾病的基础治疗和必要的牙周专科治疗及定期维护,控制与牙周病相关全身疾病。

4.4.2 经评估,牙周处于健康状态,或牙周炎消退处于静止(稳定)期:

1)牙龈无炎症或未累及深部牙周组织的轻中度牙龈炎;

2)牙齿动度为生理性动度或轻度松动Ⅰ度内;

3)牙周探诊出血位点数小于25%;

4)牙周探诊深度最大值小于3 mm,经过有效治疗的牙周炎患者可放宽至4 mm。

4.4.3 无相关专科治疗前禁忌证。

4.4.4 影像学可见明显的牙周骨硬板或牙槽骨边缘变致密。

4.4.5 牙周炎患者正畸治疗的适应证主要包括:

1)牙周炎患者要求改善牙齿错位、拥挤等;

2)牙周炎导致的前牙扇形移位、后牙近中倾斜骨下袋等;

3)错殆畸形加重牙周组织损伤,如前牙深覆殆致咬伤牙龈、牙齿错位导致创伤殆等情况;

4)牙周炎患者美观或修复的需求,如减少三角间隙、调整牙龈高度、修复前正畸等;

5)以上状况开始正畸治疗前,必须有效控制牙周炎症。

5　治疗中

5.1　牙体牙髓病专业

5.1.1　有利于牙周健康的合理诊疗设计

1)常规使用橡皮障隔离患牙;

2)恢复患牙正常外形;

3)因龋齿或牙体折裂至龈下较深处且需行牙体充填修复时,应考虑生物学宽度;避免充填物损伤牙周,或在治疗前对患牙行临床牙冠延长术。

5.1.2　治疗中避免损害牙周健康的操作规范

5.1.2.1　口腔卫生宣教内容

1)普及口腔卫生保健知识;

2)给予个性化口腔健康指导,例如正确的刷牙方法和牙线的使用方法等。

5.1.2.2　须遵守的操作规范

1)常规使用橡皮障隔离患牙,以减少牙体牙髓治疗中牙周组织的损伤。选取外形合适的橡皮障夹以达到严密封闭的效果,必要时可使用牙龈封闭剂等辅助封闭;

2)牙体充填应符合牙齿正常外形,恢复其原有生理凸度及排溢道。操作时应正确使用成型片及楔子,避免出现悬突,充填结束后应抛光;

3)根管治疗操作应符合规范,操作者应熟悉牙及根管系统解剖结构,加强专业知识和技能培训,严格遵守诊疗规范,必要时可在锥形束CT(CBCT)、口腔显微镜辅助下行开髓、根管预备及充填操作。

5.1.2.3　注意事项

1)细心使用酸蚀剂、漂白剂、牙髓失活剂等刺激性药物,以免药物外溢造成牙周组织损伤;

2)存在髓石或钙化的患牙应谨慎操作,以防髓腔壁穿孔。根管系统与牙周组织直接交通,会降低根管治疗成功率,并造成继发性牙周组织破坏;

3)根管治疗过程中应避免器械分离、超充、欠充或次氯酸钠等化学药物超出根尖孔的情况,以免降低根管治疗成功率,增加根尖周炎风险,并延迟组织愈合。

5.1.3　可能出现的牙周并发症及处理原则

5.1.3.1　牙体修复过程中可能出现的牙周疾病,由下列因素所致:

1)术中使用器械伤及牙龈,或酸蚀剂等药物外溢致牙周组织损伤;

2）充填时接触点恢复不良或邻接关系恢复不良造成食物嵌塞所致；

3）充填时未能恢复正常咬合关系，如咬合时出现早接触；

4）充填体存在悬突；

5）龈下充填体破坏生物学宽度。

处理原则：

1）对于机械刺激或药物外溢导致的炎症，轻者可局部冲洗，上碘甘油，规范使用橡皮障等隔离措施防止药物外溢；

2）接触点恢复不良应重新充填，必要时行嵌体或冠修复，建议使用牙线、牙间隙刷、冲牙器等邻面清洁工具；

3）如出现早接触，可通过磨除高点消除症状；

4）充填体存在悬突应消除局部刺激物；

5）对于破坏生物学宽度者应该去除充填物，行临床冠延长术后待炎症消除后修复牙体缺损。

5.1.3.2 根管治疗过程中可能出现的牙周疾病，由下列因素所致：

1）术中使用器械伤及牙龈，或失活剂等药物外溢致牙周组织损伤；

2）根管治疗过程中髓腔壁穿孔导致穿孔处牙周组织炎症和牙槽骨破坏吸收；

3）根管治疗中和治疗后的患牙若发生牙根纵裂，可造成牙髓与牙周组织相交通，继发牙周组织破坏。

处理原则：

1）对于机械刺激或药物外溢导致的炎症，轻者可局部冲洗，上碘甘油，规范使用橡皮障等隔离措施防止药物外溢；

2）可借助口腔显微镜或 CBCT 确定穿孔的位置及范围，视情况选择非手术修补或手术修补的方法；

3）发生纵裂时可拔除无保留价值的患牙；

4）对发生牙根纵裂但仍有保留价值的患牙，在完善根管治疗的基础上，可通过截根术，牙半切术等保留患牙；

5）若以上处理后仍无法缓解炎症，可请牙周科医师进行会诊，共同确定治疗方案。

5.2 口腔修复专业

5.2.1 有利于牙周健康的合理诊疗设计

1）修复体总体设计应遵循𬌗力合理分配的原则，合理选择基牙；

2）固定义齿基牙牙周膜的面积总和应等于或大于缺失牙牙周膜面积的总和；

3）可摘局部义齿设计应合理选择支托凹位置、连接体外形等，防止基牙承担过大的𬌗力；基托、连接体边缘与牙龈缘保持合适距离，防止其压迫牙龈边缘进而造成牙周组织损害；

4)修复体龈边缘设计应合乎牙周组织健康的要求,防止破坏生物学宽度;冠桥修复体(含临时修复体)的边缘若放置于龈沟内,其边缘外形应有合理突度,不得挤压牙龈组织;修复体边缘不超过龈沟底深度,切勿进入生物学宽度范围内;

5)修复体外形应尽量接近最自然的状态,咬合功能恢复的程度应与牙周条件相适应。固定修复体的轴面凸度应设计合理,应扩大外展隙,建立最小牙间隙刷清洁通道以及合理的食物溢出道,避免菌斑堆积,便于自洁。防止因食物排溢和流动不畅对牙周组织健康的影响;

6)应恢复邻接区正常的位置和良好的邻接关系。此外,应尽量防止修复体部件对牙龈组织局部压迫,引发牙周组织的炎症;

7)避免异常咬合或外力影响;

8)对于牙周病患者的设计,应考虑减少菌斑聚集对牙周组织的刺激,并利于医患双方后期的牙周维护。

冠桥修复时推荐使用龈上边缘,前牙区建议平龈肩台,后牙区建议龈上肩台;

固定桥修复时尽量选择卫生桥体、卵圆形桥体等凸形桥体;

可摘局部义齿尽可能减少牙龈覆盖区域,便于局部的口腔清洁;

需将牙周病患牙作为基牙时,应酌情增加固定局部义齿基牙数目;可摘局部义齿连接体应采用应力中断设计,以减小基牙的负担。

5.2.2　治疗中避免损害牙周健康的操作规范

1)牙体预备须防止车针损伤牙龈,预备至龈下时,避免损伤生物学宽度;

2)排龈操作须轻柔,排龈线置于龈沟内不宜过深,放置时间不宜过长,防止伤及角化龈、结合上皮和牙槽骨;

3)试戴修复体时,注意检查修复体边缘位置是否侵犯生物学宽度,边缘密合性,有无悬突;检查邻接关系和外展隙,应保证牙间隙刷的方便通过;

4)调整合适的修复体咬合,去除早接触点和咬合干扰,防止咬合创伤损伤牙周组织;

5)粘接或粘固固定修复体时(含临时粘固),应选择合适的粘固材料或粘接剂。若使用酸蚀剂,须用橡皮障等防护,防止酸蚀剂损伤牙龈。粘固后应去净多余的粘固材料,防止残留材料刺激牙周组织。

5.2.3　修复过程可能出现的牙周并发症及处理原则

5.2.3.1　牙龈炎、牙周炎及牙槽嵴黏膜炎,多由下列因素所致:

1)固定修复体颈缘滞留的粘接材料;

2)颈缘粗糙、悬突、不密合;

3)修复体轴面外形凸度不良;

4)桥体龈端与牙槽嵴黏膜间存在间隙或压迫牙槽嵴过紧;

5)佩戴义齿后牙周维护不利等。

处理原则:去除致病因素;加强对患者的口腔卫生宣教,做好日常口腔清洁卫生和定期牙周维护;必要时进行牙周系统治疗,局部药物应用、全口龈上下洁治与抛光;保守治疗后若效果不佳,应拆除修复体重做。

5.2.3.2　龈乳头炎,严重时可引发牙周炎

由于邻接、咬合关系恢复不良或邻牙松动引起的食物嵌塞所致。

处理原则:轻者可局部用消炎镇痛药消除炎症,同时调𬌗。若调𬌗后症状不缓解,应拆除修复体重新制作,必要时与邻牙联冠修复。酌情使用牙线、牙缝刷、冲牙器等邻面清洁工具。

5.2.3.3　非菌斑性牙周炎症

固定修复体侵犯生物学宽度时,都会引起牙周损害,牙周肿胀出血,难以愈合。

处理原则:修复体一旦引起牙周损害,原则上都需要拆除不良修复体,在冠根比允许的条件下,可实施临床牙冠延长术以恢复生物学宽度,消除牙周炎症之后再行修复;或者改变修复方案。

5.2.3.4　基牙牙周创伤

多由固定修复体早接触、𬌗创伤未及时治疗而引起,或因义齿设计不良所致,严重时可造成基牙松动。

处理原则:先调𬌗以减轻基牙负担,如果牙周组织损伤严重,一般应拆除固定修复体,治疗患牙后再重新修复,必要时需更改义齿设计。

5.3　口腔全科

5.3.1　有利于牙周健康的合理诊疗设计

1)保证全身健康稳定的情况下开始口腔诊疗操作;

2)如果患者有急症,先解决急症问题;

3)按照先控制感染性疾病,再进行美观和功能恢复的原则进行临床操作;

4)建议各专业诊治顺序为:口腔全科计划、牙体牙髓病专业、牙周病专业、口腔黏膜病专业、口腔颌面外科专业、口腔修复专业、口腔种植专业、口腔正畸专业;

5)遵循各专业有利于牙周健康的合理诊疗设计。

5.3.2　治疗中遵循避免损害牙周健康的操作规范

5.3.2.1　牙周操作遵循牙周基础治疗的规范要求。

5.3.2.2　牙体牙髓操作遵循5.1.2所述。

5.3.2.3　口腔修复操作遵循5.2.2所述。

5.3.3　可能出现的牙周并发症及处理原则　参照5.1.3和5.2.3所述。

5.4　口腔正畸专业

5.4.1　有利于牙周健康的合理诊疗设计

1)正畸治疗目标的设定应紧密结合患者牙周状况,以促进和保护牙周健康为优先考

虑因素,必要时,可以在充分评估患者风险与收益的前提下降低部分治疗要求,以缩短疗程,避免过于复杂的牙齿移动带来不必要的牙周风险;

2)设计正畸牙移动时,注意牙齿阻抗中心的变化,受力集中于支持基骨上;

3)牙周炎患者经过系统的牙周治疗,牙周炎消退进入静止(稳定)期,再行正畸治疗;

4)在牙槽骨水平吸收不超过根长 1/2 的前提下开展正畸治疗。

5.4.2　治疗中避免损害牙周健康的操作规范

5.4.2.1　卫生宣教:大部分正畸矫治器不利于口腔卫生维护,必须对患者进行专门的口腔卫生指导并监督实施状况。

5.4.2.2　治疗措施

1)正畸治疗中应尽量使用结构组成简单的矫治器,牙周病患者应该以更轻的矫治力来减少牙周风险,可以综合应用调𬌗、𬌗垫、片段弓、随行弓等多种技术;

2)对牙周病正畸患者,首先考虑拔除牙周及牙体损害严重的患牙,并尽量保存有功能的牙齿(有时需保留天然牙保存空间,可咨询正畸专业医师的意见);

3)正畸治疗中过程中,施力的性质、大小和方向应适合牙周支持组织的特点。

5.4.2.3　正畸牙齿移动

1)牙齿移动必须考虑到患者的牙周组织状况,不要超出牙槽骨的边界;

2)要避免加重牙周损伤的移动方式,如对存在唇颊侧牙龈退缩的牙弓进行扩弓、压低存在未经完善治疗的深牙周袋的牙齿、整体移动牙周附着丧失的牙齿等;

3)正畸牙移动尽可能采用轻力及间歇力,以柔和而大小适宜的牵张力促进和诱导牙周组织的改建;

4)避免在牙周炎患者正畸时施用过大的压入力和伸长力移动牙齿。

5.4.2.4　牙周维护

正畸治疗复诊过程中应该随时评估牙周状况,对于牙周病患者则至少 3 个月系统检查一次牙周状况,牙周炎症明显者,应随时暂停正畸治疗,进行牙周系统治疗直至炎症得到有效缓解,进入静止(稳定)期。

5.4.3　正畸治疗过程中可能出现的牙周并发症及处理原则

5.4.3.1　牙龈炎

矫治器不利于口腔卫生的清洁,对牙龈组织的不良刺激会造成菌斑堆积和牙周炎症的加重,个别患者会出现牙龈增生。

处理原则:控制炎症,进行龈上洁治,同时卫生宣教。对牙龈增生患者,可在请牙周医师会诊后,进行洁治、刮治,炎症消除后复查,必要时可行牙龈切除术,术后根据牙龈恢复情况再行正畸治疗。

5.4.3.2　牙周炎　牙周病如果没有控制,正畸治疗可加重牙周组织的破坏,表现为牙周肿胀、溢脓,晚期出现牙齿松动。

处理原则：暂时拆除矫治器，停止加力，并进行牙周系统治疗及抗感染处理。治疗方案和操作中遵循规范时，一般不会出现并发症，如有明显牙周临床症状时，与牙周专业会诊协商治疗方案。

5.5　口腔种植专业

5.5.1　有利于牙周健康的合理诊疗设计

1）种植修复计划的制定要着眼于种植修复体和余留天然牙全面、长期的功能保持和稳定；

2）处于牙周健康或轻度牙周炎经治疗后处于静止（稳定）期，可仅对缺牙区进行常规种植治疗。

3）牙周疾病较重，需经牙周专业医师与种植科医师共同评估后明确治疗方案；

4）对于难以控制的严重牙周组织缺损牙，或即使暂时控制感染也难以保持长期疗效及有效功能的牙，应考虑拔除，与其他缺失牙一起总体考虑种植修复计划；

5）对于评估后可以保留但尚未控制牙周病的患牙，则应先进行牙周系统治疗，病情稳定后，再进行种植治疗；

6）对牙周治疗预后差、难以达到长期静止（稳定）期效果的患牙应予拔除，进行总体种植治疗设计，以免影响种植体长期功能及预后；

7）种植治疗计划制定过程中应充分评估患者牙龈生物型及种植区软组织形态，在合适的时期酌情配合牙周、种植体周软组织处理（冠向/根向复位瓣、隧道技术、结缔组织移植术、游离龈移植术等）；

8）种植修复过程中，种植修复体的形态设计应有利于菌斑控制；修复体咬合关系应利于均匀分散咬合力。

5.5.2　治疗中避免损害牙周健康的操作规范

1）种植体植入位置及切口设计应考虑牙周表型及种植体周软硬组织形态；

2）种植体植入后应尽量保证种植体周围的硬组织完整，且存在一定宽度的角化龈；

3）对于硬组织缺损明显者，应在种植前或种植同期行骨增量手术；

4）对薄扇型牙龈生物型的患者，可行结缔组织移植术增加种植区牙龈软组织厚度；对于角化龈过窄或缺如的患者，可在种植外科手术前行角化龈移植术；

5）种植术中软组织翻瓣后，可直视检查邻牙根面有无龈下牙石、骨下袋、不利的骨形态等，并进行翻瓣区内天然牙的牙周手术的处理；

6）种植二期手术前应评估种植体周软组织厚度及角化龈宽度。若软组织厚度过薄（小于 1 mm）或角化龈宽度过窄（小于 2 mm）或缺如，则酌情行结缔组织移植/角化龈移植术。

5.5.3　可能出现的牙周并发症及处理原则

5.5.3.1　口腔种植机械并发症

由基台或螺丝松动、基台或螺丝折断、支架或种植体折裂、修复体崩瓷、修复体固位丧失等直接或间接导致食物嵌塞、上皮附着损伤、菌斑堆积、骨吸收等种植体周组织破坏，甚至影响邻近天然牙的牙周健康。

处理原则：应遵循早发现、早诊断、早治疗的原则，维护种植体周健康和天然牙的牙周健康。

5.5.3.2　口腔种植生物学并发症

包括种植体周黏膜炎和种植体周炎，由于口腔卫生不良，造成种植体周围菌斑堆积，刺激机体产生炎症反应。

1）种植体周黏膜炎临床表现为黏膜的红肿、探诊出血甚至溢脓等；

2）种植体周炎，累及软组织和种植骨床、造成显著骨吸收。临床表现包括种植体周探诊出血、黏膜红肿溢脓、种植体周龈退缩、骨吸收等。如不及时治疗，将导致持续的骨吸收和种植体—骨界面的"去整合"，最终使种植体松动、脱落。种植体周炎是影响牙种植远期效果导致种植体失败的主要原因之一。

处理原则：

1）种植后进行定期的牙周维护、预防种植体周生物学并发症对牙周健康具有积极意义；

2）进行口腔卫生指导，机械去除菌斑牙石，局部应用抗菌剂，必要时行再生手术。

6　治疗后

6.1　疗效评估

除口腔全科和口腔各专业接受治疗内容的评估外，治疗后仍须对牙周情况进行以下评估：

1）软组织颜色及结构有无异常，有无肿胀、触痛、窦道、松动度、牙周探诊深度、根分叉病变，及 X 线片表现等有无异常；

2）健康的牙周组织应满足：软组织颜色及质地正常，无肿胀、出血、窦道或瘘管，无触痛，牙齿无异常松动，无深牙周袋，无根分叉病变，没有明显的软组织缺陷；

3）X 线片显示牙周膜及硬骨板连续、牙槽骨密度及纹理正常等；

4）专科治疗后是否出现并发症，与何影响因素关联；

5）正畸患者，特别是牙周病正畸患者，正畸结束时应该进行一次系统的牙周检查和必要的牙周治疗，此后，定期进行复查；

6）正畸保持应综合考虑稳定性和牙周维护的方便，对于存在部分牙齿松动的牙周病正畸患者可以考虑固定丝保持，起到牙弓夹板的作用，但是要重视因此带来的菌斑聚集的风险；

7）修复体完成并行使功能后，应检查其边缘位置有无刺激生物学宽度、邻接关系、外展隙等；应保证牙间隙刷的方便通过。

6.2　口腔卫生维护宣教

6.2.1　**告知患者治疗结束后的注意事项以及口腔卫生维护方法；建议患者按时复诊，定期进行口腔检查，并戒除吸烟等不良习惯。**

6.2.2　**口腔卫生宣教的内容：**

1)刷牙时间：每天 2～3 次，每次 3 分钟；

2)刷牙方法："巴氏刷牙法""单向竖刷法"；

3)推荐：使用牙间隙刷、牙线、冲牙器等辅助用具；

4)进行个性化的口腔卫生指导，帮助患者掌握天然牙及种植体清洁方法。

6.3　定期随访方案

6.3.1　随访时间

治疗后每 3 月随访一次；牙周状况良好者可治疗后第 3 月、6 月、1 年进行常规随访，1 年内无异常者每半年到 1 年随访一次；如有特殊情况或需要密切观察者，可缩减随访时间间隔或增加复诊频率。

6.3.2　随访内容

6.3.2.1　牙周维护治疗

1)定期复诊行牙周检查(6～12 月)和牙周洁治；

2)必要时行龈下刮治。

6.3.2.2　种植修复完成后 1、3、6 个月复诊，全面检查种植体周软硬组织情况及上部义齿情况。每年拍摄一次 X 线片。定期洁治，彻底清理种植体及天然牙表面的菌斑、牙石。

ICS 11.060.01
CCS C05

中华口腔医学会

团 体 标 准

T/CHSA 002—2020

牙周基本检查评估规范

Standard of periodontal examination and evaluation

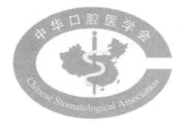

2020－12－29 发布 　　　　　　　　　　　　　　　　2021－01－01 实施

中华口腔医学会　发布

前　言

本文件按照 GB/T 1.1—2020《标准化工作导则第 1 部分：标准化文件的结构和起草规则》的规定起草。

本文件由中华口腔医学会牙周病学专业委员会提出。

本文件由中华口腔医学会归口。本文件由空军军医大学第三附属医院负责起草，四川大学华西口腔医院、南京大学医学院附属口腔医院、中国人民解放军总医院、哈尔滨医科大学附属第四医院、山东大学口腔医院、武汉大学口腔医学院、上海交通大学医学院附属第九人民医院、浙江大学医学院附属第二医院、北京大学口腔医院、南京医科大学附属口腔医院、中日友好医院、瑞尔集团、中国医科大学附属口腔医院参与起草。

本文件主要起草人：王勤涛、马志伟、安莹。

参与起草讨论专家（按姓氏笔画为序）：丁一、闫福华、刘洪臣、毕良佳、杨丕山、李成章、束蓉、吴亚菲、陈莉丽、孟焕新、欧阳翔英、徐艳、徐宝华、章锦才、潘亚萍。

引　言

牙周病是一种"沉默"的全球性流行病，具有巨大的疾病负担和社会经济影响。牙周组织是口腔的重要组成部分，更是牙齿能够稳固存在于口腔内并行使功能的基础；成年人牙齿丧失的最主要原因是牙周病；即使要进行各种类型的修复治疗，也需要考虑和借助存留牙牙周组织的储备和支撑。越来越多的证据也支持其可能的间接危害，即牙周病的存在及失控，可能导致或加重远隔的系统器官病症，甚至危及生命安全。因此如何尽早发现和判定是否有牙周病损存在、如何检查和评估牙周病损的程度、是否进行干预、应用何种手段、是否能保证自然牙及修复体的稳定性及功能性等，是必须要面对和重视的现实问题。

《第四次全国口腔健康流行病学调查报告》显示，目前中国成年人的牙周情况不容乐观，牙龈炎和牙周炎的患病率居高不下；因此在患者就诊时，对其牙周健康状况的检查不容忽视，对其病情状况及风险评估尤为重要，制定规范化牙周检查评估方法的标准就显得刻不容缓。

中华口腔医学会牙周病学专业委员会组织本学科及相关学科专家，制定了口腔诊疗中的牙周基本检查评估规范，旨在强调该检查的必要性和重要性，协助提高口腔临床医生对牙周病的认识、诊断和治疗方案的制定，也有助于就诊患者无论是自然牙还是修复体的长期健康维护及炎症控制。

牙周基本检查评估规范

1　范围

本规范制定了口腔诊疗中的牙周组织健康状态检查的项目、方法、标准及管理的基本要求,适用于所有口腔临床诊疗中的基本检查。本规范也可适用于健康体检中的口腔检查。

2 规范性引用文件

本文件没有规范性引用文件。

3 术语和定义

本文件没有需要界定的术语和定义。

4 检查内容

4.1 病史询问并记录

询问现病史、既往史、家族史、用药史、全身系统性疾病状况并进行记录。

4.2 牙周探诊检查器械

手动牙周探针:例如 UNC-15、Williams、WHO、Nabers 或其他类型。牙周电子探针:例如 Florida 或其他类型。

4.3 基本检查项目

4.3.1 口腔卫生情况

根据菌斑和牙石的存在与牙面分布对口腔卫生状况进行评价,采用菌斑指数(plaque index,PLI)或简化牙石指数(Calculus Index-Simplified, CI-S)进行记录。

1)检查牙位:16、21、24、41 的唇(颊)面,36、44 的舌面。

2)检查方法(选择一种方法进行检查并记录):

菌斑检查:患者先用清水漱口,然后用棉签或小棉球蘸取菌斑显示剂(2% 碱性品红溶液),涂布于检测牙龈缘附近的牙面上,再次漱口,被染色的区域即是附着的菌斑,根据牙面染色范围计分。

牙石检查:肉眼观察龈上牙石量;结合探查龈下牙石(探针插入检测牙远中邻面龈沟内,沿龈沟向近中邻面移动,观察牙颈部牙石的存在及量);以最高值计分。

3)记分标准(均以所在牙面计分最高值记录于检查表内):

菌斑指数(PLI):

0=牙面无菌斑;

1=牙颈部龈缘处有散在的点状菌斑;

2=牙颈部连续窄带状菌斑宽度不超过 1 mm;

3=牙颈部菌斑覆盖面积超过 1 mm,但少于牙面 1/3;

4=菌斑覆盖面积至少占牙面 1/3,但不超过 2/3;

5=菌斑覆盖面积占牙面 2/3 或以上。

简化牙石指数(CI-S):

0=龈上、龈下无牙石;

1=龈上牙石覆盖面积占牙面 1/3 以下;

2＝龈上牙石覆盖面积在牙面 1/3 与 2/3 之间，或牙颈部有散在龈下牙石；

3＝龈上牙石覆盖面积占牙面 2/3 或以上，或牙颈部有连续而厚的龈下牙石。

4)菌斑滞留因素：牙体解剖因素；牙齿位置异常、错𬌗畸形；充填体悬突；不良修复体；食物嵌塞等。

4.3.2 牙龈

检查牙龈色泽、形态、质地、龈缘位置、表型及角化龈宽度等；并进行相应记录。

1)牙龈颜色：正常牙龈呈粉红色；红色加深反映有炎症。

2)牙龈外形：正常牙龈菲薄而紧贴牙面；炎症时牙龈肿胀，龈缘变厚，牙间乳头圆钝或肥大。

3)牙龈质地：正常牙龈质地致密坚韧；炎症时牙龈松软缺乏弹性，增生时可变硬。

4)牙龈退缩：牙龈缘向根方退缩暴露出釉牙骨质界或牙根面。

5)牙龈表型：根据龈缘下的牙龈厚度和形态判别薄龈型和厚龈型。

6)角化龈宽度：唇(颊)面龈缘至膜龈联合间的距离。一般记录中部测量值；美学治疗时增加记录龈乳头测量值。

4.3.3 松动度

前牙用牙科镊夹住切缘，做唇舌方向摇动；在后牙，闭合镊子，用镊子尖端抵住𬌗面窝，向颊舌或近远中方向摇动。无松动不需记录；如有以下状况则记录：

Ⅰ度松动　松动超过生理动度，但幅度在 1 mm 以内；或仅为颊舌方向松动。

Ⅱ度松动　松动幅度在 1～2 mm 间；或颊舌和近远中方向均有松动。

Ⅲ度松动　松动幅度在 2 mm 以上；或颊舌、近中远中和垂直方向均有松动。

4.3.4 探诊出血(bleeding on probing, BOP)

用钝头牙周探针从颊、舌、近中、远中轻探到袋底或龈沟底(0.2～0.25 N,即 20～25 g 探诊力度)，取出探针后观察 10～15 秒看有无出血，据此记录为(＋)或(－)。

4.3.5 探诊深度(probing depth, PD)

手工探诊检查——选择标准化牙周探针，放稳支点后，以 0.2～0.25 N(即 20～25 g)的探诊压力，平行于检测牙长轴的方向轻轻插到袋底，按颊、舌面的远中、中央、近中测量，每个检测牙记录 6 个位点龈缘至袋底间的距离数值；

电子探诊检查——选择牙周电子探针，放稳支点后，同法按序检测每个检测牙位的 6 个位点；但其压力由仪器自动控制，并且自动记录检测数值。

根分叉探诊检查——检查能否水平探入磨牙根分叉区，记录探入深度值或是否贯通(上颌磨牙建议用根分叉测量专用弯探针从颊侧中央、远中、近中三个方向进行探查)。

4.3.6 临床附着丧失(clinical attachment loss, CAL)

测量探诊深度后，探针尖沿牙根面退出，探寻釉牙骨质界(Cemento-enamel junction, CEJ)位置，记录 CEJ 到龈缘(Gingival margin, GM)的距离，将探诊深度减去该距离即为牙周附着丧失程度。若两数相减为零或不能探到釉牙骨质界,说明无附着丧失;若牙龈退缩使龈缘位于釉牙骨质界的根方,则应将两个读数相加,得出附着丧失的程度。同探诊深度,每个检测牙记录 6 个位点附着丧失的数值。

4.3.7 影像学检查

根据病史、患者意愿、临床检查确定影像学检查范围:即主诉牙、区段牙或全口患牙。接诊医师选择确定影像学检查类型:即根尖片 RVG/曲面断层片/牙科 CT。必须进行以上至少一种影像学检查来辅助诊断。

5 分类

5.1 牙周专业医生

5.1.1 检查牙位 口腔内所有牙位。

5.1.2 检查项目

4.3 中的所有项目(包括口腔卫生、牙龈、松动度、BOP、PD、CAL、影像学检查)。

5.1.3 记录 记录所有项目的检查结果,可参见附录 A。

5.2 非牙周专业医生

5.2.1 检查牙位

主诉牙必须检查;指数牙或全口牙由接诊医师确定是否选择性检查。

1)主诉牙:患者主诉症状的牙位。

2)指数牙:将口腔中分为 6 个区段,每个区段至少选取 1 颗功能牙,如可以考虑 16、21、24、36、41、44;当同一区段所选取的功能牙有缺失时,则以邻牙替代;如整个区段已无功能牙,则省略。

3)全口牙:口腔内所有存留牙位。

5.2.2 检查项目

1)必查项目:主诉牙位的口腔卫生情况、牙龈色形质、牙松动度、探诊 BOP、PD 状况。记录检查的最高值。

2)选查项目:4.3 中除必查项目之外的其余项目,或增加指数牙位、全口牙位。

5.2.3 记录

记录所有项目的检查结果,可参见附录 B。

6 牙周检查记录表(见附录)

6.1 封面填写

姓名、性别、年龄、就诊时间、联系方式等。

6.2 检查项目记录

根据检测项目内容、在牙周检查表内直接填写相应数据。

6.3 牙周检查结果评估

根据临床指标、影像检查、血液生化检验等资料，做出病情判别和初步诊断。

对于复杂病例，可转诊到牙周专科医生处做详细判断（如全口 BOP＞50％、龈红肿溢脓、龈退缩＞3 mm、PD＞5 mm、牙松动＞Ⅱ度、根分叉病变、缺牙 5 颗以上等）。如有不同时间的连续资料，可参照进行病情预后及进展可能的风险评估。将检查结果记录于牙周检查表内。

附录 A（资料性） 牙周专业医生牙周检查记录表

姓名_____ 性别_____ 年龄_____ 病历号_____ X线片号_____

检查日期：_____年___月___日

菌斑																		
牙石																		
松动度																		
角化龈宽度																		
根分叉病变																		
BOP（探诊出血）	B/L																	
CAL（临床附着丧失）	B/L																	
龈缘-CEJ	B/L																	
PD（探诊深度）	B/L																	
牙位		8	7	6	5	4	3	2	1	1	2	3	4	5	6	7	8
PD（探诊深度）	L/B																	
龈缘-CEJ	L/B																	
CAL（临床附着丧失）	L/B																	
BOP（探诊出血）	L/B																	
根分叉病变																		
角化龈宽度																		
松动度																		
牙石																		
菌斑																		

咬合关系：错𬌗拥挤　深覆𬌗　深覆盖　对刃𬌗　反𬌗

特殊病史：　　　　　　　　　其　他：

影像检查：　　　　　　　　　诊　断：

附录 B(资料性)　非牙周专业医生牙周检查记录表(主诉牙)

姓名_____　性别_____　年龄_____　病历号_____　X线片号_____

检查日期：_____年___月___日

菌斑																	
牙石																	
松动度																	
角化龈宽度																	
根分叉病变																	
BOP(探诊出血)	B																
	L																
PD(探诊深度)	B																
	L																
牙位		8	7	6	5	4	3	2	1	1	2	3	4	5	6	7	8
PD(探诊深度)	L																
	B																
BOP(探诊出血)	L																
	B																
根分叉病变																	
角化龈宽度																	
松动度																	
牙石																	
菌斑																	

特殊病史：

其　　他：

影像检查：

诊断：

备注：1. 可仅记录主诉牙位

　　　2. 可仅记录主诉牙位的检查最高值

ICS 11.060.01
CCS C05

中华口腔医学会

团 体 标 准

T/CHSA 005-2020

金合金修复牙体缺损的临床指南

Guideline of gold alloy restoration for tooth defect

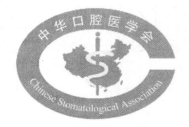

2020 -12 - 29 发布　　　　　　　　　　　　2021 - 01 - 01 实施

中华口腔医学会　　发布

前 言

本文件按照 GB/T 1.1—2020《标准化工作导则第 1 部分：标准化文件的结构和起草规则》的规定起草。

本文件由中华口腔医学会口腔修复学专业委员会提出。

本文件由中华口腔医学会归口。本文件起草单位：武汉大学口腔医院、北京大学口腔医院、中国人民解放军总医院、空军军医大学口腔医院、四川大学华西口腔医院、上海交通大学附属第九人民医院、首都医科大学口腔医院、中山大学附属口腔医院、浙江大学医学院附属口腔医院、福建医科大学附属口腔医院、吉林大学口腔医院、温州医科大学口腔医学院·附属口腔医院、天津医科大学口腔医院、同济大学口腔医院。

本文件主要起草人：黄翠、梁珊珊、朱肖、王贻宁、王家伟、周毅、赵熠、王亚珂、宋芳芳。

引 言

金合金是经典的固定修复材料，具有良好的机械性能，稳定的化学性能，优越的耐久性和优良的生物相容性等，广泛用于口腔修复临床治疗，并取得良好的长期修复效果和极高的成功率。金合金修复体的固位方式主要为机械固位，其临床操作需要满足"精密、精细、精准"等基本要求，具有一定的操作难度和技术敏感性。金合金修复体的临床应用范围广泛，包括嵌体、高嵌体、部分冠、全冠等多种修复类型。本指南通过标准化金合金修复体的牙体预备、粘固及抛光等临床操作流程，以提高此类修复体临床疗效和长期存留率。

金合金修复牙体缺损的临床指南

1 范围

本指南制定了采用金合金修复牙体缺损的临床指南。本指南适用于金合金修复体（例如：嵌体、高嵌体、部分冠和全冠等）。

2 规范性引用文件

本文件没有规范性引用文件。

3 术语和定义

下列术语和定义适用于本文件。

3.1 金合金修复体 gold alloy restoration

是以金合金材料制作的修复体,用于修复不同程度和不同部位的牙体缺损,包括嵌体、高嵌体、部分冠和全冠等多种修复类型。

3.2 嵌体 inlay

用于修复较小范围的牙体缺损(未累及牙尖),嵌入牙体内部,恢复缺损患牙的牙体形态和功能。

3.3 高嵌体 onlay

用于修复较大范围的牙体缺损,可覆盖一个或多个牙尖甚至整个殆面,起到保护剩余牙体组织的作用。

3.4 部分冠 partial crown

用于修复较大范围的牙体缺损,覆盖部分牙冠表面(部分牙尖及轴面),例如:后牙3/4冠、7/8冠等。

3.5 全冠 full crown

用于修复大面积的牙体缺损,覆盖全部牙冠表面(所有牙尖和轴面),恢复患牙形态及功能。

4 金合金修复体的成分及分型

口腔用铸造金合金中金的含量不少于 65% 且金和铂族金属的总含量不少于 75%(Pt、Pd、Ir、Rh、Ru、Os 等属于铂族金属的元素)。铸造金合金按其屈服强度和延伸率可分为四型,从 I 型到 IV 型硬度逐渐增加,含金量略有减少。用于牙体缺损修复的金合金主要为 I ~ III 型,具体的金合金分型及其临床应用范围请见表 1。

表 1 金合金修复体的分型

型号	质地	屈服强度(MPa)	延伸率(%)	临床应用
I	软质	80	18	嵌体
II	中等硬质	180	10	嵌体、高嵌体、部分冠
III	硬质	270	5	高嵌体、部分冠、全冠

5 适应证的选择与注意事项

5.1 适应证

主要适用于后牙及尖牙远中的牙体缺损修复,可根据牙体缺损的程度和部位,剩余牙体组织量、咬合关系等指标制定相应的修复体设计方案。针对不同修复体类型的适应证见表 2。

表 2 不同修复体类型的适应证

修复体类型	适应证
嵌体	后牙Ⅰ、Ⅱ类窝洞以及位于尖牙远中的Ⅲ类窝洞
高嵌体	后牙较大面积牙体缺损修复,当𬌗面有较大范围缺损,需要恢复外形及咬合接触时亦可采用高嵌体修复
部分冠	后牙大范围牙体缺损无法使用嵌体修复,且某一牙面完整(多为唇颊面)保存该牙面不影响修复体固位及抗力时,可采用部分冠修复
全冠	后牙大范围牙体缺损且非嵌体或部分冠适应证时,需设计全冠保护剩余牙体组织

5.2 适应证选择的注意事项

a) 对金属材料过敏者禁用;

b) 要求不暴露金属的患者慎用;

c) 近期或者长期需要做 MRI 等影像学检查者,酌情使用。

6 一般操作流程

根据临床适应证选择合适的牙体缺损病例行金合金修复,完善的术前检查,根据牙体缺损的程度、部位及牙髓活力情况选择合适的修复类型并制定相应的修复方案,牙体预备,制取印模,临床试戴,口外抛光,粘固,咬合调整,口内抛光。

7 术前检查

7.1 患者基本信息

年龄、性别、系统病史和过敏史等。

7.2 口腔检查

包括常规口内检查及口外检查。口内检查主要包括患牙,邻牙及对颌牙的牙体和牙周情况,全口的口腔卫生状况及咬合情况等。

7.3 影像学检查

牙体组织缺损情况,牙髓健康状况以及牙周情况等。

8 金合金修复体的牙体预备

8.1 牙体预备前的准备

8.1.1 去除旧充填物及龋坏

对于活髓牙,在局部麻醉下进行牙体预备,并使用橡皮障隔离术区,减少唾液污染,保证操作区域的视野清晰,避免软组织的干扰。旧修复体或充填体宜在橡皮障隔离下去除,并去净龋坏的牙体组织,尽可能保存健康牙体组织。

8.1.2 窝洞内部及缺损区重建

根据修复需要,可用复合树脂或玻璃离子等充填材料消除窝洞内倒凹,必要时可使用成型片等辅助。

8.2 牙体预备基本要求

不同类型金合金修复体牙体预备的推荐预备量见表 3。

表 3 不同类型金合金修复体牙体预备的推荐预备量

修复体形式	推荐牙体预备量
全冠/部分冠	**𬌗面**:功能尖 1.5 mm,非功能尖 1.0 mm
	颊舌面:0.5～1.0 mm、颈缘处终止于龈上,**𬌗**向聚合度 2°～5°
	近远中面:0.5～1.0 mm,内聚 2°～5°
	肩台:0.35～0.5 mm
嵌体	**𬌗**面洞形深度:2.0 mm
	颊舌壁牙体组织最小厚度:1.25 mm
	洞缘斜面:45°
	轴壁外展度:3°～5°
高嵌体	**𬌗**面:功能尖 1.5 mm,非功能尖 1.0 mm
	颊舌壁牙体组织最小厚度:1.25 mm
	洞缘斜面:45°
	轴壁外展度:3°～5°

8.3 牙体预备基本流程

按照牙体预备基本原则及微创修复理念,本指南以经典 Ⅱ 类窝洞牙体缺损的金合金嵌体修复为例阐述牙体预备基本流程。

8.3.1 𬌗面洞形的预备

a)预防性扩展:为防止继发龋,可适当扩大洞形,包括邻近的沟、裂、点隙,使洞壁处于健康的牙体硬组织内。洞缘的外形光滑和圆钝。

b)固位形和抗力形的制备:洞形深度一般大于 2 mm。所有轴壁相互平行或外展 3°～5°,并与嵌体就位道一致,洞缘以钨钢车针或金刚砂车针预备成 45° 短斜面,宽度 0.5～1.0 mm,洞缘斜面不宜过宽,否则会降低轴壁深度,影响固位力。可制作做鸠尾固位形,防止嵌体水平向移位。鸠尾固位形的大小、形态可根据患牙𬌗面形态而定,并且兼顾余留牙体组织的抗力形和鸠尾峡部材料的强度。鸠尾峡部的宽度一般不大于颊舌尖间距的 1/2。

8.3.2 邻面洞形的预备

可分为箱(盒)状洞形和片切洞形两种形式:

a)箱(盒)状洞形:用于邻面有较大缺损的后牙。预备方法如下:可用裂钻在邻面接触区处与牙长轴平行方向预备出一条深达牙本质的沟,再向颊舌侧扩展至自洁区。然后预备邻面洞形,做到龈壁平整,髓壁与就位道一致,龈壁及髓壁相互垂直。各壁无倒凹,殆面洞缘做短斜面。轴壁可适当外展 3°~5°。

b)片切洞形:用于邻面缺损范围大而浅,邻面凸度小以及邻面接触不良等的后牙。预备方法如下:用车针紧贴患牙切割,颊舌侧扩展至自洁区,颈部沿龈缘线预备,在片切面的中心可根据需要制作箱状洞形、沟固位形等,制备过程中注意保护邻牙。

8.3.3　检查牙体预备情况

洞形轮廓清晰、光滑、连续,洞内壁底平壁直无倒凹,预备量符合修复体类型。

9　印模制取

根据边缘线位置选择合适的排龈方法(单线排龈或双线排龈等)以充分暴露边缘线,检查预备体边缘是否符合预备要求(边缘线的位置、清晰度、连续性等),在保持术区干燥、无渗血的条件下,使用注射器将硅橡胶或聚醚等印模材料注射至患牙及其周围,随后将载有印模材料的托盘在患者口内就位。工作时间可参考印模材料操作说明,取出托盘后仔细检查印模质量,确保整个目标牙位印模完整,边缘线清晰无气泡或撕裂。

10　暂时性修复体

10.1　直接法

对于单面嵌体或无邻接关系的多面嵌体可直接在制备的窝洞内充填暂时性修复树脂材料,口内成形、调磨,材料固化后不取出,待下次就诊时取出。

10.2　间接法

复合树脂内部重建后制取局部印模,在牙体预备完成后将暂时性修复树脂材料注入印模内并放入口内就位,材料固化后取出,调殆并抛光,用暂时冠粘固剂粘固,待下次就诊时取出。

11　试戴与粘固

11.1　试戴

a)检查修复体组织面有无金属瘤及附着物,在模型上将修复体回位,检查边缘密合性。

b)上橡皮障隔离术区(必要时可局麻下操作),去除暂时性修复体,清洁窝洞。

c)试戴修复体,观察就位情况,检查边缘密合性、咬合关系及邻接关系,必要时可对修复体进行调改。

11.2　粘固

采用玻璃离子水门汀或树脂加强型玻璃离子水门汀作为金合金修复体的主要粘固材料,将粘固剂分别涂布在修复体组织面和基牙窝洞中,粘固后去除多余粘固剂,重新检查咬合,必要时进行咬合调整。

12　抛光

除全冠外,其余类型的金合金修复体在粘固后需要进行充分的边缘抛光,以增强边缘密合性,具体流程如下:

a)使用中等粒度的抛光盘去除边缘区残余粘固剂并使金合金修复体边缘与釉质在交界处于同一水平。调磨过程中持续使用气枪降温,防止过热损伤牙髓。对于狭长或凹陷的区域,可使用细粒度的金刚砂车针在水冷却条件下调磨;

b)使用细砂砂轮重复 a)步骤;

c)修复体的龈边缘处可选用中等粒度的窄长型抛光带进行抛光;

d)使用细粒度的窄长型抛光带进行抛光重复 c)步骤,直至所有刮痕被去除;

e)使用沾有浮石粉浆液的软质橡皮杯对修复体表面进行抛光,并冲洗,干燥;

f)更换新的软质橡皮杯,使用 15 μm 氧化铝粉末对修复体表面进行抛光,在此抛光过程中,持续使用气枪冷却以及强吸引器,抛光后冲洗、干燥;

g)使用 1 μm 氧化铝粉末,重复 f)步骤。

对全冠修复体而言,可使用细粒度的金属抛光橡皮杯(轮)对冠边缘及经调的区域进行抛光。再按照 f)和 g)的步骤进行修复体表面抛光。

13　金合金修复体戴入后健康指导

a)饮食指导:避免咀嚼过硬或过粘的食物。

b)卫生指导:保持口腔卫生,使用正确的刷牙方式,教会患者使用牙线清洁患牙的近远中面。

c)复诊:定期接受口腔卫生检查和清洁治疗。

ICS 11.060.01
CCS C05

中华口腔医学会

团 体 标 准

T/CHSA 006—2020

功能性数字化上颌骨缺损赝复指南

Guideline for functional and digital prostheses of maxillofacial defects

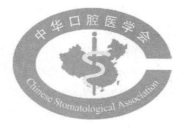

2020－12－29 发布　　　　　　　　　　2021－01－01 实施

中华口腔医学会　发布

前　言

本文件按照 GB/T 1.1—2020《标准化工作导则第 1 部分：标准化文件的结构和起草规则》的规定起草。

本文件由中华口腔医学会口腔修复学专业委员会提出。

本文件由中华口腔医学会归口。本文件起草单位：上海交通大学口腔医学院/上海交通大学医学院附属第九人民医院、空军军医大学第三附属医院、中国人民解放军总医院、四川大学华西口腔医院、北京大学口腔医院、武汉大学口腔医院、中国医科大学附属口腔医院、南京大学医学院附属口腔医院。

本文件主要起草人：蒋欣泉、焦婷、顾晓宇、孙健、胥春、黄慧、黄庆丰、熊耀阳、曾德良、王洁。

引　言

数字化技术已经越来越多地应用于疾病的诊断、规划和治疗。近十年来，计算机辅助设计和制造、逆向工程、三维打印等新技术逐步应用于口腔颌面部缺损的赝复治疗领域，成为口腔临床医学研究的热点之一。

颌骨不仅是整个颜面部的支撑结构，同时也参与咀嚼、发音和呼吸。颌骨缺损从生理和心理两方面给患者造成严重影响，赝复体的设计和制作一直是口腔修复医生的一个重要任务和研究关注点。我们不仅要恢复患者可能存在的形貌改变以及正常生理功能如咀嚼、吞咽、发音、呼吸等的损害，还需要关注患者的心理健康和满足患者的期待。赝复体的设计需要有足够的固位力和密合性，合理利用缺损腔内复杂的倒凹区，制作出固位力良好可恢复患者面型和正常生理功能的修复体。传统的制取印模方法受患者张口度和印模材料性质的影响，难以准确反映缺损区的真实形态，给赝复体的设计和制作带来困难。从印模制取、赝复体设计和赝复体制作都可以利用数字化技术，提高自动化程度，便于和患者交流，改善患者治疗体验和赝复体修复效果，提供更好的临床服务。

上颌骨缺损赝复体制作材料包括树脂和硅橡胶，传统取模方法制作的赝复体通常采用一体式树脂材料，质地坚硬，容易对患者产生术后压痛。硅橡胶材料相对柔软，具有弹性，封闭性更好，但使用一定时间后容易发生材料老化。目前三维打印技术限于加工材料和制作精度的影响尚难以直接成形复杂形态的硅橡胶赝复体，常用的解决方案是通过打印树脂阴模方法反向制作硅橡胶阻塞器。与此同时，通过数字化设计硅橡胶阻塞器与树脂基托之间的连接结构，有利于赝复体的固位。利用阴模加工方法也方便硅橡胶阻塞器的定期更换。

本指南旨在推荐数字化上颌骨缺损赝复的技术路线,使整个治疗过程形象而具体,以提高上颌骨缺损患者赝复治疗的效果和长期成功率,同时也有利于本技术的推广。

功能性数字化上颌骨缺损赝复指南

1　范围

本指南描述了颌骨缺损三维数据重建,数字化阻塞器和连接体三维设计,个性化阴模设计和制作路径,在此基础上制作分体式、半固定、异种材料的阻塞器—可摘式义齿组合设计赝复体的技术指南。

本指南适用于上颌骨缺损数字化赝复体制作。由于目前尚没有成熟的商品化软件用于设计赝复体,本指南采用的三维设计软件要求工业级逆向工程软件,具有三角面片格式的三维数据编辑功能。

2　规范性引用文件

本文件没有规范性引用文件。

3　术语和定义

下列术语和定义适用于本文件。

3.1　颌面赝复体 maxillofacial prosthesis

赝复体修复学是集口腔修复学、种植学、颌面外科学于一体的综合性学科,它主要解决肿瘤、外伤及先天性畸形等导致的颌骨缺损和面部缺损(眼、耳、鼻缺损)的疑难病症,利用人工修复体恢复和重建患者的咀嚼、语言及吞咽功能,同时在形态、颜色、质感上尽量恢复患者的外观。

3.2　阻塞器 obturator

颌骨缺损赝复体的一部分,用人造材料制作的修复口、鼻腔或口、咽腔瘘的结构,使患者在进食或饮水时不易发生鼻部或咽部的泄漏,同时在患者发音时行使腭咽封闭功能。

3.3　上颌骨缺损 maxillofacial defects

因肿瘤、创伤以及先天因素所造成的口腔上颌软硬组织局部或全部缺损,从而造成相应口腔功能障碍。

Aramany 等(1978)根据缺损的范围和部位将上颌骨缺损分为六类,分别是:

Ⅰ类　一侧上颌骨切除

Ⅱ类　1/4 上颌骨切除

Ⅲ类　上颌骨中心缺损

Ⅳ类　超过中线的大部分上颌骨缺损

Ⅴ类　上颌骨后部缺损

Ⅵ类　上颌骨前部缺损

赵铱民(1996)提出上颌骨缺损的八分类法,分别是:

Ⅰ类　上颌骨硬腭部缺损

Ⅱ类　一侧部分上颌骨缺损,分前后颌,缺损在颌骨前部为Ⅱ类第1亚类,记为Ⅱ1,在颌骨后部者为Ⅱ类第2亚类,记为Ⅱ2

Ⅲ类　上颌骨前部缺损

Ⅳ类　上颌骨后部缺损

Ⅴ类　一侧上颌骨缺损

Ⅵ类　双侧上颌骨大部分缺损,即缺损超过中线

Ⅶ类　无牙颌的上颌骨缺损

Ⅷ类　双侧上颌骨缺失

4　上颌骨缺损的修复原则

上颌骨缺损造成口腔支撑组织的缺损,可伴有邻近缺损区组织的损伤,形成了特殊的解剖结构,加之修复体体积大,固位困难,使得颌骨缺损修复的设计和制作要求高,难度大。为了实现良好的修复效果,宜遵循以下原则:

a)早期修复:尽早进行修复治疗,以利于保护手术创面、减少术后瘢痕挛缩、及早恢复部分功能,建议术后7天制作暂时性上颌骨缺损赝复体;术后3个月待创口完全愈合,接受放疗患者待放疗结束后2月,即可制作正式修复体;

b)尽可能恢复生理功能:尽可能恢复咀嚼、语言、吞咽、吮吸等生理功能。当功能恢复和外形恢复之间有矛盾时,宜以功能恢复为主;

c)保护余留组织:除必须拔除的残根或过度松动牙、骨尖、骨突的修整,以及瘢痕组织的切除等外,尽量保存余留组织;

d)足够的固位力:在赝复体设计时须仔细检查、综合考虑,尽量利用现有组织获得足够的固位力。数字化赝复可以利用三维扫描详细获取并重建缺损区周围的结构,利于倒凹的获取和利用。同时,也可以在剩余颌骨上设计种植体,利用附着体增加赝复体的固位力;

e)要坚固轻巧,戴用舒适,摘戴方便:在确保足够的固位和支持的要求下,修复体还必须设计得轻巧牢固;支架设计不宜过于复杂,基托不宜过厚,在组织缺损区的基托应采用中空的设计以便减轻重量。

5 临床基本条件

5.1 临床适应证

- 外科手术后上颌骨缺损但未累及颅骨。
- 软组织完整，无骨质外露。

5.2 临床禁忌证

- 缺损范围超过上颌骨累及颅骨。
- 恶性肿瘤未得到良好控制，存在较大复发几率并需要二次切除的患者。
- 存在局部残留颌骨坏死并未得到良好控制的患者。
- 全身状况差无法耐受赝复治疗过程的患者。
- 对材料过敏或者黏膜病变未得到有效控制者。

6 上颌骨缺损区三维数据获取

利用三维扫描技术，精确获取缺损腔内外结构的三维数据，三维重建后综合评估患者软硬组织缺损情况，以便对赝复体进行三维设计。

数据获取方法可分为表面光学扫描技术和断层扫描技术（包括 CT、MRI 等）。其中利用 CT 扫描数据三维重建的方法，不受缺损深度和空间复杂结构影响，能准确反映缺损区软硬组织情况，是较为推荐的三维数据获取方法。建议采用螺旋 CT，扫描层厚 1.25 mm 甚至更薄；CBCT 因数据重建软组织边缘形态不佳而不建议采用。另外，利用口内光学扫描技术获取牙列和口腔黏膜三维数据，与螺旋 CT 重建的缺损区三维数据进行配准融合后，可以作为赝复体和可摘局部义齿三维设计的依据。

螺旋 CT 扫描前在患者上颌前庭沟区加棉卷以隔开颊黏膜，嘱患者舌体不要接触上腭并处于微张口状态，采集数据通过不同灰阶阈值设定对患者软组织和骨组织分别进行三维重建，通过表面光顺处理后获得患者颅颌面三维数字模型（STL 格式）。对患者软组织三维数据进行分割，提取用于阻塞器三维设计的上腭、上颌前庭沟、上颌牙列、缺损腔、鼻腔等相关数据。

7 赝复体三维设计

7.1 阻塞器组织面设计

根据缺损腔软硬组织的三维重建数据设计阻塞器鼻腔侧和口腔侧边缘线，避开关键组织结构如鼻甲、鼻中隔、唇颊系带等，不影响患者的呼吸和发音功能。利用软组织数据构建阻塞器组织面形态，保留部分倒凹区以获得足够固位力。

7.2 阻塞器底部设计

利用患者口腔侧剩余软组织的拓扑形态构建阻塞器的底部形态，使其与剩余软组织表面相接处连续、光滑，通过偏移运算使阻塞器边缘保持 0.5 mm 的均匀厚度。

7.3 阻塞器内部设计

通过等比缩放原理设计阻塞器中空内部形态,设计阻塞器侧壁、底壁厚度 3～5 mm 以保证后续硅橡胶材料具有合适的厚度和弹性。

将阻塞器轴面、底部和内部设计数据进行边缘缝合,形成阻塞器整体三维形态。

7.4 阻塞器与义齿的连接设计

本指南采用硅橡胶阻塞器,其与义齿基托之间连接类型分为磁性连接和机械式连接两种方式。磁性连接方式为将衔铁固定于硅橡胶阻塞器内,将磁铁固定于义齿基托内,通过磁力将阻塞器和义齿相连接;机械式连接方式利用三维设计的连接体与阻塞器联合,利用硅橡胶阻塞器和树脂连接体之间形成倒凹发生弹性固位将阻塞器和义齿相连接,具体设计步骤如下:

通过正向工程软件构建阻塞器与可摘局部义齿之间机械式连接体形态以及外部轮廓,使得包裹连接体的硅橡胶材料具有 3～5 mm 的厚度。通过三维软件中图形等比例缩放原理调整尺寸,并移动至阻塞器内合适的位置,不影响呼吸道通畅。利用布尔运算(Boolean)将阻塞器和连接体三维图形融合在一起。

7.5 三维阴模设计

三维阴模整体设计为圆角长方体形态,使其各表面超出阻塞器最大边界 3 mm。以阻塞器的口腔侧边缘线为基础确定主分模面位置,通过曲面桥接技术连接阻塞器边缘线和阴模边界线,形成主分模面。在上下阴模之间设计盒盖式的固位结构,保留边缘 0.05 mm 的公差,便于阴模组装。根据下颌腔的倒凹大小、位置设计若干副分模面,以便于开模操作,使硅橡胶阻塞器顺利脱模。副分模面之间设计锥柱状定位装置以利于装配。最后在阴模内表面上设计直径为 5 mm 的穿通孔道,使装胶过程中多余的硅橡胶材料能顺利溢出。

7.6 可摘局部义齿组织面设计

若患者有牙列缺损情况,按其缺损类型设计可摘局部义齿支架,在阻塞器相对的义齿组织面设计大于阻塞器面积的树脂基托,以便阻塞器在义齿组织面定位,以及连接体和义齿基托黏结。

8 赝复体的数控加工

8.1 三维打印个性化阴模和连接体

将赝复体阴模的各个部分以及连接体三维图形在坐标系中排布成平面阵列,并保证阴模的组成部分按照装配方向排列。用三维打印机制作透明树脂材料的个性化阴模和连接体,并进行体外装配测试,使阴模的各个部分达到精密地组合。

8.2 硅橡胶赝复体成形

用专门的赝复用硅橡胶材料缓慢注射到下阴模内及上阴模组织面,尽量避免产生气泡,将上、下阴模装配、加压,去除多余的硅橡胶材料后进行固定,待硅橡胶材料充分固化后脱模,获得硅橡胶材料的赝复体阻塞器。

9　可摘局部义齿的制作

　　临床上在患者配戴硅橡胶阻塞器时制取牙列缺损的二次法印模,印模材料为硅橡胶。因阻塞器隔绝了口鼻腔使取模过程类似常规上颌牙列缺损的情况。按常规方法设计和制作可摘局部义齿,并且在可摘局部义齿制作中可以制取功能性印模使赝复体边缘密合更佳,经过排牙、装胶、打磨和抛光等程序完成可摘局部义齿的制作。可摘局部义齿制作过程中必要时采用面弓转移和上𬌗架操作。

10　阻塞器和可摘局部义齿的结合

　　在体外将三维打印的树脂连接体压入硅橡胶阻塞器内,按照可摘局部义齿上的轮廓将阻塞器定位于义齿组织面,并利用树脂黏结剂将连接体与义齿组织面基托树脂紧密结合,最终形成阻塞器和可摘局部义齿分体式赝复体模式,并且两者间通过连接体形成机械固位;或者将磁性附着体的磁铁黏结于义齿组织面,将衔铁黏结于树脂连接体,在义齿组织面和连接体对位结合时磁铁和衔铁发生磁性吸引而产生固位力。

11　临床试戴

　　赝复体制作完成后,临床试戴和检查阻塞器的封闭和固位效果,有无翘动或摆动。检查可摘局部义齿戴入后的固位和稳定,确认正中、侧方和前伸咬合关系,并给予必要的调整。教会患者摘戴赝复体的方法,建议患者注意口腔卫生,每日摘下赝复体并分离阻塞器和义齿,将其用软布清水清洁后,义齿浸泡于清水,硅橡胶阻塞器则干燥保存。嘱咐患者定期复查。

12　数字化赝复体的复查

12.1　功能评价

　　检查赝复体的封闭效果,是否存在固位不良和渗漏,检查患者的发音、咬合、吞咽、咀嚼等情况,对比赝复体制作前后患者主观生理功能差别并记录。检查赝复体是否损坏,连接体是否完整,硅橡胶阻塞器是否老化,患者摘戴是否方便,了解患者满意度并记录。

12.2　生物学评价

　　检查赝复体材料和清洁状况,是否有老化和真菌污染等情况。检查阻塞器周围黏膜的健康情况,是否有红肿、糜烂、溃疡,是否存在义齿性口炎以及过敏情况。了解患者的口腔卫生清洁和赝复体日常维护情况。

12.3　美学评价

　　检查患者口内外情况,人工牙排列是否自然美观,人工牙、树脂基托及阻塞器的位置及颜色是否合理,阻塞器是否有变色、老化等情况,了解患者对赝复体制作后美观效果的要求及评价。

13　数字化赝复体佩戴后可能出现的并发症及相应处理建议

13.1　赝复体破损,阻塞器老化

首先需检查患者的咬合和摘戴情况,排除是否为不良咬合和操作造成的,如果存在则必须排除。如果阻塞器的硅橡胶老化,失去弹性和封闭性,可以重新利用原有的阴模制作新的赝复体。

13.2　基牙疼痛

常为卡环臂固位力过强或基托过紧所致,可适当调整卡环臂或修改基托。

13.3　发音吞咽不畅

若阻塞器封闭口鼻腔效果差,则可能出现饮水时鼻腔漏水,不能做鼓气动作,需要更换阻塞器。若患者发音沉闷不清,则提示阻塞器过大过高,需要少量多次磨除。

13.4　缺损区周围黏膜疼痛红肿糜烂

患者卫生习惯不良,或阻塞器老化导致和缺损区黏膜不密合,食物残渣残留引起黏膜红肿糜烂。教育患者保持口腔健康卫生条件,如阻塞器老化则重新制作。

ICS 11.060.01
CCS C05

中华口腔医学会
团 体 标 准

T/CHSA 007—2020

种植体支持式可摘局部义齿修复技术指南

Guidelines for implant-supported removable partial denture

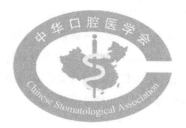

2020 - 12 - 29 发布　　　　　　　　　　　2021 - 01 - 01 实施

中华口腔医学会　　发布

前　言

本文件按照 GB/T 1.1—2020《标准化工作导则第 1 部分：标准化文件的结构和起草规则》的规定起草。

本文件由中华口腔医学会口腔修复学专业委员会提出。

本文件由中华口腔医学会归口。本文件起草单位：上海交通大学口腔医学院/上海交通大学医学院附属第九人民医院、北京大学口腔医院、空军军医大学第三附属医院、中国人民解放军总医院、四川大学华西口腔医院、武汉大学口腔医院、北京协和医院、中山大学光华口腔医学院·附属口腔医院、浙江大学医学院附属口腔医院、天津医科大学口腔医院、福建医科大学附属口腔医院、温州医科大学附属口腔医院、大连市口腔医院。

本文件主要起草人：蒋欣泉、黄庆丰、胥春、焦婷、孙健、黄慧、顾晓宇、曾德良。

引　言

牙列缺损采用可摘局部义齿修复仍然是临床上目前最普遍采用的修复方案之一，具有适用范围广，磨除牙体组织少，费用较低，疗程短，患者可自行摘带，便于清洁维护等优点。然而，可摘局部义齿主要由牙和黏膜单独或者共同支持，其固位和稳定，美观和咀嚼功能往往达不到患者的预期，特别是 Kennedy Ⅰ、Ⅱ类牙列缺损的患者，而采用种植体支持固定修复的方式可能受到患者骨质骨量、颌位关系、经济条件、身体状况等的限制而无法实施，通过局部植入少量种植体的种植体支持式可摘局部义齿修复可以提供更好的支持、固位和稳定，不失为临床值得推广的修复方案。然而目前对于种植体支持式可摘局部义齿尚缺乏统一的设计标准，包括种植体选择、植入位置、上部附着体选择，以及可摘局部义齿支架、固位体等的设计都有待于进一步的统一。本指南的制定有助于该类义齿的临床设计和制作，减少并发症，获得可预期的治疗效果，促进此类义齿的推广应用。

种植体支持式可摘局部义齿修复技术指南

1　范围

本指南给出了种植体支持式可摘局部义齿的临床程序和设计制作的技术指南。

本指南适用于各级口腔医院、综合医院口腔科及口腔诊所等口腔执业医师开展种植体支持式可摘局部义齿修复使用。

2 规范性引用文件

本文件没有规范性引用文件。

3 术语和定义

下列术语和定义适用于本文件。

3.1 种植体支持式可摘局部义齿 implant-supported removable partial denture

可摘局部义齿修复中,在部分缺牙部位策略性植入种植体,并通过上部附着体与义齿的连接以增强对义齿的支持、固位和稳定,此类义齿统称为种植体支持式可摘局部义齿。

3.2 可摘局部义齿 removable partial denture

可摘局部义齿是牙列缺损的修复方法之一,它是利用余留天然牙和义齿基托所覆盖的黏膜、骨组织等做支持,靠义齿的固位体和基托固位,修复一个或多个天然牙,患者能自行摘戴的一种修复体。

3.3 附着体 attachment

附着体是一种可以用于义齿修复的固位形式。它是由阴性构件和阳性构件组成,其中一部分固定在牙根、牙冠或者种植体上,另一部分与人工修复体相连,两者之间靠不同的机械方式或者磁力连接。

4 修复程序

4.1 患者初诊制取研究模型,拍摄曲面体层放射线片和 CBCT 扫描,余留牙按照可摘局部义齿的设计要求进行相关治疗。

4.2 根据缺牙区临床和放射检查,结合患者身体经济条件和具体要求等决定修复方案,确定种植体植入的数目、型号和植入位点。

4.3 签署种植手术知情同意书,择期进行常规种植Ⅰ期植入手术。

4.4 根据Ⅰ期手术的情况决定是否种植体骨结合完成后进行Ⅱ期手术。

4.5 种植体完成骨结合及软组织愈合后进行常规可摘局部义齿的制作:牙体预备、取模(有些附着体需要临时放置附着体阴性构件用于占位,方便后期义齿支架的制作)、颌位关系确定、金属支架的制作、口内试戴支架和试排牙,最后修复体初戴调𬌗,完成可摘局部义齿修复。

4.6 可摘局部义齿修复完成后根据使用情况进行调改,修复后 4～8 周左右进行种植体上部附着体的安装,安装程序根据附着体厂家指南进行。

4.7 上部附着体安装完成后 1、3、6、12 个月复诊,以后每半年复诊。

4.8 义齿修复后不适随诊,特别是有不稳定情况应及时就诊,进行相应的调改重衬等。

4.9 种植体按照种植义齿常规清洁维护和复查。

5　临床基本条件

5.1　临床适应证

传统可摘局部义齿修复的固位、稳定、支持或者美观无法满足患者需求,患者仍然选择活动修复,或因以下条件:a)解剖条件:骨质骨量限制等;b)经济条件限制;c)咬合因素限制,如偏颌严重;d)患者习惯等因素限制,如患者主动要求活动义齿修复;e)种植固定修复中个别牙失败;f)医生现有技术等限制无法进行种植固定修复,而且没有比可摘局部义齿更好的选择时,可以考虑选择种植体和天然牙联合支持的可摘局部义齿修复,以提高患者的满意度、咀嚼功能和美观发音等。

5.2　临床禁忌证

以下情况不宜采用种植体支持式可摘局部义齿修复:

a)患者具有种植手术禁忌证的情况。

b)所有可摘局部义齿的禁忌证,也是该修复方案的禁忌证,特别是不能自行摘带以及无法自行清洁又无人员看护的患者。

c)临床咬合空间无法满足相应附着体修复空间要求的。

d)余留牙预后不佳,短期内可能拔除,种植体植入后影响后期方案制定的需暂缓种植体的植入。

6　种植相关的程序和策略

6.1　种植植入常规程序

种植体按照种植Ⅰ期手术的标准程序植入,植入扭矩达到 35 Ncm 时,结合植入区的骨质和受力等情况,可以考虑穿龈愈合,但必须慎重,并确保对应过渡义齿承托区的彻底缓冲。扭矩低于 35 Ncm、大面积的 GBR,或者有其他情况需要进行潜入式愈合时,过渡义齿在种植体对应的基托处也需进行彻底缓冲,并且义齿停戴至创口肿胀消退。术后佩戴过渡义齿的患者需 1～2 周复诊一次,检查术区情况和义齿稳定性,并做相应处理。

植入扭矩达到 35 Ncm,是否直接安置上部附着体并连接上部原有的可摘局部义齿,目前传统种植即刻负荷的理论尚不支持该操作,临床应用需谨慎。

6.2　种植体选择和植入策略

6.2.1　种植体的选择

根据缺牙区范围和骨质骨量,植入种植体数一般不超过固定种植修复设计的数量,常采用 1～4 颗种植体,建议种植体长度在 8 mm、直径在 3.5 mm 以上,基本原则参照常规种植义齿修复中种植体选择的原则,在条件许可情况下,推荐使用直径 4.0 mm 或者长度 10 mm 以上的种植体,尤其后牙区主要起支持作用的种植体。

6.2.2　种植体植入位置的选择

种植体植入位置选择时需要综合考虑以下几个方面:a)牙槽骨的解剖结构、骨质和骨量；b)种植体所起的作用是固位为主还是支持为主；c)患者美观需求；d)对颌牙的状况；e)缺牙区的范围以及在牙弓的位置；f)余留牙的状况；g)采用附着体的类型等。

　　一般情况下，种植体位置越偏向牙弓远端，将提供更大的支持作用，咬合力也主要集中在种植体上。对颌牙为天然牙、缺牙区颌间距离较大等预期需要承受咬合力大的修复，尽量设计远中位点的种植，以抵抗垂直向和侧向的𬌗力。种植体支持可摘局部义齿中短种植体（≤8 mm）用于牙弓后部能否提供足够的支持力尚不明确，如果只能采用短种植体可以考虑植入两颗或者两颗以上，制作杆式附着体。近中位点植入的种植体主要起固位作用，应力分布较为均匀，牙弓前部植入种植体主要是固位作用，替代常规的直接固位体，改善美观，支持作用较弱。涉及尖牙区缺损的修复，尽可能在尖牙位置植入种植体，以利于义齿获得更好的稳定性。

　　种植体的植入位置的𬌗龈向要有足够的颌间距离以容纳义齿基托、支架、小连接体、附着体阴性和阳性构件、人工牙，颊舌向位置不能对后期义齿的颊舌向外形造成影响，长轴方向要在相应附着体的可调角度范围内，同时要满足义齿的就位道要求，这在导平面设计时宜和基牙观测线一起考虑。余留牙数目少、牙周情况差、预后不佳的，种植体植入位置宜考虑后期余留牙拔除后的设计，制定有利于最终全颌缺失后的修复方案。

6.2.3　种植体上部附着体的选择

　　种植体上部附着体类型的选择主要考虑以下因素：a)种植体支持为主还是为辅；b)足够的固位力；c)对种植体的保护作用；d)修复间隙大小，不能影响排牙和美观；e)义齿加工制作的技术难度；f)义齿维护的便利性；g)医生对附着体的掌握程度等。

　　由于种植体与骨组织间的骨结合缺少像天然牙牙周膜的生理动度，局部受力过大可能会造成种植体颈部的骨吸收，同时可摘局部义齿在使用过程中都会有一定量的下沉，因此，种植体的上部结构常选择球帽式附着体、按扣式附着体、圆锥形套筒冠式附着体和成品杆卡式附着体等。

　　球帽式附着体主要起固位作用，支持力最弱；按扣式附着体和杆式附着体可以起固位和支持双重作用，按扣式附着体可以通过阴性构件调整固位力，通常配有角度（≤200）调整配件，使用和维护方便。杆式附着体的支持作用最强，对于多颗种植体植入角度不佳，可以采用杆式连接，联合其他附着体应用，起固位和支持作用，特别适合用于上颌义齿的修复。套筒冠附着体通常用于余留牙牙槽骨吸收严重，冠根比严重失调，采用种植体和余留牙共同设计套筒冠的修复方式。

7　可摘局部义齿相关的程序和设计

7.1　可摘局部义齿制作的常规程序

　　种植体植入后 3 个月，拍摄 X 线片检查骨结合情况，骨结合完成后根据一期手术采用埋入还是穿龈愈合决定是否行二期手术，软组织愈合后根据前述原则选择相应的附着体，附着体应根据软组织厚度选择合适穿龈高度以利于后期的维护。然后根据可摘局部义齿的设计要求进行基牙的预备，制取模型，其中杆式附着体必须采用开窗式印模，其他非夹板式的附着体采用常规可摘局部义齿的印模方法，制取印模时需要把上部结构临时安置在种植体上以预留义齿的附着体空间；印模制取后，技工室根据种植附着体和基牙的就位道画观测线，制作蜡堤，临床确定颌位关系；根据颌位关系上颌架，制作义齿铸造支架和排人工牙，交予临床在口腔内试戴，最终完成修复体制作。

7.2 可摘局部义齿设计

种植体支持式可摘局部义齿设计依然遵循传统可摘局部义齿设计原则，但由于种植体的植入增强了义齿的支持、固位和稳定，因此在设计上需要做进一步优化。

7.2.1 基牙选择

基牙对局部义齿的支持和固位作用主要取决于基牙的牙周健康状况、冠和根形态、冠根比、在颌弓中的位置等，需结合临床检查和 X 线片对基牙进行评估。以牙和种植体支持为主的义齿，基牙应选择近缺隙侧稳的基牙，基牙稳固性不足或者种植体植入位置靠近牙弓前部的，需要增加基牙数量，通过夹板式支架设计联合邻牙支持，或者增加间接固位体以分散𬌗力，也可采用固定义齿把两个或多个基牙连接在一起以提供足够的支持。以黏膜支持为主的，则应采用减轻基牙扭力的设计，通常使用 RPA/RPI 卡环组设计，同时增加种植体的支持。

7.2.2 分类设计

7.2.2.1 Kennedy Ⅰ、Ⅱ类设计

Kennedy Ⅰ、Ⅱ类牙列缺损患者在骨质条件许可情况下尽可能在缺失区远中植入种植体，消除远中游离端，支持主要为牙—种植体承担，近缺隙侧基牙采用远中𬌗支托，根据牙冠形态选择直接固位体，种植体上采用按扣式或者杆式的附着体（植入 2 颗以上种植体），Kennedy Ⅱ类牙列缺损如果缺牙不超过三个的可以采用单侧设计，缺牙多于三个的仍然建议双侧设计。Kennedy Ⅰ类牙列缺损双侧采用大连接体进行连接，下颌采用舌杆或者舌板，上颌采用宽腭杆或者腭板，根据缺牙区以及植入种植体的情况以及对颌牙状况评估义齿所受的𬌗力来确定基托的范围，缺牙区范围小，对颌为活动义齿，植入植体较为粗大的，可以减小基托范围，在上颌后牙区缺失可以采用中腭板的设计，减小对患者发音的影响，提高患者的舒适度。

在 Kennedy Ⅰ、Ⅱ类牙列缺损的设计中，如果远中后牙区因解剖条件限制无法植入种植体，可以在缺牙区的近中植入种植体，这种植入方式也可用于美观需求的患者，策略性改变种植体位置，设计固位体，以避免传统直接固位体暴露影响美观。该类修复应设计为牙—种植体—黏膜共同支持的义齿，基牙采用近中𬌗支托、远中邻面板的 RPA/RPI 卡环组设计，种植体上部结构采用按扣式附着体，同时应该在支点线游离端的对侧放置间接固位体，基托范围不变或者适当减小。

7.2.2.2 Kennedy Ⅲ类设计

Kennedy Ⅲ类牙列缺损采用种植体支持式可摘局部义齿主要用于余留牙条件差,支持力不足的病例,这种情况设计时可采用多基牙夹板式联合支持,种植体附着体可采用按扣式或者杆卡式的附着体(植入 2 颗以上种植体),基托范围不能太小,需考虑余留牙脱落后义齿的支持力问题。合并多数前牙缺失的 Kennedy Ⅲ类 1 亚类缺损,可以在前牙区(尖牙位置最佳)植入种植体,起到增强义齿稳定和固位作用。

7.2.2.3 Kennedy Ⅳ类设计

Kennedy Ⅳ类牙列缺损采用种植体支持式可摘局部义齿常用于缺牙间隙较大,涉及双尖牙和磨牙区的缺损,以及一些固定修复丰满度没法满足美观需求或者前牙区软硬组织缺损严重种植固定修复后无法有效清洁维护的病例等。如果用于缺损范围较小的病例,预计支持力足够可以设计牙—种植体支持义齿,基牙采用常规的圆环形卡环组,种植体上采用按扣式或者杆式的附着体(植入 2 颗以上种植体),不设计舌腭侧基托,颊侧基托根据丰满度选择。预计支持力不足义齿稳定性不佳的,比如前牙区软硬组织缺损严重,颌间距离大,则采取牙—种植体—黏膜共同支持的义齿,在稳固的基牙上放置间隙卡,种植体上采用按扣式或者杆式的附着体(植入 2 颗以上种植体),以上颌前腭杆、上颌前腭板、下颌舌杆或下颌舌板连接,颊侧基托根据丰满度美观要求设计,同时尽量避免食物残留的情况。

8 种植附着体的安装

杆式附着体的固位装置在义齿排牙时就置于种植杆上,通过注塑基托树脂聚合与义齿基托连接,无须进行临床安装,临床可以根据固位力要求适当调整固位夹的松紧度。而球帽以及按扣式等非夹板式的附着体则建议在临床进行安装。安装时间一般在义齿初戴后 4~8 周,其间如出现压痛等并发症及时处理。确定义齿颌位关系无误后,去除种植体上的愈合基台,按厂家要求安装附着体的阳性构件,再把阴性构件临时安装在基台上,用低速手机扩大义齿组织面原来预留附着体阴性部件的空间,在颊舌侧相应位置处开窗,直径 3 mm 左右,义齿需完全就位,确保附着体安装后在功能状态下义齿由黏膜及种植体共同支持。然后将配套的封闭环套入基台底部,防止树脂进入倒凹,在义齿组织面预留的空间置入调制好的处于黏丝期的室温固化型丙烯酸树脂,迅速戴入患者口内,引导患者做正中咬合,去除开窗处溢出的多余树脂,待树脂凝固后取出义齿,做必要的调改和抛光,最后根据临床固位力需要对附着体的固位力进行调整,完成最终的义齿制作,同时进行义齿和种植体维护的宣教。

9 并发症及处理

种植相关的并发症:

a)种植手术并发症包括感染、损伤重要解剖结构等按照常规种植并发症进行对症处理；

b)机械并发症主要是种植体上部的附着体松动或磨损。附着体阳性构件松动重新清洁消毒重新上紧即可。阳性构件磨损后宜重新置换。阴性构件磨损需根据磨损程度可以置换不同固位力的构件；

c)生物学并发症包括种植体黏膜炎和种植体周炎，进行常规处理时，同时考虑是否与可摘义齿有关，比如下沉不稳定压迫引起，如有则需对义齿进行相应调改；

d)种植体失败或者脱落，需对失败和脱落原因进行分析给予预防，可等骨愈合后考虑重新进行种植。可摘局部义齿相关的并发症包括压痛、固位不良、食物嵌塞、咬颊咬舌、摘戴困难等，按常规活动义齿并发症进行调改。可摘局部义齿折裂按常规义齿折裂进行修理。

10　复查和维护

义齿修复后1周进行常规复查，有压痛不适随诊，并嘱患者注意基牙和种植体周围的清洁。4～8周后进行种植附着体安装（杆式附着体，阳性构件已在试支架时完成安装），最终修复后1、3、6、12个月进行复查，无异常则每半年复查一次。复查除活动修复常规内容外，着重检查义齿的稳定性和种植体周围情况，种植体生物学并发症做到早发现早治疗，义齿不稳定宜及时进行重衬，防止对种植体以及基牙产生不当的扭力，这两项直接关系到该类义齿的远期成功率。

ICS 11.060.01
CCS C05

中华口腔医学会

团 体 标 准

T/CHSA 008—2020

牙体牙髓病诊疗中口腔放射学的应用指南

Guidelines for radiology in cariology and endodontics

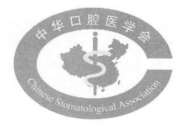

2020 - 12 - 29 发布   2021 - 01 - 01 实施

中华口腔医学会 发布

前　言

本文件按照 GB/T 1.1—2020《标准化工作导则第 1 部分：标准化文件的结构和起草规则》的规定起草。

本文件由中华口腔医学会牙体牙髓病学专业委员会和口腔颌面放射专业委员会联合提出。

本文件由中华口腔医学会归口。本文件起草单位：由武汉大学口腔医院负责起草，(按首字拼音排序)北京大学口腔医院、空军军医大学口腔医院、上海交通大学医学院附属第九人民医院、首都医科大学附属北京口腔医院、四川大学华西口腔医院、中山大学光华口腔医学院·附属口腔医院参与起草。

本文件主要起草人：边专、余擎、岳林、周学东、凌均棨、梁景平、侯本祥、程勇、张祖燕、王虎、孟柳燕、花放、王欣欢、李刚、李波。

引　言

牙体牙髓疾病发病率高，影响患者的生活质量和美观。口腔放射学作为一种辅助检查手段，对于牙体牙髓疾病的术前诊断、治疗以及术后评估都至关重要，其中常用的手段包括 X 线检查：根尖片、𬌗翼片、曲面体层片和口腔颌面锥形束 CT。

放射学广泛应用于牙体牙髓疾病诊疗。选择口腔放射学检查的原则是为诊疗提供精准必要信息的同时又最大限度保障患者的利益。中华口腔医学会牙体牙髓病学专业委员会在广泛征求意见、参考相关文献的基础上，经过多次讨论和修订，形成推荐性应用指南。基于牙体牙髓放射学研究及指南的特点和规律，本指南采用国际相关方法学，运用循证方法，在总结、评价既有文献证据的基础上，形成指南初稿，继而通过两轮德尔菲调查对专家组成员的观点及建议进行汇总和分析。最终结合定稿会意见进行修改，形成本指南最终版本。

本指南供口腔执业医师选择牙体牙髓病放射检查方法时使用。希望通过本指南的制定，解决现阶段存在的重要临床问题，为牙体牙髓病诊疗中放射学使用提供科学的依据。

牙体牙髓病诊疗中口腔放射学的应用指南

1　范围

本指南规定了口腔放射学在牙体牙髓病学诊疗中的应用指南。本指南适用于所有牙体牙髓病科医生或诊疗牙体牙髓病的全科医生。

2 规范性引用文件

下列文件中的内容通过文中的规范性引用而构成本文件必不可少的条款。其中,注日期的引用文件,仅该日期对应的版本适用于本文件;不注日期的引用文件,其最新版本(包括所有的修改单)适用于本文件。GBZ 130—2020 放射诊断放射防护要求。

3 术语和定义   本文件没有需要界定的术语和定义。

4 总则

本指南共形成了 20 个临床场景,80 条推荐意见,基于系统搜集的证据,专家组通过德尔菲法形成最终的推荐意见,在这个过程中,专家组成员对推荐意见的适用性(Appropriateness)进行了评分。评分结果为 1~9 分,1~3 分提示该推荐意见通常情况下是不适用的,4~6 分提示该推荐意见可能适用,7~9 分提示该推荐意见通常情况是适用的(表 1)。

表 1 推荐强度说明

适宜性分类	适宜性评分	具体含义
通常适宜	7~9 分	该放射诊断学方法在该特定临床场景中通常情况下是适用的
可能适宜	4~6 分	该放射诊断学方法在该特定临床场景中可能适用
不适宜	1~3 分	该放射诊断学方法在该特定临床场景中通常情况下是不适用的

5 牙体牙髓病诊疗中常用口腔放射学检查方法

5.1 总则

牙体牙髓病诊疗中常用的口腔放射学检查方法主要包括:根尖片、殆翼片、曲面体层片及口腔颌面锥形束 CT。口腔医疗机构开展 X 线放射诊断工作的场所、放射设备及人员资质需符合当地卫生行政部门的相关标准。

5.2 根尖片

根尖片在二维层面上展现牙体、根管系统和根尖周牙周组织形态及密度,辐射剂量小,费用低廉。因其拍摄范围小,针对性强,临床上最为常用。根尖片对于一些特殊病例的检查存在一定的局限性,例如:在皮质骨较厚且骨松质多孔区域存在的根尖周病或病变早期密度差异未达到根尖片分辨度时易漏诊;对于重度开口困难、严重颅脑损伤及因系统性疾病或其他病情严重无法配合、咽反射反应较重和口内有重度溃疡损伤的患者,拍摄根尖片困难。

5.3 殆翼片

殆翼片在二维层面上主要展现前磨牙和磨牙区上下颌牙的牙冠部及牙槽嵴顶。能用于检查邻面龋、髓石、牙髓腔的大小、充填物边缘密合情况以及牙槽嵴顶的破坏性改变,在儿童尚可观察滞留乳牙牙根的部位及位置。

5.4 曲面体层片

曲面体层片在二维层面上较为全面提供上下颌骨、颞下颌关节、上颌窦、牙齿等完整的形态,辐射剂量低、拍摄舒适度高、价格便宜。与根尖片相比,曲面体层片存在成像不对等的放大和伸长、在前磨牙区域与其他解剖结构影像重叠、切牙区域与颈椎结构影像重叠等情况。

5.5 口腔颌面锥形束 CT

锥体束 CT(Cone Beam Computed Tomography,CBCT)可从三维层面上呈现解剖结构,其成像准确度明显优于二维 X 线片,能够检测出根尖片无法检测出的牙体及根尖周病变。与根尖片相比,CBCT 辐射剂量增加、拍摄费用高。而且,邻近组织 X 线阻射的高密度结构和材料也会影响其扫描的准确度,例如金属牙冠、金属充填体、髓腔内桩核、固定桥、种植体等修复体经常会干扰牙体牙髓疾病的判断。

6 放射投照的技术指标

6.1 面积剂量乘积/视野

面积剂量乘积(Dose Area Product,DAP)可用于评估口内 X 线片和曲面体层摄影辐射相关风险。口内 X 线片拍摄时可以通过调节参数以达到辐射防护最优化原则(As Low As Reasonably Achievable,ALARA)。临床常用的曲面体层成像主要有三种模式:标准、儿童和正交模式,其 DAP 值分别为(57.91 ± 5.32)mGy·cm^2,(48.64 ± 7.21)mGy·cm^2,(50.73 ± 5.7)mGy·cm^2。标准模式常规应用于成年受检者,儿童模式可用于儿童和颌骨外形尺寸较小的成年人,正交模式常应用于龋病的诊断。

视野(Field of view,FOV)代表 CBCT 扫描范围。一般情况下,FOV 越小,辐射剂量越低,同时也可选择更高的分辨率。对于诊断牙体牙髓疾病合适的 CBCT 分辨率应不超过 200 μm。FOV 取决于探测器的大小和形状、光束投影的几何位置、校准光束的能力。总体上讲,基于 FOV 大小,CBCT 可以分为大、中、小三种视野,骨骼和头颈 CBCT(FOV >15 cm)、上下颌骨 CBCT(FOV 8~15 cm)、牙槽 CBCT(FOV<8 cm)。与中、大视野 CBCT 相比,小视野 CBCT 辐射剂量低、目标明确、空间分辨率高、耗时短,可以只扫描到根尖区域 40 mm 直径的体积,与根尖片的高度和宽度基本相似,大大减少辐射剂量。因此,小视野 CBCT 在牙体牙髓疾病的诊疗应用中更加合适。

6.2 放射剂量的考量

辐射防护最优化是放射检查的基本准则,即在获取诊疗所必需影像信息的前提下尽可能减少患者辐射剂量。常规口内根尖片有效放射剂量为 1.94~9.5 μSv,曲面体层片为 7.4~24.3 μSv。不同视野的 CBCT 有效放射剂量不一样,使用小视野 CBCT 可以降低放射剂量(见表2)。

表 2　放射诊断学方法有效辐射剂量*

数字根尖 X 线片	☢(1.94～9.5 μSv)
殆翼片	☢(1.25 μSv)
曲面体层片	☢☢☢(7.4～24.3 μSv)
CBCT*	☢☢☢☢☢☢(5～652 μSv)

注:☢并不代表倍数关系,仅代表辐射剂量相对增加。

* 由于 CBCT 在牙体牙髓临床诊疗中的应用绝大部分只涉及中、小视野,故 CBCT 有效辐射剂量仅代表中、小视野。

7　放射防护

在口腔放射诊疗实践中,应保障放射工作人员、患者及公众的放射防护安全与健康,应用 X 线检查应经过正当性判断,口腔执业医师应掌握好适应证,避免不必要的重复检查,优先选用非 X 射线的检查方法。尤其对于育龄妇女、孕妇和婴幼儿的 X 线诊断检查更应慎重;对不符合正当性原则的,不应进行 X 射线检查。口腔医疗机构应当为受检者配备必要的放射防护用品,对邻近照射野的敏感器官或组织采取必要的屏蔽防护措施。

8　指南推荐意见

8.1　辅助检查

8.1.1　龋病

检查龋病的口腔放射学手段通常为殆翼片和根尖片,当口腔内存在多颗牙的广泛性龋坏,可考虑曲面体层片进行初步诊断。

8.1.2　牙髓病

对于初次就诊的牙髓病患者,为了治疗操作的术前评估,通常需要拍摄根尖片。对于已确诊为牙髓炎且怀疑存在根管解剖变异的患牙,拍摄 CBCT 有利于明确根管解剖结构,指导后续根管治疗。对于难以确诊牙髓炎病因如牙髓钙化、牙体吸收,CBCT 亦有一定的诊断价值。

8.1.3　根尖周病

根尖周病首选的口腔放射学检查方法为根尖片。出现以下特殊情况须 CBCT 辅助检查:a)常规根尖片未能明确原因的久治不愈型根尖炎,可拍摄 CBCT 明确炎症来源,确诊患牙牙位;b)行修复治疗后产生间歇性咬合痛的患牙,常规根尖片无法明确病因;c)怀疑存在有上颌后牙根尖周炎造成的上颌窦病变;d)颌骨囊肿(如根尖囊肿、鼻腭囊肿)、肿瘤等与根尖周炎的鉴别诊断;e)不明原因产生的皮肤窦道,疑为牙源性病变但根尖片未能明确患牙等。

8.1.4 牙外伤

牙外伤常规检查为根尖片。CBCT 在牙外伤诊断应用是基于牙齿及颌面部损伤的类型及严重程度：a)冠根折：当根尖片无法判断折裂线的根尖向延伸时建议使用 CBCT。CBCT 可以精确了解冠根比以及剩余牙齿结构，从而选择恰当的治疗方案；b)牙齿脱位损伤：脱位牙齿位置的移动大部分为矢状方向移动，根尖片不能判断损伤的严重性，CBCT 在这种牙外伤诊断中具有优势。

8.1.5 牙根纵裂

怀疑为牙根纵裂的患牙常规拍摄根尖片。但当根管内无充填材料时，CBCT 诊断牙根纵裂的灵敏度和特异度均高于根尖片，其三维影像还可清晰地呈现颊舌侧根折线的具体位置和牙槽骨破坏范围，对诊断以及治疗方案的选择具有指导意义。

8.1.6 牙根吸收

牙根吸收常规检查为根尖片。CBCT 诊断轻微程度牙根吸收明显优于根尖片，且CBCT 可获取更多与吸收的位置、体积等相关的信息，对于鉴别牙根内吸收、外吸收、侵袭性牙颈部外吸收优于根尖片。

8.1.7 牙源性上颌窦炎

全口曲面体层片是牙源性上颌窦炎常规放射学检查方法，可了解牙源性病变与上颌窦的关系。若患牙需牙髓治疗，可加拍根尖片，以清晰显示患牙结构。当遇到较为复杂的牙源性上颌窦炎病例，需要了解根管系统，进一步定位病变牙与上颌窦各壁的情况，判断预后情况等，可考虑拍摄 CBCT。

8.2 术前准备及术中评估

8.2.1 根管治疗

根管治疗在术前、术中、术后都需要口腔放射学的支持。拍摄根尖片，术前初步判断根管系统的解剖形态，若根尖片发现根管形态异常，建议使用 CBCT；术中判断工作长度及牙胶型号选择是否合适，若治疗过程中发现额外根管或怀疑存在复杂的根管形态并可能影响治疗效果时建议使用 CBCT；术后以评估根管治疗完成的质量，同时便于复查评估根尖周病变愈合情况。

8.2.2 探查 MB2 及根管钙化疏通

上颌第一磨牙近中颊根第二根管 MB2 具有较高的发生率，但由于其本身细小且钙化物沉积导致在治疗时易被遗漏。上颌第一磨牙根管治疗前需拍摄根尖片仔细观察是否存在 MB2 根管，如高度怀疑存在 MB2，若显微镜下观察髓底无根管入口时，需结合CBCT 进行根管口及入路方向的定位。对于钙化根管，若从根管口到根尖为直线的根管或上段根管钙化下段根管尚通畅，可采用 CBCT 扫描，三维重建设计根管通路并利用导航定位去除钙化物。

8.2.3　牙齿发育异常或根管系统变异的辅助检查

a)根尖片怀疑为牙内陷、牛牙症、C 形根管的病例建议治疗前拍摄 CBCT 以准确揭示根管的解剖、形态异常区结构及根尖周病损的范围;b)双生牙、结合牙、融合牙常因不易自洁而好发牙髓病或根尖周病,其根管系统复杂,存在大量峡区,单纯使用根尖片检查往往会低估根管系统复杂程度,建议拍摄 CBCT 以准确了解根管解剖以利于对根管系统进行彻底清理及充填。

8.3　根管治疗并发症的辨识和处理前的评估

8.3.1　器械分离

CBCT 相比于根尖片能更准确地评估牙本质厚度及根管弯曲度。对于器械分离患牙,建议拍摄 CBCT 定位分离器械,评估根管壁厚度及根管弯曲度,以权衡分离器械取出的利弊。

8.3.2　髓室底穿孔及根管壁穿孔

对于髓室底穿孔的患牙,显微镜下容易定位和检查。而对于根管壁穿孔的患牙,建议拍摄 CBCT 以准确评估穿孔的范围、位置,以帮助临床医生选择合适的治疗方案。

8.4　根管再治疗

若根管治疗久治不愈,建议拍摄 CBCT 确定是否有遗漏根管及其钙化程度,评估根尖周病损范围及与临近解剖结构之间的关系,以制定合理的治疗计划。CBCT 对于空隙的检测能力明显优于根尖片,相当一部分空隙在根尖片上很难被发现从而导致根管充填质量被高估。患牙根管治疗超充且有临床症状,建议拍摄 CBCT 评估超充牙胶与解剖结构的关系,以评估不同取出方法的难度和利弊。

8.5　显微根尖手术

显微根尖手术之前需要熟悉术区解剖标志及与周围重要解剖结构(如下颌神经管和上颌窦)之间的关系,确定牙齿的长度、角度、位置,根尖孔和病损范围的定位,这是术前计划和实施去骨及截根的关键因素。因此,实施显微根尖手术前建议使用 CBCT 辅助制定治疗计划。

8.6　临床疗效评估

口腔放射学是牙体牙髓疾病随访、预后判断的一种重要的评估手段。在缺乏临床体征或症状的情况下,牙髓病和根尖周病的治疗后随访评估,首选的口腔放射学方式应是口内 X 线片,如根尖片。如需明确治疗失败的原因如根充不严密、遗漏根管、牙周牙髓联合病变、超充、根折等,CBCT 在判定方面明显优于根尖片。在出现临床症状且难以评估的情况下,可考虑小视野 CBCT 作为成像方式。

9　特殊人群

9.1　儿童

目前应用最广泛口腔放射学检查手段仍是根尖片,若家长或患儿无法配合固定牙片位置,可考虑拍摄殆翼片检查龋损。对于咽反射敏感的患儿,拍摄后牙根尖片时胶片放置位置靠后容易引起恶心,可使用曲面体层片。儿童牙体发育异常性疾病如牙内陷需要进行根管治疗、阻生的多生牙需要拔除等,在评估利大于弊的情况下可使用CBCT。

9.2 孕妇

对孕妇进行口腔放射学检查,应慎重考虑,严格把握适应证。有研究表明,检查过程中,即使孕妇没有铅服防护,胎儿所接收的放射剂量仍小于年辐射剂量限制(1 mSv)的1%。尽管口腔科放射学检查对孕妇和胎儿的影响较小,还是建议备孕前完善口腔检查和治疗,孕期在必要时于充分的防护措施下应用。

9.3 张口困难患者

颞下颌关节疾病、肿瘤或外伤致张口受限,难以放置根尖片时,可根据诊断需要选择曲面体层片或CBCT。牙源性囊肿或肿瘤患者进行放射学检查时,一般选用曲面体层片或CBCT对肿瘤、囊肿和牙体组织疾病联合诊治。口腔组织对射线平均耐受量约为6～8周内给予60～80Gy,因此对于恶性肿瘤需放疗治疗的患者,在拍摄口内片和CBCT时应注意勿超过累积剂量最大值。

9.4 金属不良修复体患者

放射性检查时,金属会造成根尖片、殆翼片、曲面体层片和CBCT影像伪影,因此,建议患者取下活动义齿或拆除不良金属修复体,再行放射学检查。

10 读片

为了能够正确解读根尖片、殆翼片、曲面体层片以及CBCT,不仅需要了解四种成像技术的原理,而且必须学习颌面部硬组织和软组织正常解剖结构和病变情况下的特征。临床医生必须全面解读口腔放射所呈现的所有图像,而不能只解读目标区域病变。若临床医生对放射学报告有疑问,应当咨询放射科专业医师。

11 总结

口腔放射学检查为牙体牙髓病临床诊断和治疗提供依据。根尖片因其放射剂量低、针对性强且价格低廉,是常见牙体牙髓疾病诊断、治疗、评估的首选放射学检查方法。CBCT相对于二维成像技术可以为医生提供更精确可靠的解剖学信息。临床医生只有在二维影像检查无法获得诊疗所必需信息且评估利大于弊的情况下才能使用CBCT(见表3)。

表3 临床场景下口腔放射学方法推荐意见

序号	临床场景	放射学检查方法及适宜性分类(适宜性评分)			
		根尖片	殆翼片	曲面体层片	CBCT*
1	龋病	适宜(8)	适宜(9)	可能适宜(5)	不适宜(1)
2	牙髓病(初次就诊)	适宜(9)	不适宜(2)	不适宜(1)	不适宜(1)
3	牙髓病(无法明确病因)	适宜(9)	不适宜(1)	可能适宜(5)	适宜(8)
4	根尖周病(初次就诊)	适宜(9)	不适宜(1)	可能适宜(5)	不适宜(1)
5	无法明确病因的久治不愈型根尖周炎	适宜(9)	不适宜(1)	不适宜(1)	适宜(9)
6	颌骨囊肿、肿瘤等与根尖周炎的鉴别诊断	不适宜(1)	不适宜(1)	适宜(9)	适宜(9)
7	不明原因产生的皮肤窦道疑为牙源性病变	适宜(9)	不适宜(1)	适宜(8)	适宜(9)
8	牙外伤(初次就诊)	适宜(9)	不适宜(1)	适宜(8)	适宜(5)
9	牙根纵裂(初次就诊)	适宜(9)	不适宜(1)	不适宜(1)	适宜(9)
10	牙根吸收(初次就诊)	适宜(9)	不适宜(1)	不适宜(1)	适宜(9)
11	牙源性上颌窦炎	适宜(8)	不适宜(1)	适宜(9)	适宜(9)
12	根管形态复杂可能影响治疗效果	适宜(9)	不适宜(1)	不适宜(1)	适宜(9)
13	牙形态发育异常,如牙内陷、双生牙、结合牙、融合牙等	适宜(9)	不适宜(1)	不适宜(1)	适宜(9)
14	显微根尖手术	适宜(9)	不适宜(1)	不适宜(1)	适宜(9)
15	探查MB2及根管钙化疏通	适宜(9)	不适宜(1)	不适宜(1)	适宜(9)
16	器械分离	适宜(8)	不适宜(1)	不适宜(1)	适宜(9)
17	髓室底穿孔	适宜(9)	不适宜(1)	不适宜(1)	适宜(9)
18	根管壁穿孔	适宜(9)	不适宜(1)	不适宜(1)	适宜(9)
19	根管治疗后患牙出现阳性临床指征判断是否需行根管再治疗	适宜(9)	不适宜(1)	不适宜(1)	适宜(9)
20	常规牙髓根尖周病治疗和根尖手术随访	适宜(9)	不适宜(1)	不适宜(1)	可能适宜(5)
注	有效辐射剂量	☢	☢	☢☢☢	☢☢☢☢☢☢

注:☢并不代表倍数关系,仅代表辐射剂量相对增加。

*由于CBCT在牙体牙髓临床诊疗中的应用绝大部分只涉及中、小视野,故CBCT有效辐射剂量仅代表中、小视野。

ICS 11.060.1
CCS C05

中华口腔医学会

团 体 标 准

T/CHSA 009—2020

显微牙体预备手术的操作规范

Standard operating procedure for microscopic tooth preparation

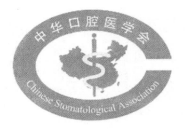

2020 - 12 - 29 发布　　　　　　　　　　　2021 - 01 - 01 实施

中华口腔医学会　发布

前　言

本文件按照 GB/T 1.1—2020《标准化工作导则第 1 部分：标准化文件的结构和起草规则》的规定起草。

本文件由中华口腔医学会口腔修复学委员会提出。

本文件由中华口腔医学会归口。请注意本文件的某些内容可能涉及专利。本文件的发布机构不承担识别专利的责任。

本文件起草单位：四川大学华西口腔医学院、中国人民解放军总医院口腔医学研究所、空军军医大学口腔医学院、上海同济大学口腔医学院、北京大学口腔医学院、中山大学光华口腔医学院、温州医科大学口腔医学院、兰州大学口腔医学院、武汉大学口腔医学院。

本文件主要起草人：于海洋、刘洪臣、陈吉华、刘伟才、刘峰、赵克、马楚凡、麻健丰、刘斌、梁珊珊、罗天、赵雨薇、高静、高姗姗、王剑、朱智敏、范琳、胡楠、甘雪琦。

引　言

牙体预备技术是必知必会的常规修复技术。如何维持预备牙的牙体牙髓、牙周组织及口颌系统功能的健康已经成为当前固定修复学共同关注的难题。为了获得长期稳定有效的疗效，依据微创的理念，磨除的牙体组织越少，保存的牙体组织就越多，牙体的健康就越有保证；但另外一方面，更少的牙体预备意味着用更薄的修复体塑造同样的美学效果和整体强度的难度也随之提高，因此一定量的牙体预备在很多情况下还是必需的，因此牙体预备手术的精准又显得更重要，也是微创的保证。

手术显微镜所带来的更清晰的显微视野以及镜下更精细的牙体组织的切割操作，符合微创牙科学的核心理念。不论是在微笑美容牙科，还是在微创修复临床流程里，随着瓷贴面、瓷嵌体等修复技术的不断发展，将手术显微镜引入牙体制备过程中更容易实现预备牙的牙体牙髓、牙周组织以及功能的健康。

本标准通过对显微牙体预备手术进行规定，以规范其临床操作方法与流程，突出与传统裸眼水平下牙体预备术的区别，避免了大量裸眼牙体预备中误差，提高手术的精确性及效率，旨在促进显微牙体预备手术的推广应用。

显微牙体预备手术的操作规范

1 范围

本规范给出了显微牙体预备手术的临床操作规范。本规范适用于固定修复中贴面、全冠、桥体基牙、部分冠、嵌体等的牙体预备。

2 规范性引用文件

本文件没有规范性引用文件。

3 术语和定义

下列术语和定义适用于本文件。

3.1 修复风险的难度评估 difficulty of restorative risk assessment

医师通过收集汇总病人的心身健康状况、治疗期望值、口腔现状条件，以及美学、功能等关键信息，对即将进行的修复风险难度进行全面客观的评估，并根据评级结果选择适宜的修复技术与所需诊治水平相适应的临床医师，来保证病人安全和修复效果。

3.2 诊断蜡型 diagnosis wax up

按照美学及功能等原则，用蜡等修复材料制作修复体外形，主要用于牙及牙列轮廓外形评价的一种预告技术。

3.3 诊断饰面 mock up

在病人口内用树脂材料制作的反映修复效果的暂时修复体，可用来预告修复疗效。

3.4 目标修复体空间 target restoration space, TRS

为了实现修复治疗目的而采用某种修复体修复时所需的最小理想容纳空间，牙体预备的目的是为了获得未来的修复体的空间。在牙体预备前应当对目标修复体空间进行分析设计，术中通过修复空间实测引导预备手术，术后指导修复体制作。

3.5 牙体预备引导技术 tooth preparation guide technique

为了将目标修复体空间的设计蓝图转移到预备体上，在牙体保存、活髓保护和牙周软硬组织健康等前提下，通过各种方法来引导术中控制牙体预备的量和预备体的形，使牙体预备手术更加微创。按照引导参考对象的不同，牙体预备引导技术可以分为两大类：a)参考原有牙体表面的牙体预备技术，从原有牙体表面均匀地磨除一定厚度的牙组织。通过自由手法、定深沟法、球钻法、定深车针法、定深孔法实现；b)参考目标修复体空间的牙体预备技术，在预备前针对病人的个性化情况设计并制作诊断蜡型，牙体预备参考蜡型的空间进行预备，包括硅橡胶指示导板法、压制透明导板法及3D打印导板等目标修复体空间导板。

3.6 即刻牙本质封闭 immediate dentin sealing, IDS

在牙体预备术后直接利用牙本质粘接剂良好的渗透性封闭牙本质小管,从而出现了即刻牙本质封闭的概念。这种方法不但能增强永久修复体的粘接力,保护牙髓牙本质复合体,还能够防止在暂时修复体佩戴过程中牙本质敏感出现。

3.7 釉质凿 enamel chisel

一种用于修整牙体预备体边缘以提高其边缘预备质量的具有高韧性、高强度的手用牙体预备器械。

3.8 舌腭侧反光镜 lingual and palatal mirror

一种在口腔显微镜下进行舌腭侧操作时所使用的反光镜器械。

4 显微牙体预备手术设备

4.1 口腔显微镜

4.1.1 分类

按显微镜使用目的分为手术显微镜、教学显微镜、技工专用显微镜。

按显微镜固定方式分为落地式显微镜、壁挂式显微镜、悬吊式显微镜、地面固定式显微镜、桌面台式显微镜。

按临床治疗用途分为根管显微镜、修复用显微镜、外科手术用显微镜等。

4.1.2 基本构造与要求

典型的口腔显微镜应当由光学放大系统、光源照明系统、数字影像系统、支持系统四部分组成。

4.1.3 光学放大系统

口腔显微镜的光学放大系统应当由主镜座、双筒目镜和物镜等组成。主镜座用于连接双筒目镜和物镜,并由平衡挂臂与口腔显微镜支持系统连接,主镜座应当具有倾摆功能。双筒目镜应具有可调节的不同放大倍率,同时应具有瞳距调整与屈光度调节旋钮。物镜应具有变焦调节功能,通常变焦范围应为 $100\sim300$ mm 内。口腔大范围探查及术区解剖结构的定位应使用低倍放大倍率(2x~8x),牙体预备、修复体粘接等操作应使用中倍放大倍率(8x~16x),预备体边缘精修、去除多余粘接剂等精细操作应使用高倍放大倍率(16x~40x)。

4.1.4 光源照明系统

口腔显微镜的光源照明系统应提供与光学放大系统同轴且色温固定的无影灯光。口腔显微镜的光源照明系统应进行无级调整亮度强弱。口腔显微镜的光源照明系统应有黄色滤镜片,以延长光固化树脂操作时间。

4.1.5 数字影像系统

口腔显微镜的数字影像系统应包括数字影像采集设备、数字影像播放设备和数字影像后期软件。

4.1.6　支持系统

口腔显微镜的支持系统应包括可调式平衡挂臂、口腔显微镜支架。

4.2　微创的手术器械

4.2.1　釉质凿

4.2.2　舌腭侧反光镜

4.2.3　电动马达手机

因电动马达手机震动小、平滑性高、适合精细操作,转速及扭矩可精确调节、操作性强,推荐在显微操作中选用电动马达手机进行牙体预备。

5　显微牙体预备手术分析设计阶段规范

5.1　临床检查诊断

分析设计阶段应收集病人的主诉与病史,对修复相关的系统病史、传染性疾病及过敏史等全身情况进行必要的检查,对牙列、牙体与牙髓、牙周、咬合、颞下颌关节及咀嚼肌等口腔情况进行全面的检查和记录。

5.2　模型收集与照片收集

分析设计阶段应收集两副牙列模型,一副用作存档保留,另一副用作治疗设计与美观诊断蜡型制作;拍摄口内照片、口唇照片和面部肖像照片,照片的拍摄数目、构图、参数应该标准化。

5.3　影像资料收集

分析设计阶段应通过根尖片、曲面体层片或牙科 CT 等影像资料评估病人的牙体、牙周及颅颌面结构。

5.4　修复难度评估

分析设计阶段应根据病人的依从性与美学期望值、疾病状态与开口度、可用修复空间对修复的难度进行评估,根据评级结果选择相应技术水平的修复医师诊治。

5.5　数字化分析设计及预告与诊断蜡型预告、口内预告、目标修复体空间分析 TRS

分析设计阶段应该从颜色和形态两因素入手,使用专用或通用软件在病人的数码照片或 3D 模型上进行美学设计。按照美学分析设计,用病人的模型制作表现预期治疗效果的蜡型。应当使用口腔修复临时材料,在病人的口内制作美学诊断饰面或临时修复体,反映美学设计的结果。应当分析设计 TRS,计算备牙过程中的牙体预备量,选择合适的牙体预备引导方式。

5.6　病人知情同意

在牙体预备手术前应当与病人沟通协商治疗方案,与病人签订知情同意书。

6 显微牙体预备手术临床实施阶段

6.1 手术中术者的操作体位

坐立时,脊柱应垂直于地面。双眼应平视前方,颈部肌肉保持放松。前臂应得到完全支撑。操作工作区域应与肘关节等高。上臂与前臂应呈 90°,上臂应沿躯干放置。操作者椅位的高度应确保坐立时膝关节呈 90°,即大腿与地面平行。显微镜光源应均匀适中。

6.2 手术中各分区牙位的显微视野(见表 1)

操作上颌前牙区唇侧面时,应嘱患者完全躺平,上颌与地平面垂直。操作者操作显微镜应将目标牙位放在显微视野中心,调节合适的放大倍率及光源照度即可。当进行唇面定深孔预备、检查唇面预备体肩台情况时,应尽量患者头部偏向同侧,使唇面表面或肩台暴露在视野中心。

操作上颌前牙邻面时,应适当转动患者头部,使牙体邻面暴露于显微视野中心。

操作上颌前牙区腭侧面时,应借助口镜或舌腭侧反光镜。根据时钟定位法则,此时口镜位于目标牙体的 12 点钟方向,同时口镜应远离目标牙体牙面,避免牙体及操作器械对镜像的遮挡。

操作左侧上颌后牙区颊面时,应嘱患者头部尽量左偏,应使用开口器或口镜牵开颊侧软组织后,将口镜或舌腭侧反光镜的镜面以 45° 放置于目标牙的 9 点钟位置,应水平移动显微镜以使目标牙体颊侧面镜像位于显微视野中心;当观察右侧上颌后牙区颊面时,应嘱患者头部尽量右偏,应将口镜或舌腭侧反光镜的镜面以与地平面垂线呈 45° 放置于目标牙的 3 点钟位置,其他操作与对侧相同。

操作左侧上颌后牙腭侧时,镜面应位于目标牙体的 3 点钟位置;观察右侧上颌后牙腭侧时,镜面则应位于目标牙体的 9 点钟方向。

操作双侧上颌后牙区𬌗面时,口镜或舌腭侧反光镜应放置于目标牙 9 点钟至 3 点钟方向之间。

当操作范围为下颌前牙区时,首先调节患者椅位背靠角度,使之与水平面呈 20°~30°。下颌前牙区的显微视野要求与上颌前牙区相似。

操作区域为下颌后牙区时,患者椅位背靠角度与水平面应呈 10° 放置。

当观察下颌后牙区颊侧面时,镜面应放置于目标牙颊侧,即左下颌后牙的 9 点钟方向与右下颌后牙的 3 点钟方向。

当观察下颌后牙区腭侧面时,镜面应放置于目标牙腭侧,即左下颌后牙的 3 点钟方向与右下颌后牙的 9 点钟方向。观察下颌后牙区𬌗面时,镜面应放置于目标牙的远中侧,即下颌后牙的 3 点至 9 点钟方向。

表 1 手术中各分区牙位的显微视野

操作区域	操作牙面	患者体位	操作者视野调整
上颌前牙区	唇侧面	应嘱患者完全躺平，上颌与地平面垂直	操作者操作显微镜应将目标牙位放在显微视野中心，调节合适的放大倍率及光源照度即可。当进行唇面定深孔预备、检查唇面预备体肩台情况时，应尽量使患者头部偏向同侧，使唇面表面或肩台暴露在视野中心
	邻面	适当转动患者头部	使牙体邻面暴露于显微视野中心
	腭侧面	嘱患者完全躺平，上颌与地平面垂直	应借助口镜或舌腭侧反光镜。根据时钟定位法则，此时口镜位于目标牙体的 12 点钟方向，同时口镜应远离目标牙体牙面，避免牙体及操作器械对镜像的遮挡
上颌后牙区	颊侧面	当观察左侧颊侧面时应嘱患者头部尽量左偏，应使用开口器或口镜牵开颊侧软组织后，当观察右侧上颌后牙区颊面时，应嘱患者头部尽量右偏	观察左侧颊侧面时将口镜或舌腭侧反光镜的镜面以 45°放置于目标牙的 9 点钟位置，应水平移动显微镜以使目标牙体颊侧面镜像位于显微视野中心；观察右侧颊侧面时将口镜或舌腭侧反光镜的镜面以与地平面垂线呈 45°放置于目标牙的 3 点钟位置，其他操作与对侧相同
上颌后牙区	腭侧面	—	镜面应位于目标牙体的 3 点钟位置；观察右侧上颌后牙腭侧时，镜面则应位于目标牙体的 9 点钟方向
	𬌗面	—	口镜或舌腭侧反光镜应放置于目标牙 9 点钟至 3 点钟方向之间
下颌前牙区	—	首先调节患者椅位背靠角度，使之与水平面呈 20°～30°	下颌前牙区的显微视野要求与上颌前牙区相似
下颌后牙区	颊侧面	患者椅位背靠角度与水平面应呈 10°放置	左下颌后牙的 9 点钟方向与右下颌后牙的 3 点钟方向
	腭侧面		左下颌后牙的 3 点钟方向与右下颌后牙的 9 点钟方向
	𬌗面		下颌后牙的 3 点至 9 点钟方向

6.3 牙科显微镜下的牙体预备流程

a)牙体预备开始前，应对病人进行疼痛管理。局部麻醉前应取得病人的知情同意，评估病人的身体和心理状况，根据操作时间及病人身体状况选择局部麻醉药；

b)临床操作及修复体制作应与 TRS 设计、美学预告效果等相一致；

c)牙体预备中应当使用选择的引导方式进行牙体制备。根据术前 TRS 设计，术中

应当及时评估修复空间量,根据所选的引导沟、硅橡胶导板、压制透明导板、3D打印导板等引导方法实测预备量,检查预备形态;

d)应在牙科显微镜下进行牙体预备。适当情况下应当使用牙科显微镜自带的摄影系统或另外的单反相机等摄影器材进行记录手术过程的记录;

e)定深孔预备及轴面初预备时,电动马达应当选择高转速、高扭矩;边缘精修时,电动马达应当选择低转速、中等扭矩;

f)应选择对尖端形态和尺寸的钨钢车针来精修预备边缘质量,用来抛光的钨钢车针刃数应大于20刃且刃上无缺口;

g)应在牙科显微镜下检查有无锐利或不平滑线角,应对预备体表面进行抛光;

h)牙体预备后应使用导板测量牙体预备量是否过多或不足,检查预备质量;

i)牙体预备后牙本质暴露时应当使用牙本质粘接剂进行即刻牙本质封闭。

6.4 印模制取

a)当修复体设计平龈或龈下肩台时,在印模制取前,应首先进行排龈。排龈应获得水平方向上0.2~0.4 mm的空间,以容纳足够的印模材料;

b)在确认肩台处无游离龈遮挡及污染物后开始进行取模;

c)印模材料应使用聚醚橡胶印模材料或硅橡胶印模材料,也可使用数字化扫描仪器;

d)显微镜下检查实体印模中预备体边缘应当完整,无气泡;检查数字印模软硬组织应分界清楚,无瑕疵。

6.5 临时修复体的制作

牙体预备完成后,应当制作临时修复体。当使用树脂粘接材料或树脂加强玻璃离子进行最终修复体粘接时,不应使用含丁香油类暂时粘固剂进行临时冠的粘接。

6.6 永久修复体的试戴与粘接

应选用事先选择的相应的试戴糊剂放在病人口内试戴修复体试色,经医生和病人认可后,确认水门汀选取的颜色。修复体设计平龈或龈下肩台时,应排龈和上橡皮障。粘接步骤应按照粘接剂说明书进行操作。

7 显微牙体预备手术的效果评估

7.1 美学效果评估

• 修复体颜色应与病人天然牙颜色相协调,美学区域修复体颜色还应与嘴唇颜色相协调。

• 修复体的形态应与天然牙相似,有自然恰当的尖、窝、沟、嵴形态,与病人其余天然牙形态协调;美学区域修复体形态还应与病人面型协调。

• 美学区域牙冠宽度应有适当的比例。

- 美学区域的牙冠长度应满足：息止位口唇自然放松时，上颌中切牙下缘露出 2～4 mm；微笑时中切牙切缘与尖牙连成的切缘曲线与下唇曲线平行，中切牙切缘与下唇轻接触。
- 上颌前牙龈缘的高度应错落有致，中切牙应比侧切牙高，尖牙与中切牙同样或比中切牙略高；龈缘高点的位置在牙齿中轴线的远中。
- 中切牙的牙冠比例应在 75％ 到 85％ 之间（牙冠宽度除以牙冠长度）。
- 𬌗向观察，将前牙的唇侧最突点连接得到均匀的一条弧线，侧切牙的唇面应在该曲线腭侧约 0.5 mm 处。

7.2　咬合功能效果评估

- 修复体完全就位后，病人自然咬合，天然牙应紧密接触，修复体无咬合干扰。
- 修复体就位后，病人下颌侧方运动时，工作侧应接触而非工作侧不应接触，修复体不应对下颌运动产生干扰；后牙区修复体在下颌前伸运动中无早接触。
- 美学区的前牙修复体在正中𬌗时不应接触，下牙前伸时应有接触；正中𬌗时上下前牙之间应留有小间隙，前伸𬌗时应至少有 2 组前牙同时保持接触。

7.3　生物学效果评估

- 修复体的边缘应尽量考虑放置于龈缘的冠方，必须将冠缘放在龈下时，不应侵犯生物学宽度，深度不应超过龈沟深度的 1/2，冠缘距龈沟底至少 0.5 mm，且必须与密合性良好。
- 修复体的外形应有利于清除菌斑，外形应凸度适当；修复体完全就位后邻接点松紧度应与病人口内其他牙相似，避免邻接松紧度不当造成病人不适或食物嵌塞。
- 修复体边缘不应有悬突。

ICS 11.060.01
CCS C05

中华口腔医学会
团 体 标 准

T/CHSA 011—2020

婴幼儿龋防治指南

Guideline on caries prevention and clinical practice for children younger than 3 years old

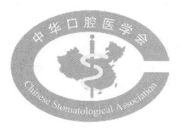

2020 - 12 - 29 发布   2021 - 01 - 01 实施

中华口腔医学会 发布

前　言

本文件按照 GB/T 1.1—2020《标准化工作导则第 1 部分：标准化文件的结构和起草规则》的规定起草。

本文件由中华口腔医学会儿童口腔医学专业委员会和口腔预防医学专业委员会共同提出。

本文件由中华口腔医学会归口。

本文件起草单位：北京大学口腔医院、武汉大学口腔医院、四川大学华西口腔医院、空军军医大学口腔医院、上海交通大学医学院附属第九人民医院、中山大学附属口腔医院、同济大学附属口腔医院、哈尔滨医科大学口腔医院、吉林大学口腔医院、中国医科大学附属口腔医院、南京医科大学附属口腔医院、浙江大学医学院附属儿童医院、首都医科大学附属北京口腔医院、重庆医科大学附属口腔医院、广西医科大学口腔医学院、福建医科大学附属口腔医院、南方医科大学口腔医院、西安交通大学口腔医院、上海市口腔病防治院。

本文件起草人（儿童口腔医学专业委员会）：秦满、夏斌、葛立宏、邹静、王小竞、汪俊、宋光泰、赵玮、赵玉梅、刘英群、黄洋、刘鹤、陈旭、梅予锋、阮文华、尚佳健、林居红、黄华、王潇、郭怡丹、徐赫。

本文件起草人（口腔预防医学专业委员会）：台保军、冯希平、林焕彩、司燕、李刚、卢友光、黄少宏、韩永成、黄瑞哲、张颖、荣文笙、欧晓艳、江汉。

引　言

2018 年国家卫健委发布的第四次全国口腔健康流行病学调查结果显示，3 岁组儿童患龋率达 50.8％，5 岁组儿童患龋率达 71.9％，龋病仍是危害我国儿童口腔健康的第一大口腔疾病。我国儿童严峻的患龋状况提示，预防儿童龋病的关口应该前移。国际上低龄儿童龋（early childhood caries，ECC）是指小于 6 岁的儿童，在任何一颗乳牙出现一个或一个以上的龋（无论是否成为龋洞）、失（因龋缺失）、补（因龋充填）牙面。针对我国儿童龋病患病状况，提出婴幼儿龋这一概念，将低龄儿童龋的防治前移至 3 岁以下。婴幼儿龋具有发病时间早，龋蚀波及牙数多，龋损发展速度快，龋坏范围广等特点，影响婴幼儿咀嚼和消化功能，对口腔及全身生长发育产生严重影响，亦可能成为某些全身疾病的危险因素。目前，公众（包括部分医务人员）对婴幼儿龋仍缺乏明确的认识，治疗率仅为1.5％，与我国经济发展水平极不相符。迄今为止，由于缺乏统一标准、规范的预防和诊疗效果评价系统等,导致婴幼儿龋的预防和诊疗原则较混乱,此状况亟待解决。

为统一和规范婴幼儿龋的防治标准,充分利用现有医疗资源防治婴幼儿龋,降低我国婴幼儿龋的患病率,提高治疗率,改善我国婴幼儿口腔健康状况,中华口腔医学会儿童口腔医学专业委员会和口腔预防医学专业委员会召集国内婴幼儿龋研究领域专家进行反复讨论,汇集全国著名医学院校及附属医院专家的诊治意见,同时借鉴和参考国内外近年来对婴幼儿龋的防治研究成果与经验,建立适合我国儿童口腔健康行为特点的预防婴幼儿龋的指导原则,制定适合我国婴幼儿龋的诊治与效果评估体系,统一和规范婴幼儿龋的防治标准,为我国婴幼儿龋防治提供指南,供口腔医师参考。

婴幼儿龋防治指南

1 范围

本指南明确了婴幼儿龋的术语和定义、诊断、预防、治疗要点及防治效果评价。本指南适用于中国各级医疗单位的医务人员对婴幼儿龋的诊断、预防、治疗及防治效果评价。

2 规范性引用文件

本文件没有规范性引用文件。

3 术语和定义

下列术语和定义适用于本文件。

3.1 婴幼儿龋 caries of infants and toddlers

小于 3 岁的儿童乳牙上出现一个或一个以上的龋(无论是否成为龋洞)、失(因龋缺失)、补(因龋充填)牙面。

3.2 非创伤性修复技术 atraumatic restorative technique, ART

是指用手工器械去除软化腐质,然后使用玻璃离子水门汀等黏性含氟材料对窝洞进行修复的龋病治疗方法。

3.3 过渡性治疗修复 interim therapeutic restoration, ITR

对于低龄、不能配合治疗或有特殊需求的婴幼儿,不能满足备洞和/或龋洞充填条件时,可尽量去除表层腐质,避免暴露牙髓,使用玻璃离子水门汀(或树脂改良的玻璃离子)充填龋洞作为过渡性治疗修复,延缓或阻止龋损发展进程。也可用于多个开放性龋坏,在最终充填治疗之前使用此方法对龋损进行控制,一般不作为永久充填修复。

3.4 预防性树脂充填 preventive resin restoration, PRR

预防性树脂充填是指窝沟点隙龋仅局限于牙釉质或牙本质浅层时,去净腐质后,用复合树脂充填窝洞,其余深窝沟用封闭剂封闭的治疗方法。

3.5 间接牙髓治疗 indirect pulp therapy

间接牙髓治疗是指在治疗牙髓正常或可复性牙髓炎的深龋患牙时,为避免露髓,有意识地保留洞底近髓部分软化牙本质,用氢氧化钙制剂等生物相容性材料覆盖软化牙本质,再用玻璃离子水门汀类材料垫底,以抑制龋损进展,促进被保留的软化牙本质再矿化及其下方修复性牙本质的形成,保存牙髓活力的治疗方法。

3.6 化学机械去腐 chemo-mechanical caries removal

化学机械去腐是指先用化学凝胶软化龋坏组织,然后利用手工器械轻柔刮除处理过的龋坏牙本质的去腐方式。

4 诊断方法

4.1 问诊

问诊是分析、判断疾病的基础,除了对婴幼儿患牙自觉症状进行询问外,还宜询问看护者了解与龋病发生相关的因素,如:喂养史、饮食习惯、口腔卫生习惯、患儿全身情况、母亲妊娠期情况、患儿是否足月分娩,父母、同胞兄弟姐妹及与患儿密切接触者口腔健康情况等。

4.2 视诊

首先使用湿纱布或半干棉球擦洗牙面,视婴幼儿接受程度,使用汽水枪等辅助清洁牙面。观察牙面有无龋洞、颜色及光泽的改变,如白垩斑、墨浸状改变都是牙体组织晶体破坏形成的特有现象。视诊着重观察龋病的好发部位,如:上前牙唇舌面及邻面、乳磨牙咬合面窝沟点隙及邻面边缘嵴等。

4.3 探诊

口腔检查使用探针时需评估婴幼儿的接受程度,避免划伤等意外事件。为避免引起疼痛,不能探诊深龋洞和可疑露髓孔。

对视诊已可判断的龋损可不必探诊。使用尖头探针检查早期的窝沟龋和邻面龋时动作要轻柔,避免损伤脱矿的牙面。当探诊感觉牙面粗糙、变软、连续性消失、探针被卡住,均提示牙体组织出现实质性缺损或龋坏。

4.4 叩诊和牙动度检查

考虑到婴幼儿的认知水平与对体感的表达能力,婴幼儿口腔检查慎重使用叩诊。急性牙槽脓肿时避免可能引起剧烈疼痛的叩诊,推荐使用触诊排查牙周围组织的肿胀,指压法排查松动和疼痛的牙。

4.5 影像学检查

考虑到婴幼儿对放射线的敏感性、患儿配合程度对成像质量的影响,X线片不作为筛查婴幼儿邻面龋的常规方法,不做为辅助判断龋损深度与髓腔关系的常规手段。

对于视诊和探诊不能判定的龋损,如邻面龋、潜行性龋、继发龋,可拍摄X线片。龋损部位因脱矿或实质缺损,在 X 线片上显示的密度一般较周围正常牙体组织低,呈现透射影像。在考虑做牙髓治疗时(牙髓切断术、牙髓摘除术)时,原则上拍摄根尖片,观察牙根发育程度,牙根周围组织是否受累(特别是磨牙根分歧),恒牙胚是否受累等。X 线检查时需做好防护,特别是对甲状腺的防护。

4.6 牙髓活力测试

现有的各种牙髓活力测试方法均不适用于婴幼儿,不建议使用。严禁在婴幼儿口腔内使用热牙胶测试牙髓状态。

4.7 龋活跃性检测

建议采集牙菌斑或唾液样本,测定变异链球菌和乳杆菌等致龋菌水平、细菌产酸能力和唾液缓冲能力等,辅助判断婴幼儿患龋危险性或治疗后再患龋风险。

4.8 婴幼儿龋风险性评估

根据国内外相关文献及我国情况,制定婴幼儿龋风险评估便捷操作表(见表1),供参考。

表 1 婴幼儿龋风险评估表

因素	高风险因素	中风险因素	低风险因素
生物学因素			
母亲/主要看护者过去 12 个月内患龋	是	—	—
儿童每天 2 次以上进食含糖食品或饮料	是	—	—
儿童每天含奶瓶入睡或睡前进食甜食	是	—	—
需要特殊健康护理	—	是	—
保护性因素			
看护者每天为儿童刷牙	—	—	是
每天使用含氟牙膏刷牙	—	—	是
过去 12 个月内接受过专业涂氟	—	—	是
定期口腔检查(至少每半年一次)	—	—	是
临床检查			
dmft≥1	是	—	—
牙齿上有白垩斑或釉质脱矿	—	是	—
龋活跃性检测数值高	是	—	—
牙面可见菌斑	—	是	—
综合以上评估得出被评估者的龋风险为:高□ 中□ 低□ 高风险:存在任何一项高风险因素者; 中风险:不存在高风险因素,且存在任何一项中风险因素者; 低风险:不存在高风险因素及中风险因素。			

5 预防

5.1 0~3岁婴幼儿喂养建议

母乳含有充足的能量和营养素,且母乳喂养在婴儿对正确呼吸、吮吸及吞咽的学习上都有着明显的优势。但是,研究表明,乳牙萌出后按需母乳喂养和过长时间母乳喂养是婴幼儿龋的危险因素,特别是含乳头入睡的婴幼儿患龋率明显高于不含乳头入睡者。体外研究也提示含糖饮食加按需母乳喂养是致龋的危险因素。针对母乳喂养与婴幼儿龋的关系,世界卫生组织(World Health Organization, WHO)建议纯母乳喂养到婴儿6个月,之后结合辅食添加情况,母乳喂养可延长至2岁或以内。

5.1.1 0~6个月婴儿喂养建议

大部分6个月以内的婴儿口腔中尚未萌出乳牙,主要是纯母乳喂养,不建议加水、果汁或其他任何食物,但当母亲由于各种原因无法给婴儿喂母乳时,可以采用配方奶喂养。

随着婴儿月龄增加,母乳喂养从按需喂养模式到规律喂养模式递进,逐渐减少喂奶次数,避免养成含乳头或奶嘴入睡的习惯,并减少夜间喂养的次数。一般建议:3个月内可夜间喂养2次,4~6个月减少到1次,6个月以后最好不再夜间喂养。

5.1.2 7个月~1岁婴儿喂养建议

7个月到1岁的婴儿,口腔中开始逐渐萌出乳牙。WHO建议6个月以后鼓励母亲继续母乳喂养并逐步添加辅食,保持合理的喂食间隔。7~12个月辅食建议保持原味,不要在奶、粥、果汁或其他液体里加糖,不要给婴幼儿软饮料和甜点,不要让婴幼儿长时间含着甜奶或甜饮料。此外,看护者可能通过口口相传的方式将口腔中的致龋菌传播给婴幼儿,所以在喂养时要避免用自己的口腔接触奶嘴去检测瓶中奶的温度,不要跟婴幼儿口对口亲吻,不要将自己咀嚼过的食物喂给婴幼儿或共用餐具。

5.1.3 1~3岁幼儿喂养建议

1~3岁幼儿期生长速度相对婴儿期明显变慢,大部分幼儿1岁后乳磨牙开始萌出,咀嚼能力明显提高。开始断奶的时间可以在10~12个月,首先断夜奶,一岁半或两岁完全断奶。断奶的目的并不是完全断绝母乳,而是让幼儿循序渐进过渡到食用家庭膳食。1岁时鼓励幼儿使用水杯(或吸管),尽量减少使用奶瓶,1岁半脱离奶瓶,不要把奶瓶当作安慰奶嘴。

5.1.4 糖与婴幼儿龋

糖是婴幼儿龋的主要致病因素,进食含糖食品的次数越多,越容易导致牙齿脱矿,引发龋病,因此提倡科学吃糖非常重要。世界卫生组织建议游离糖摄入量降至摄入总能量的10%以下。婴幼儿尽量减少每天进食含糖食品的总量和次数,避免在两餐之间进食含糖食品,不喝碳酸饮料。建议1岁以内的婴幼儿不喝果汁(100%纯果汁或果汁饮料),1~3岁的幼儿每天喝果汁的量限制在120 mL以内。

5.2　0～3 岁婴幼儿口腔卫生行为指导

口腔中的致龋菌会导致龋病。因此,建议家长采用正确的方法维护婴幼儿口腔卫生,引导婴幼儿建立口腔卫生行为并养成良好的口腔卫生习惯,可有效预防婴幼儿龋的发生。

5.2.1　乳牙萌出前的口腔卫生行为指导

刚出生的婴儿唾液分泌量少,可能受到外界病菌的侵袭,在婴儿 4 个月左右时,婴儿会通过牙床和舌头的触感认识世界,但同时也会有可能将细菌带入口腔。因此,从出生后家长为婴儿清洁口腔极为重要。

为婴儿清洁口腔前,家长需认真洗手,然后在手指上包绕干净柔软的纱布,蘸温水轻轻擦洗婴儿的牙床、腭部和舌背,每天至少清洁一次,有助于家长及时发现口腔里的新情况。为减少婴儿哭闹,可以将清洁口腔和洗脸、洗澡放在一起,这样婴儿对口腔清洁的动作很熟悉,将来也容易接受刷牙。

母乳喂养时母亲需注意清洗乳头,保持乳头清洁卫生。婴幼儿进食后,如不方便清洁口腔时,可喂温开水稀释口腔中滞留的奶液。如果是人工喂养,喂养使用的奶瓶等器具要注意消毒,消毒后 24 小时内未使用的奶瓶应重新消毒,避免细菌滋生。

5.2.2　乳牙萌出后的口腔卫生行为指导

WHO 提出:乳牙一旦萌出于口腔,家长就必须为婴幼儿刷牙。家长可用纱布、指套牙刷或儿童牙刷为婴幼儿刷牙,刷牙以机械清洁作用为主。当乳磨牙萌出后,家长可使用儿童牙刷,清洁婴幼儿上下颌牙齿所有牙面,特别是接近牙龈缘的部位。

两岁大的幼儿可能会想自己刷牙,但手的精细运动能力尚未形成,不能真正刷干净牙齿。因此,家长可以教幼儿刷牙,但担当刷牙任务的主体是家长。如果是幼儿自己刷牙,家长还需要在幼儿刷完后帮助查遗补漏,再彻底清洁一次。婴幼儿刷牙后、睡前不再进食。

家长帮婴幼儿刷牙使用的方法是最简单的圆弧刷牙法,牙齿的各个面(包括唇颊侧、舌侧及咬合面)均需刷到。最后一颗磨牙的远中面容易遗漏,刷牙时宜选择小头的牙刷,这样牙刷才能在口腔里灵活转动,刷到所有牙齿的表面。提倡一人一刷一口杯,不要与其他人共用,避免细菌的传染。

乳牙萌出建立邻接关系后,家长就需要开始使用牙线,清理婴幼儿的牙齿邻面。正确使用牙线是安全有效的清洁口腔的方法,可以预防龋病发生。建议每天至少使用一次牙线。

5.3　0～3 岁婴幼儿口腔检查建议

5.3.1　婴幼儿第一次口腔检查的时间

婴幼儿宜在第一颗牙齿萌出后 6 个月(通常出生后 12 个月)内,由家长带去医院进行第一次口腔检查,请医生帮助判断婴幼儿牙萌出及口颌发育情况,并评估其患龋病的风险,主要内容包括:饮食喂养习惯、口腔卫生习惯、生长发育情况(特别是牙齿发育)以及患龋风险评估等,提供有针对性的口腔卫生指导,如果发现龋病等口腔疾病宜及早诊治。

5.3.2 婴幼儿定期口腔检查的周期

第一次口腔检查后根据婴幼儿患龋风险评估情况,建议患龋风险低的婴幼儿每半年一次口腔检查,患龋风险高的婴幼儿每三个月一次口腔检查。定期进行口腔健康检查,能及时发现口腔疾病,早期治疗。医生还会根据需要,进行口腔保健指导、口腔疾病筛查及患龋风险评估,并指导选择相应的干预措施,预防口腔疾病的发生和控制口腔疾病的发展。

5.3.3 婴幼儿口腔检查的内容

牙颌面部检查:检查是否有唇裂、腭裂等颜面发育异常。检查牙的萌出数目、排列、形态、咬合关系、口腔黏膜和唇舌系带等。

龋病相关检查:检查牙面软垢量和分布;牙是否有白垩色、棕褐色或黑褐色改变,是否有龋洞;检查牙釉质发育情况;建议进行龋活跃性检测,有助于评估患龋风险。

5.4 0～3 岁婴幼儿局部用氟指导

氟是人体健康所必需的一种微量元素,摄入适量的氟化物可以减少牙齿的溶解度和促进牙齿的再矿化,预防龋病的发生。但是人体摄入过量氟也可以导致一些副作用,因此氟化物的推广应用适合于在低氟地区和适氟地区(饮水氟浓度<1.0 mg/L,非地氟病流行区)。

5.4.1 0～3 岁婴幼儿使用含氟牙膏的建议和指导

出生 6 个月到 3 岁的婴幼儿,第一颗乳牙萌出后,家长宜使用含氟牙膏为孩子刷牙,每天 2 次。为确保安全性和有效性,建议 0～3 岁婴幼儿使用氟浓度为 500～1 100 mg/kg 的含氟牙膏,每次刷牙牙膏使用量为米粒大小(15～20 毫克),刷牙后使用纱布去除口内余留牙膏。

5.4.2 0～3 岁婴幼儿使用含氟涂料的建议和指导

根据婴幼儿龋病风险评估结果,自第一颗牙齿萌出起,可由专业人员进行个性化的婴幼儿牙齿局部涂氟预防龋病。建议对于患龋中、低风险的婴幼儿,每年使用含氟涂料(含氟浓度为 0.1%～2.26%)2 次;对于患龋高风险的婴幼儿,建议每年涂氟 4 次。

3 岁以下婴幼儿不建议使用含氟泡沫、含氟凝胶和含氟漱口水。

6 治疗

6.1 婴幼儿龋的治疗原则

婴幼儿龋阻断性治疗的原则是:适应婴幼儿生长发育规律,以"慢性病管理"的方式将预防与临床诊疗技术相结合,降低婴幼儿龋活跃性,预防龋病向其他健康乳牙蔓延(新发龋)或向健康牙面蔓延(再发龋),采用风险相对较低的、相对简单的诊疗技术阻断龋坏牙病损进一步发展,最大程度降低婴幼儿龋对婴幼儿口腔健康的影响,最终阻断乳牙龋向恒牙迁延,维护儿童的口腔健康。

6.2 婴幼儿龋临床诊疗的基本技术

6.2.1 婴幼儿诊疗前准备与行为管理

婴幼儿由于其身心发育特点,无法进行良好的行为管理。其体位需要稳定的支持,可采用膝对膝位进行检查,由其看护者协助控制患儿肢体动作。在治疗前和治疗中用婴幼儿易于理解的语言告知将要做什么,会有什么感觉。医生引导婴幼儿张口,也可以让婴幼儿摸摸口镜、镊子,减少其对医疗器械的恐惧。开始要用慢而轻柔的动作操作,观察婴幼儿的适应能力,逐步增加力度和速度。

若患儿哭闹剧烈或动作较大,在对患儿全身情况评估和家长知情同意后,可尝试使用保护性固定。保护性固定治疗宜在"四手操作"或"六手操作"下进行,术前准备好所有可能使用的物品和器械,尽量缩短治疗时间。为避免患儿呕吐引发误吸事件,建议患儿禁食 4 小时以上,禁水 2 小时以上。在实施前协助患儿脱去厚衣物,取下头、颈部、腕踝等部位的装饰物,用布包裹患儿的身体时注意不要折压四肢。

6.2.2 氟化物治疗

婴幼儿龋患者属于患龋高风险者,局部涂氟可一定程度控制婴幼儿龋的进展和发生,建议每年涂氟 4 次。另外,氟化氨银涂布也是控制婴幼儿龋进展的有效手段,由于会使牙齿变黑,使用前应充分告知。

6.2.3 ART/ITR 技术

在婴幼儿龋治疗中尽量少地使用侵入性治疗手段,尽量少地使用牙科手机等机械手段,最大程度上保存活髓,对尚未波及牙髓的龋坏,不追求一次性去净腐质的"完美"龋齿修复治疗,推荐使用化学机械去腐辅助下的非创伤性修复技术,同时采用对隔湿要求相对低的释氟材料(如玻璃离子水门汀等)充填窝洞。

在患儿不能配合治疗或龋坏牙质地极软、去腐极易导致露髓的患牙,可使用 ART 方法简单去除表层腐质,使用玻璃离子水门汀封闭窝洞作为过渡性治疗修复,延缓或阻止龋损发展进程。ITR 治疗后充填体易脱落,需要密切观察,一旦充填物脱落,可再次表层去腐,重复 ITR 治疗。

6.2.4 乳磨牙玻璃离子窝沟封闭与预防性树脂充填

3 岁以下婴幼儿乳磨牙窝沟点隙深、患龋中、高风险者或有局限性龋坏,可行玻璃离子窝沟封闭或预防性树脂充填,预防龋损进一步发生发展。

6.2.5 间接牙髓治疗

乳牙间接牙髓治疗是治疗乳牙近髓深龋的一种方法,适用于没有牙髓炎症状,临床诊断为可复性牙髓炎,或深龋但去腐净可能会露髓的患牙。选择合适的适应证并控制龋活跃性是乳牙间接牙髓治疗成功的关键因素。医师结合病史和相关检查对患牙牙髓状况进行判断。在临床病史中,患牙无疼痛病史,或仅在进食等刺激因素诱发下出现疼痛,刺激物去除后疼痛即可缓解;临床检查,牙无异常松动和叩痛,牙龈无红肿;影像学检查未见根尖周病变。

乳牙间接牙髓治疗成功的标准为:患牙无不适症状、牙髓存活、近髓处有修复性牙本质形成。可从两个方面进行判断,临床表现方面包括:无自发痛、叩痛、异常松动、牙龈红肿等牙髓炎、根尖周炎症状出现;影像学方面包括:未见牙根病理性吸收、牙周膜增宽、骨硬板连续性丧失,以及根尖周和根分歧区的异常低密度影。文献报道显示,乳牙间接牙髓治疗的成功率在78%~100%;成功率还与牙位和洞型有关,第二乳磨牙高于第一乳磨牙,咬合面洞高于邻面洞。

6.2.6 化学机械去腐技术

化学机械去腐的基本原理是先用化学凝胶使龋坏组织软化,然后利用手工器械轻柔刮除或棉球擦去处理过的牙体组织。根据作用原理,化学机械去腐相比传统机械去腐具有选择性去除龋坏牙本质而最大程度保留健康牙本质的优点,更加符合现代微创的治疗理念,并且其在治疗的舒适程度和安全性上明显优于传统方法,尤其可以缓解3岁以下婴幼儿患者的畏惧、紧张心理,降低诊疗风险,更有利于临床治疗工作的开展。

6.2.7 婴幼儿牙髓炎的治疗原则

对龋源性露髓的年轻乳牙(牙根未完全形成的乳牙)宜采取类似于年轻恒牙的活髓保存原则,在临床和影像学检查排除根尖周病变的条件下,建议使用牙髓切断术尽量保存活髓或部分根髓。对确实无法保留的牙髓可行牙髓摘除治疗,但不建议使用化学失活剂。婴幼儿乳牙牙髓治疗(特别是乳磨牙)宜在橡皮障下操作,以隔绝气、水和药物等对患儿口腔的刺激,避免口腔软组织损伤和误吞误咽等不良事件的发生。乳磨牙牙髓治疗后建议采用预成冠修复。

7 防治效果评价

婴幼儿龋病患者都是龋易感性极高的个体,如果治疗后原本健康的乳牙出现新龋、患龋牙原本无龋的牙面出现再发龋,说明患儿极高的龋易感性没有得到改善,其危害比单纯的充填体折断、脱落或继发龋更大,这种情况建议在术后评估体系中得到充分体现。

疗效评价的主要指标包括:

a)是否阻断了龋病向其他健康乳牙的蔓延(新龋);

b)是否阻断了龋病向健康牙面的蔓延(再发龋),是否阻断了龋坏牙病损进一步发展(龋引起的并发症);

c)龋活跃性指数变化,致龋菌水平是否下降。婴幼儿龋治疗后复查间隔根据患儿龋坏情况呈阶梯状(术后1个月、3个月、6个月、9个月、12个月)。

复查内容主要包括家长/监护人口腔健康意识、患儿生活习惯和口腔卫生状况的改进情况、充填体情况、新发龋、再发龋或继发龋情况等。建议进行龋活跃性检测和龋风险性评估,个性化地指导个体口腔健康行为改进与氟化物使用。

ICS 11.060.01
CCS C05

中华口腔医学会
团 体 标 准

T/CHSA 012—2020

乳牙牙髓病诊疗指南

Clinical guidelines for pulp therapies of primary teeth

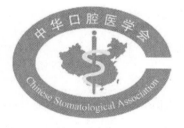

2020 - 12 - 29 发布　　　　　　　　　　　2021 - 01 - 01 实施

中华口腔医学会　　发 布

前　言

本文件按照 GB/T 1.1—2020《标准化工作导则第 1 部分：标准化文件的结构和起草规则》的规定起草。

本文件由中华口腔医学会儿童口腔医学专业委员会提出。

本文件由中华口腔医学会归口。本文件起草单位：北京大学口腔医院、四川大学华西口腔医院、空军军医大学口腔医院、上海交通大学医学院附属第九人民医院、武汉大学口腔医院、中山大学附属口腔医院、同济大学附属口腔医院、哈尔滨医科大学口腔医院、吉林大学口腔医院、中国医科大学附属口腔医院、南京医科大学口腔医院、浙江大学医学院附属儿童医院、首都医科大学附属北京口腔医院、重庆医科大学附属口腔医院、广西医科大学附属口腔医院、福建医科大学附属口腔医院、内蒙古医科大学第四附属医院、南昌大学附属口腔医院、西安交通大学口腔医院、新疆医科大学第一附属医院、昆明医科大学附属口腔医院。

本文件主要起草人：秦满、赵玉鸣、夏斌、刘鹤、张笋、郭怡丹、王潇、葛立宏、邹静、王小竞、汪俊、宋光泰、赵玮、赵玉梅、刘英群、黄洋、陈旭、梅予锋、阮文华、尚佳健、林居红、黄华、姚军、缪羽、黄彦、郭青玉、刘奕杉、刘波。

引　言

2018 年发布的第四次全国口腔健康流行病学调查显示，龋病是危害我国儿童口腔健康的第一大疾病，3 岁组、4 岁组、5 岁组儿童患龋率分别高达 50.8％、63.6％ 和 71.9％。由于我国乳牙龋治疗率极低（不超过 5％），乳牙牙髓病及根尖周病作为乳牙龋的主要并发症，发生率高。有些发达国家在乳牙牙髓病变波及根尖周组织时建议拔除乳牙。考虑到我国国情，对于弥散性牙髓炎、牙髓坏死和未累及恒牙胚的根尖周炎患牙还是建议采用乳牙根管治疗术进行治疗，尽可能保存乳牙，使其行使正常功能、维护口腔健康。但应注意规避诊疗风险，并尽可能地恢复咀嚼功能，推荐使用橡皮障隔离术和乳磨牙预成冠修复技术。现阶段，我国对于乳牙牙髓病及根尖周病的诊断及治疗水平参差不齐，临床上对乳牙牙髓治疗的术式选择标准不一。针对这些问题，中华口腔医学会儿童口腔医学专业委员会召集国内著名医学院校及医院专家对此进行专题讨论，同时借鉴和参考国内外近年来对乳牙牙髓及根尖周病的研究成果与诊治经验，最终制订此标准，供临床医师参考。

乳牙牙髓病诊疗指南

1　范围

本指南提供了乳牙牙髓及根尖周病诊治的术语、检查诊断要点、治疗术式推荐以及疗效评价的建议及指导。本指南主要针对因龋病坏引起的乳牙牙髓病的诊疗过程，外伤、牙齿发育异常因素引起的乳牙牙髓病的诊治也可参照执行。

本指南适用于中国各级医疗单位的医务人员诊治乳牙牙髓病。

2　规范性引用文件

本文件没有规范性引用文件。

3　术语和定义

下列术语和定义适用于本文件。

3.1　可复性牙髓炎 reversible pulpitis

可复性牙髓炎为一种临床诊断，是医师根据各种主观及客观检查判断牙髓炎症是可缓解的，牙髓状态可恢复正常的状态。患牙可表现为短暂的刺激痛，去除刺激因素可很快消除疼痛，经恰当治疗后牙髓是可以恢复健康的。

3.2　不可复性牙髓炎 irreversible pulpitis

不可复性牙髓炎为一种临床诊断，医生根据各种指征判断牙髓炎症不可消除。牙髓不可逆性的急性炎症和慢性炎症均属于不可复性牙髓炎，典型的表现为自发性疼痛。甚至出现咬合不适或疼痛。包括急性牙髓炎和慢性牙髓炎。

3.3　间接牙髓治疗 indirect pulp therapy

间接牙髓治疗是指在治疗牙髓正常或可复性牙髓炎的深龋患牙时，为避免露髓，有意识地保留洞底近髓部分软化牙本质，用氢氧化钙制剂等生物相容性材料覆盖被保留的软化牙本质，再用玻璃离子水门汀类材料垫底，以抑制龋损进展，促进被保留的软化牙本质再矿化及其下方修复性牙本质的形成，保存牙髓活力的治疗方法。

3.4　乳牙牙髓切断术 pulpotomy-primary teeth

乳牙牙髓切断术是去除冠方感染的牙髓组织，使用药物处理牙髓创面以保存根部健康牙髓组织的治疗方法。

3.5　乳牙根管治疗术 root canal therapy-primary teeth

乳牙根管治疗术是指通过根管预备和药物消毒去除根管内感染物质，消除对根尖周组织的炎性刺激，并用可吸收的材料充填根管，防止发生根尖周病或促进根尖周病变愈合的治疗方法。

4 乳牙牙髓状态的判断与术式选择

4.1 总则

儿童牙髓状况的判断有时很困难,但牙髓状态的正确判断与术式的选择是决定乳牙牙髓病治疗成功与否的关键因素。

4.2 乳牙牙髓病相关的临床检查

4.2.1 收集病史

重点询问患牙疼痛史及软组织肿胀史。通常情况下,有疼痛史表明牙髓已有炎症,甚至牙髓坏死。但乳牙牙髓感染症状常常不明显,有些慢性牙髓炎,甚至牙髓坏死可能没有牙疼症状。因此,有无疼痛史不能作为判断乳牙牙髓是否感染的唯一指征。软组织肿胀或窦道史提示牙髓感染已累及患牙根尖周或根分歧下组织。

在询问病史时应同时询问主要看护人或患儿本人对疾病变化的诉述。儿童的年龄、心理成熟程度以及焦虑水平等因素会影响其对疼痛陈述的可信度,询问家长可帮助了解患儿病程的变化。但需注意的是,有可能存在患儿曾多次诉说牙痛却没引起家长注意的情况。

4.2.2 临床检查

临床检查时注意患儿年龄、心智发育情况,以及患儿就诊时的合作程度。需要患者感知反馈的检查项目(如牙髓活力测验,叩诊等)、存在误伤风险的操作(如牙髓温度测试中热测法等)不适合婴幼儿和合作程度差的儿童。为避免引起疼痛,对儿童患者不能探查露髓孔,应谨慎探查近髓处。临床上,术者宜根据患儿的具体情况使用具体检查方法。

4.2.2.1 视诊

视诊时首先检查牙体病损大小、深浅、剩余牙体组织量等,初步判断患牙牙髓是否被累及,患牙能否保留。其次检查患牙颜色是否有改变,如呈暗灰色提示牙髓可能已发生坏死,呈浅棕黄色提示牙髓可能出现钙化,呈粉红色提示可能存在牙髓出血或牙齿内吸收。

检查患牙是否有软组织肿胀和窦道。牙龈出现肿胀和窦道是诊断牙根周围组织存在炎症的可靠指标。视诊时还需注意检查是否露髓和露髓孔出血情况。

4.2.2.2 探诊

探诊是应用探针检查以确定病变部位、范围和组织反应情况的检查方法,包括牙、牙周和窦道的探诊等。探诊器械有普通探针、牙周探针和窦道探针等。探诊检查可能引起患者不适,但不应该引起患者较重的疼痛。对探诊不适的耐受程度因人而异,这点在儿童患者尤为重要。探诊检查牙体缺损部位的范围、深浅、质地软硬、敏感程度时,动作宜轻柔,需结合问诊情况,若初步判定为活髓牙的深龋近髓时,不可贸然深探,以免探针刺穿牙髓引起剧痛,增加患儿的痛苦。禁忌探露髓孔。探诊还可用于检查充填体密合程度及有无悬突,探查麻醉效果及皮肤黏膜窦道情况。儿童探查瘘管时需在局麻下探查,缓慢顺势推进,避免用力过猛,防止损伤邻近组织。

4.2.2.3　叩诊和松动度检查

在没有其他非龋因素存在时,患牙出现叩诊敏感意味着牙髓炎症已经累及牙根周围组织。由于儿童感知和语言表达能力有限,对患儿的反馈要进行甄别判断。儿童叩诊时应注意以下几点:

a)先检查正常牙(如对侧同名牙或邻牙)作为对照,再查可疑患牙;

b)叩诊的力量一般以叩诊正常牙不引起疼痛的力量为适宜,从轻到重进行;

c)叩诊的同时观察患儿的反应;

d)低龄儿童和不合作儿童不宜做叩诊检查;

e)若患儿对叩诊恐惧时,可进行"咬诊"检查,将棉签放在可疑牙的咬合面,让患儿咬合观察是否出现疼痛;

f)对于主诉有明显咬合痛、局部肿胀明显的患牙,为避免引起患儿不必要的痛苦,可不用器械叩诊,用镊子或手指轻压牙冠,通过观察患儿的反应来进行判断。需要提醒的是有时牙龈乳头炎也可引起被波及牙的叩诊不适甚至叩痛,需要鉴别。

乳牙松动度检查时需鉴别生理性松动(生长发育因素导致)和病理性松动。病理性松动提示患牙根周组织存在炎症,牙槽骨或牙根甚至两者均发生吸收。为了准确判断,宜与对侧正常同名牙或邻牙的检查结果对比,必要时拍摄 X 线片,检查根尖周或根分歧下组织是否有病变或骨质破坏,以免误诊。

4.2.2.4　温度测验

在乳牙此项为非必须检查,不适合低龄儿童和不合作儿童。对于学龄前儿童不宜使用热测法,以避免烫伤。

4.3　影像学检查

由于乳牙牙髓治疗术式的选择不单取决于牙髓和根尖周组织状况,还要考虑牙根和继承恒牙胚生长发育情况。所以,影像学检查对乳牙牙髓治疗来说尤为重要。一般来说,首选平行投照根尖片。重点观察龋坏范围,与髓腔关系;根尖周围组织是否存在病变、病变程度和范围;乳牙牙根是否存在生理性或病理性吸收;继替恒牙牙胚发育状况及其牙囊骨壁有无受损等。恒牙牙胚发育状况包括牙胚的发育程度、所处的位置、牙轴方向等。

曲面体层片和 CBCT 检查要慎重。考虑到儿童心智配合程度,还有辐射对幼儿组织器官生长发育的影响,宜平衡诊断价值与 X 线摄入风险,在幼儿谨慎使用曲面体层片和 CBCT 检查。

4.4　术式选择、知情同意与术后医嘱

正确判断牙髓状态是选择治疗术式的依据。但国内外相关研究表明,目前判断乳牙

牙髓状态尚缺乏客观可靠指标。特别是在没有自发痛的情况下，鉴别乳牙极近髓的深龋、可复性牙髓炎和不可复性牙髓炎尚存在困难，客观地说临床上存在一定的诊断错误概率。所以，治疗前根据临床情况，向患者及监护人提示相关风险，说明诊断、治疗计划、疗程、费用、风险预后等，必要时签署相应知情同意书。治疗后医生宜给予患儿及家长充分术后医嘱，告知可能出现的术后反应症状及其应对方法。对于接受局部麻醉注射的患儿，还需叮嘱患儿及家长避免自伤（如：咬伤或抓伤）麻醉区域组织。

5 乳牙牙髓治疗通用技术

5.1 麻醉方式的选择

局部麻醉是消除牙科疼痛的最常用和有效手段，在儿童同样适用。由于儿童对疼痛耐受力差，正确地应用无痛注射技术尤为重要。麻醉注射时疼痛主要是进针刺破黏膜组织和注射中压力过大引起的。建议在儿童局部注射麻醉药前使用表面麻醉剂，减轻进针穿破黏膜引起的疼痛。麻药注射中宜采用慢、稳、轻的方法，简称 SGL 法（slowly, gently, lightly）；亦可使用计算机控制下局部麻醉注射仪，以减轻注射中压力过大引起的疼痛。

由于儿童皮质骨薄而多孔，有利于麻醉药的扩散，乳牙牙髓治疗中最主要的麻醉方式是局部浸润麻醉。上下颌乳牙均可通过骨膜上浸润麻醉获得较好的牙髓麻醉效果。

当上颌乳磨牙颊侧牙龈有窦道或牙槽脓肿时，可使用上牙槽前中神经阻滞麻醉，该麻醉可作用于上颌乳尖牙和乳磨牙。进针点位于上颌第一和第二乳磨牙之间的游离龈边缘到腭中缝假想连线的中点处，进针深度 4 mm 左右。

需特别注意的是乳牙牙髓治疗中慎用神经阻滞麻醉法，其原因是：

a）儿童自制力差，麻醉注射过程中疼痛有可能使患儿体位突然改变，存在针头折断或血管神经损伤的危险；

b）麻醉剂注入血管可能会引起中毒或血肿；

c）传导阻滞麻醉持续时间长，局部麻木感重，易引发患儿自伤；

d）儿童生长发育变化，很难准确地把握解剖位置，容易引起麻醉并发症。

髓腔内注射技术可用于其他麻醉方法效果不佳时的补充麻醉，但这种方法可能给患者带来一个短暂而强烈的疼痛，会对患儿配合度造成不良影响。

由于牙周膜注射对乳牙下方继承恒牙胚的影响尚无定论，临床上要谨慎使用。对存在慢性根尖周病变，或生理性根吸收导致恒牙胚牙囊骨板消失的患牙，不推荐使用牙周膜注射。

5.2 橡皮障隔离术与其他术区隔离方法

5.2.1 橡皮障隔离术

橡皮障隔离术可在减少牵拉软组织的情况下，获得良好入路和视野，为口腔治疗操作提供干燥、清洁或无菌的术野，可提高治疗效率和治疗质量。由于隔绝了气、水和药物等对患儿口腔的刺激,使儿童变得安静并放松,同时避免口腔软组织损伤和误吞误咽等不良事件的发生,增加手术操作的安全性。

乳牙牙髓治疗(特别是乳磨牙区)首选的隔湿方法是橡皮障隔离术。乳磨牙区推荐使用"隧道法",可同时暴露乳尖牙和第一、二乳磨牙;使用橡皮障时在橡皮障夹弓部拴牙线,预防发生不良事件。对患有上呼吸道感染、鼻道狭窄或鼻部阻塞严重影响鼻呼吸者和乳胶过敏者禁忌使用橡皮障;牙齿萌出不足或位置不正不能安放橡皮障夹者也不建议使用橡皮障。

5.2.2 其他术区隔离方法

在不能使用橡皮障隔离术时,推荐使用"四手操作"下棉卷隔湿法。使用时动作要轻柔,要注意避免引起患儿恶心呕吐,预防棉卷误吞误吸等不良事件。

5.3 冠方修复

任何牙髓治疗后,均需严密的冠方修复。可使用不锈钢预成冠(stainless steel crown,SSC)或光固化复合树脂修复。波及两个或两个牙面以上缺损的乳磨牙推荐使用预成冠修复;乳前牙推荐使用透明成形冠树脂修复。

6 乳牙牙髓治疗的主要术式与选择原则

6.1 乳牙牙髓治疗术式的选择原则

乳牙牙髓治疗术式主要包括间接牙髓治疗术、牙髓切断术和根管治疗术。依次涉及深部牙髓,操作越复杂,受根管变异和生长发育因素影响越大。目前国内外研究表明,从远期疗效上间接牙髓治疗与牙髓切断术相近,优于根管治疗术。另外,活髓有益于乳恒牙正常替换,成功的乳牙间接牙髓治疗和牙髓切断术对替牙没有明显影响,但乳牙根管治疗可增加牙根早吸收或延迟吸收而导致乳牙早失或滞留的风险性,所以,临床上宜选择尽量保守的方法,部分或全部保留活髓(见表1)。

表1 三种乳牙牙髓治疗术式适应证对比表(龋源性病因的情况下)

	间接牙髓治疗	牙髓切断术	根管治疗术
病史	无疼痛病史,或者仅在食物嵌塞或温度等刺激因素诱发下出现疼痛,刺激物去除后疼痛即可缓解	无疼痛病史,或仅在食物嵌塞或温度等刺激因素诱发下出现疼痛,刺激物去除后疼痛即可缓解,或者仅有较短暂的疼痛持续时间	自发痛,或在进食等刺激因素诱发下出现疼痛,刺激物去除后疼痛不能缓解,或咬合痛,或牙龈窦道、肿痛等
临床检查	深龋洞,未见露髓孔,无异常松动,无叩痛,牙龈无异常	深龋洞,未见露髓孔,无异常松动无叩痛,牙龈无异常	深龋洞露髓或无露髓;有或无异常松动、叩痛;牙龈无异常或存在窦道/牙龈肿胀

（续表）

	间接牙髓治疗	牙髓切断术	根管治疗术
X线片表现	牙根及根尖周组织无异常	牙根及根尖周组织无异常	牙根及根尖周组织可有或无异常。但牙根吸收少于1/3，恒牙胚骨白线完整，病变未侵犯恒牙胚，无根尖周囊肿等严重病变
适应证	深龋或可复性牙髓炎	慢性牙髓炎（早期）	弥漫性牙髓炎，牙髓坏死，或急/慢性根尖周炎
去腐	窝洞侧壁去净腐质，洞底可去净大部分腐质达硬化牙本质，近髓处存留部分软化牙本质	去净或未净腐质露髓；揭髓室顶后可见成形冠髓，去除感染冠髓后，牙髓断面质地较韧，出血颜色正常，可止血	去腐露髓；揭髓室顶后见牙髓呈炎症状态，牙髓成形或不成形去除冠髓后难以止血；或牙髓坏死液化

6.2 乳磨牙间接牙髓治疗

6.2.1 间接牙髓治疗临床病例选择与影响因素

间接牙髓治疗适用于深龋近髓或可复性牙髓炎的患牙，患牙无不可复性牙髓炎症状或体征，如完全去净腐质可能造成牙髓暴露。患者主诉无自发痛史，可有食物嵌塞痛或温度敏感症状；视诊检查无露髓孔，叩诊无不适，患牙不松动，牙龈无异常。冷测检查可同对照牙或可有一过性敏感，但无持续性疼痛。X线片检查根尖周组织无病理性改变。

文献报道的乳牙间接牙髓治疗术的成功率在78%～100%；成功率与牙位和洞型有关，第二乳磨牙高于第一乳磨牙，咬合面洞高于邻面洞，近髓点在邻面髓壁或轴壁时慎重使用间接牙髓治疗术，此时，可考虑使用牙髓切断术。

6.2.2 间接牙髓治疗操作要点

a）局部麻醉，后续操作建议在橡皮障隔离术下操作；

b）去腐：去净窝洞侧壁龋坏组织达硬化牙本质，在不露髓的前提下尽可能多地去除髓壁腐质，直到判断进一步去腐可能露髓则不再去除；

c）间接盖髓：用间接盖髓剂如氢氧化钙制剂等生物相容性材料覆盖被保留的软化牙本质，玻璃离子水门汀垫底严密封闭洞底，促进修复性牙本质形成和软化牙本质再矿化；

d）充填或预成冠修复：乳磨牙（特别是邻面龋）推荐使用玻璃离子水门汀/光固化复合树脂＋预成冠修复；对牙体缺损不大的牙齿也可使用光固化复合树脂或高强度玻璃离子水门汀修复。

关于对保留下来的软化牙本质的处理，以往有观点认为此种需再次打开患牙进行二次去腐。近年来大量临床研究证实，进行二次去腐时原被保留的软化牙本质已变干变硬,残存细菌很少;另一方面,二次去腐操作明显增加了意外露髓的风险,增加了患者就诊次数和费用。基于上述原因和相关对照研究,目前在乳牙更倾向于一步法的间接牙髓治疗,即不再打开窝洞去除被保留的软化牙本质。

6.3　乳牙牙髓切断术

6.3.1　牙髓切断术的优势

乳牙牙髓切断术通过去除感染的冠部牙髓,用药物覆盖牙髓创面,以保存根部正常牙髓组织。既消除了感染的牙髓,也最大限度地保留了健康根髓,有利于乳牙继续使正常生理功能以及牙根正常吸收与替换,相比于乳牙根管治疗术,对继承恒牙的影响小。

6.3.2　牙髓切断术操作要点

a)局部麻醉;

b)乳磨牙区宜在橡皮障隔离术下操作,前牙区也可在强力吸唾器和棉卷严密隔湿下进行;

c)去净洞壁腐质和大部分洞底腐质,制备必要洞型;

d)更换手套、无菌机头、车针和吸唾管头,开启无菌手术包;

e)揭净髓室顶,暴露髓腔,观察冠髓形态、出血量及颜色,用大球钻或锐利挖匙去除冠髓,生理盐水冲洗,去除牙本质碎屑和牙髓残片等,湿润小棉球轻压充分止血;

f)将盖髓剂覆盖于根管口牙髓断面,轻压使之贴合,玻璃离子水门汀垫底严密封闭髓腔;

g)充填或预成冠修复:乳磨牙(特别是邻面龋)推荐使用玻璃离子水门汀/光固化复合树脂+预成冠修复;对牙体缺损不大的牙齿也可使用光固化复合树脂修复。

6.3.3　乳牙牙髓切断术盖髓剂的选择

乳牙牙髓切断术的盖髓剂首选矿物三氧化物凝集体(Mineral trioxide aggregate, MTA)。目前,国内外研究显示 MTA 具有良好的组织相容性、诱导矿化的作用、良好的边缘封闭性及低细胞毒性,在牙髓保存治疗中取得了良好效果,MTA 用于牙髓切断术的整体成功率在94%~100%。Silva 研究显示 MTA 用于乳牙牙髓切断术 1 年后成功率可达100%,Moretti 研究也显示 MTA 用于乳牙牙髓切断术 2 年后成功率可达100%。但是,MTA 会导致牙冠变色,慎用于乳前牙。

近年,研究表明多种生物陶瓷材料具有与 MTA 相似或者更优的生物学性能,对牙髓细胞增殖无抑制作用,能够诱导成牙本质分化,在牙髓暴露界面形成钙化桥。生物陶瓷材料盖髓后不使牙齿变色,前后牙均可使用。甲醛甲酚液(fomocresol, FC)曾经是广泛用于乳牙牙髓切断术处理牙髓断面的药物,其临床成功率在70%~98%。由于甲醛甲酚渗透性、刺激性强,有致敏性以及生物毒性等性状,近年来其在牙髓切断术上的应用已逐渐被新的无毒或低毒性药品替代。

尽管氢氧化钙制剂在恒牙牙髓切断术中可以取得较高的成功率,但在乳牙牙髓切断术中成功率报道差别很大,在 $31\%\sim100\%$;Silva 研究显示氢氧化钙乳牙牙髓切断术 1 年成功率仅为 33%;Moretti 研究显示 1 年成功率为 43%,2 年后成功率仅为 36%。Shirvani 等应用 Meta 分析比较了 MTA 和氢氧化钙制剂在乳牙牙髓切断术中的应用,认为 MTA 更具优势;美国儿童牙科学会在其相关指南中对氢氧化钙制剂给出了负面评价。主要问题是氢氧化钙的强碱性可能造成牙髓慢性炎症及内吸收,导致治疗失败。所以,乳牙牙髓切断术中慎用氢氧化钙制剂作为盖髓剂。

6.4　乳牙根管治疗术的操作指南

乳牙根管治疗术适用于急、慢性牙髓弥漫性感染和根周组织感染的患牙。一般来说,根管治疗术不能保留的牙齿意味着该牙将被拔除,所以掌握根管治疗术的禁忌证尤为重要。

6.4.1　禁忌证排查

乳牙根管治疗术的禁忌证有:

a)乳牙根尖周组织广泛病变,病变波及恒牙胚;

b)存在牙源性囊肿或滤泡囊肿;

c)髓室底穿孔,或无法修复的牙齿;

d)牙根吸收 1/3 以上或接近替换的乳牙。

6.4.2　根管预备与根管消毒

乳牙根管预备的目的是:

a)去除根管内感染物质,包括残留牙髓、牙本质碎屑和细菌污染的根管壁牙本质(玷污层);

b)通畅根管,包括扩通钙化阻塞的根管,适当扩宽根管有利于去除污染的根管壁牙本质和充填根管,但无须拉直根管。

乳牙根管预备需结合机械预备与化学预备,在机械预备中配合使用化学试剂对根管进行冲洗、润滑和消毒。

感染的乳牙根管内存在多种微生物感染,机械预备和化学预备在消除主要微生物中起到重要作用。镍钛锉的弹性可较好地适应乳磨牙自然弯曲的根管,建议使用手用镍钛锉预备根管。如果使用机用镍钛锉需考虑到儿童的耐受性和配合程度,避免发生器械分离等不良事件。建议使用乳牙锉进行根管预备(乳牙锉的长度和锥度与乳牙根管形态更匹配)。

除微生物之外,根管内的污染物还包括机械预备过程中形成的牙本质碎屑、坏死的牙髓组织等有机成分和成牙本质细胞的残留物,这些成分共同构成了根管内的玷污层,乳牙化学预备是去除玷污层的主要方式。目前常用的化学预备及根管消毒药物包括次氯酸钠、EDTA,其次还有氯己定、樟脑对氯苯酚等。次氯酸钠是抗菌作用最强的一种药物,尤其是与 EDTA 联用时。但各种药物都存在不同程度的细胞毒性,研究表明 1% 和

2.5%的次氯酸钠溶液与 EDTA 联用可使其毒性降低。根管冲洗时不能超出根尖孔,避免药液进入根尖周组织。乳牙根管预备推荐使用1%次氯酸钠溶液或2%氯己定溶液。

根管预备后仍可能有部分感染物质不能清除,尤其是对存在严重肿痛症状或活动性渗出的患牙,根管封药有助于减缓症状及清除感染。常用的根管封药试剂有氢氧化钙糊剂、碘仿糊剂等。考虑到安全性,乳牙慎用 FC 根管封药;对于已经有牙根吸收的乳牙禁用 FC 根管封药。

根管预备的操作要点如下:

a)局部麻醉、上橡皮障,去净腐质,揭净髓室顶;

b)去除冠髓,找到根管口;

c)用拔髓针取出剩余根髓;

d)确定工作长度:根据 X 线片,以根尖孔上方约 2 mm 作为标志点,再结合手感确定初锉;

e)按照确定的工作长度,使用不锈钢 K 锉或手用镍钛锉逐级扩大到35～40 号锉,锉进入方向和根管预备方向与根管走向一致(预弯),器械严禁超出根尖孔,注意防止器械折断和根管侧穿。或选用机用镍钛锉敞开根管上段,效率更高。

6.4.3　根管充填的材料与技术

理想的乳牙根管充填材料应具备以下特点:不溶于水;不使牙齿变色;X 线显影;易充入根管,必要时易取出;与根管壁应有粘接性且不收缩;稳定的抗感染能力;对根尖周组织无刺激,对根管内残留组织无凝固作用;超充材料易被吸收;不形成影响继承恒牙胚的硬组织团块;可促进根尖组织钙化和硬组织形成,封闭根尖孔;对牙龈组织无害。

目前临床上使用的根管充填材料多种多样,包括氢氧化钙制剂、氧化锌丁香油类制剂以及碘仿糊剂制剂等,但还没有一种材料能够满足理想乳牙根管充填材料的所有特点。现在在临床常使用碘仿与氢氧化钙或氧化锌丁香酚的复合制剂。碘仿和氢氧化钙复合制剂生物相容性较好,对周围组织的刺激较小,但其吸收速率常与牙根不同步,可能出现过早吸收现象。氧化锌丁香酚制剂可能对敏感个体的根尖周组织有刺激性(丁香油酚),吸收速率常低于乳牙根的吸收。现今尚缺乏证据说明乳牙根管充填材料中某一种材料明显优于另一种。

根管充填步骤如下:

a)橡皮障隔离下去除暂封物,使用根管锉取出根管内封药,辅以根管冲洗。纸尖擦干,确定无渗出;

b)距离根尖 2～3 毫米导入根管充填材料,可使用螺旋输送器和/或注射方式导入;

c)暂封,拍摄 X 线片确定根充效果。

6.4.4　根管治疗术的疗程

基于通过根管封药来保证根管消毒效果的考虑,乳牙根管治疗术通常需要 2～3 次就诊才能完成。但根管封药对根尖周组织存在一定的刺激性,过度使用可能增加术后并发症(如根尖周炎)的风险。研究显示一次性根管治疗术与多次分诊的根管治疗术在术后疼痛及成功率方面均无显著差异,且一次性根管治疗术可避免反复局部注射麻醉药,减少橡皮障夹损伤牙龈的机会,规避了诊间暂封微渗漏等问题。目前对于一次性根管治疗术是否适用于根尖周病变或牙髓坏死的患牙仍存在争议。

一般来说,外伤、龋病等导致的牙髓暴露或牙髓炎可进行一次性根管治疗术,难以通过暂封在诊间实现髓腔封闭、前牙需尽快美学修复等情况推荐进行一次性根管治疗术,而存在根尖周病变或牙髓坏死的病例则建议多次就诊。

7 乳牙牙髓治疗的成功标准及术后复查

术后 3 个月、6 个月、12 个月,都宜进行临床和根尖片检查。通过临床和 X 线检查判断治疗是否成功,其成功标准为:

a)牙齿无自发疼痛、松动、牙龈肿胀等自觉症状;

b)临床检查充填物(修复体)完好,无叩痛、扪痛,牙龈无红肿、窦道,牙齿无异常松动度。间接牙髓治疗的患牙牙髓活力测试正常;

c)影像学检查根周膜影像清晰,没有增宽,根尖和根分歧区无低密度影;牙根无病理性内外吸收;继承恒牙胚继续发育。间接牙髓治疗后有时可观察到盖髓剂下方有修复性牙本质形成的影像,牙髓切断术后可观察到有牙本质桥形成的影像。

ICS 11.060.01
CCS C05

中华口腔医学会
团 体 标 准

T/CHSA 013—2020

口腔四手操作技术规范

Technical specification of four-handed dentistry

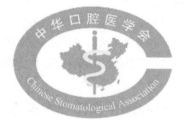

2020 - 12 - 29 发布　　　　　　　　　　2021 - 01 - 01 实施

中华口腔医学会　　发布

前　言

本文件按照 GB/T 1.1—2020《标准化工作导则第 1 部分：标准化文件的结构和起草规则》的规定起草。

本文件由中华口腔医学会口腔护理专业委员会提出。

本文件由中华口腔医学会归口。本文件起草单位：北京大学口腔医院、武汉大学口腔医院、吉林大学口腔医院、四川大学华西口腔医院、空军军医大学附属第三医院、中国医科大学附属口腔医院、浙江大学医学院附属口腔医院、中山大学光华口腔医学院附属口腔医院、南方医科大学口腔医院。

本文件主要起草人：李秀娥、徐佑兰、王春丽、刘东玲、赵佛容、刘蕊、高玉琴、俞雪芬、林丽婷、侯雅蓉、邱钧琦。

引　言

四手操作技术是口腔医疗服务中的重要组成部分。应用此技术可显著提高工作效率、保证患者安全、预防医院感染、降低职业损伤及暴露风险，提高医护患的满意度。

中华口腔医学会口腔护理专业委员会组织专家经过充分讨论，从四手操作技术原则、环境设施要求、医护患体位与位置关系以及传递技术、交换技术、吸引技术等方面制定了口腔四手操作技术规范，以规范该技术，促进其在临床的推广应用。

口腔四手操作技术规范

1　范围

本规范给出了四手操作技术的环境设施要求、基本操作原则、基本技术要点。本规范适用于各级各类开展口腔疾病预防、诊断、治疗服务的医疗机构。

2　规范性引用文件

本文件没有规范性引用文件。

3　术语和定义

下列术语和定义适用于本文件。

3.1　四手操作技术 four-handed dentistry

是在口腔诊疗过程中，医护采取舒适的座位，患者采取放松的仰卧位。医护双手同时为患者进行操作,护士平稳而迅速地传递诊疗器械及材料,从而提高工作效率,保证工作质量的操作技术。

3.2 传递技术 transfer technique

在口腔诊疗过程中护士协助拿取用物并交予医生的操作技术。

3.3 交换技术 exchange technique

在口腔诊疗过程中护士从医生手中接回用物,同时将待用物递予医生的技术。

3.4 吸引技术 evacuation technique

通过负压系统吸除口腔诊疗过程中产生的冷却水、水雾、碎屑及唾液、血液的技术。

3.5 操作区 operating zones

使用钟面定位的医护患诊疗区域及仪器物品的放置区域。

4 四手操作技术的基本原则

4.1 节力原则

在诊疗过程中,医护人员以最少的体力达到最大工作效率的原则。

4.2 安全原则

在诊疗过程中,避免患者和医护人员出现职业暴露伤害的原则。

4.3 视野清晰原则

在诊疗过程中,保持视野清晰。

5 环境设施要求

5.1 诊疗区域布局

5.1.1 护理侧应有足够空间,口腔综合治疗台头托部距最近物品宜≥80 cm,牙科椅边缘距最近物品宜≥80 cm,可容纳诊疗设备及器械台,便于临床操作。

5.1.2 静止区应放置器械台,器械台可移动,台面宜足够大,诊疗用物应触手可及。

5.1.3 诊疗单元宜设立医护双通道,避免医护出入相互干扰。

5.2 诊疗设施设备

应配备口腔综合治疗台、医生和护士专用座椅、器械台(车)。

6 医、护、患体位及灯光调节

6.1 医生体位

医生体位可根据具体操作调整。宜采用平衡舒适座位。紧靠椅背就座,座椅椅背支持下背部;脚平放在地面上,大腿与地面平行或膝盖稍低于臀部。两腿自然分开;身体长轴及上臂垂直,双肘部贴近肋部,双手保持在心脏水平;两瞳孔连线呈水平位,眼与患者口腔距离为30～35 cm。

6.2 护士体位

腰部贴近靠背,左肘部可放置于弯形靠背上;腿部宜与牙椅平行,尽可能靠近牙科椅;大腿与地面平行,双脚放置于座椅脚踏上。视线应高于医生视线 10～15 cm。

6.3　患者体位

患者体位可根据具体操作适当调整。宜采取平卧位,诊疗椅背呈水平或抬高 7°～15°,脊柱放松,头顶部与口腔综合治疗台头托顶部相平。患者上颌的咬合面与地面垂直。头部左右可转动 45°。

6.4　灯光调节

6.4.1　灯光调节保证操作区域清晰的同时避免灯光照射到患者的眼部,且避免出现医护手部的投射阴影。

6.4.2　检查时的基本位置为头托调节到与地面平行,灯光到口腔的焦点距离宜为 60～80 cm。

6.4.3　上颌操作时,头托稍向后倾斜,灯光宜直接照射到咬合平面上或调至与地面约成 90°角的位置,通过口镜反射照射在牙面上。

6.4.4　下颌区诊疗时,抬起头托,使咬合平面向前方倾斜,灯光宜调至与地面约成 60°角的位置,直接照射在牙面上。

7　医、护、患位置关系

以患者面部为中心将操作区假想为一个时钟面,患者的头顶部朝向 12 点钟位置,将操作区分割为 4 个时区。

7.1　医生工作区位于时钟 7～12 点。上颌操作多选 12 点位,左侧下颌操作多选 10～11 点位,右侧下颌操作多选 7～9 点位。

7.2　静止区位于时钟 12～2 点。此区应放置护士器械台(车)。

7.3　护士工作区位于时钟 2～4 点。

7.4　传递区位于时钟 4～7 点。

8　传递与交换技术　医、护、患的位置关系

8.1　基本原则

8.1.1　所需物品宜按照操作顺序依次摆放与传递。

8.1.2　宜左手传递或根据需要双手传递,右手吸唾及准备下一步治疗材料和器械。

8.1.3　应避开医生握持部位并施加一定的力进行传递。

8.1.4　应将传递的用物工作端朝向操作的牙面或牙弓。

8.1.5　交换时宜遵循先接后递的原则。

8.2　传递与交换方法

8.2.1　医生握持器械的方法因用物类型、使用方式及口内诊疗区域位置不同包括三种方法。

a)执笔式握持法将器械如握笔一样拿在手中。

b)掌式握持法用手掌将器械牢固握于手中。

c)掌—拇式握持法将器械握于手掌之中,大拇指稳定器械,引导方向。

8.2.2　传递方法

　　a)医生执笔式握持时,护士将器械握持部位递予医生拇指、中指和食指指腹处,确认医生握住后松手。

　　b)医生掌(掌—拇)式握持时,护士将医生握持部位递予其手掌中,确认医生握住后松手。

8.2.3　交换方法

　　a)单手交换法左手小指(和无名指)接过医生使用后的用物,拇指、中指和食指传递待用用物。

　　b)双手交换法一只手取回医生使用后的用物,另一只手传递待用用物。

8.3　注意事项

a)传递位置不可过高,避开患者面部。

b)传递钻针、根管锉等小器械时可使用收纳器具传递,避免锐器伤的发生。

c)传递用物时应确认医生握持稳固后方可松手。

d)交换过程中用物应避免污染及碰撞。

9　吸引技术

9.1　基本原则

a)协助医生保持视野清晰。

b)护士宜用右手握持吸引器管,左手持三用枪或传递用物。

c)吸引器管的放置位置不应妨碍医生的操作。

9.2　吸引器管的握持方法(同 8.2.1)。

9.3　吸引器管的放置

治疗上前牙区宜放在诊疗牙的切端;治疗下前牙区宜放在诊疗牙的根部;治疗左侧上下颌磨牙区宜放在颊侧;治疗右侧上下颌磨牙区宜放在腭侧(舌侧)。

9.4　注意事项

a)可使用吸引器管协助医生牵拉患者口角,动作轻柔,吸引器前端不应紧贴黏膜,避免引起患者不适或黏膜血肿。

b)吸引器管斜面朝向牙列的方向,以达到最大吸引效果。

c)吸引器管与冷却水保持一定距离,避免冷却水被吸走。

d)吸引器管不宜放入患者软腭、咽部等敏感区域,以免导致患者恶心。

e)不应让患者闭嘴包住吸引器,以免造成吸引器内污水反流入口内。

ICS 11.060.01
CCS C05

中华口腔医学会
团 体 标 准

T/CHSA 014—2020

儿童口腔门诊全身麻醉操作指南

Guideline on the use of general anesthesia for pediatric dentistry under office-based setting

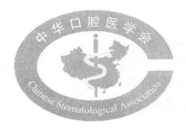

2020 - 12 - 29 发布　　　　　　　　　　2021 - 01 - 01 实施

中华口腔医学会　　发布

前　言

本文件按照 GB/T 1.1—2020《标准化工作导则第 1 部分：标准化文件的结构和起草规则》的规定起草。

本文件由中华口腔医学会镇静镇痛专业委员会提出。

本文件由中华口腔医学会归口。

本文件起草单位：空军军医大学第三附属医院、重庆医科大学附属口腔医院、中国医学科学院北京协和医院、北京大学口腔医院、上海交通大学医学院附属第九人民医院、南京大学医学院附属口腔医院暨南京市口腔医院、哈尔滨市口腔医院、南方医科大学口腔医院、中国人民解放军联勤保障部队第 989 医院、杭州市口腔医院城西分院。

本文件主要起草人：徐礼鲜、郁葱、万阔、张伟、李刚、徐辉、王小竞、史宝林、陈柯、杨旭东、王玲、张国良、李小凤、夏斌、冉龙宽、马林。

引　言

儿童是特殊的医疗群体，口腔门诊常常由于患儿的焦虑、恐惧、哭闹和挣扎而无法完成检查和治疗，通过强制甚至束缚可能对儿童的身心发育产生不利的影响。近年来，随着麻醉学的快速发展，全身麻醉技术使儿童所涉及的口腔诊疗范围更为广泛，特别是门诊儿童全身麻醉下口腔治疗已经发展成为一种较成熟的儿童行为管理模式，具有显著提高患儿的依从度、缩短治疗时间和疗程、提高医疗质量与安全和医疗资源使用效率的优势，已经得到患者家长、医护人员及卫生行政部门的关注和肯定。由于门诊儿童口腔诊治时间短、流动性大、周转快，对麻醉及围诊疗期管理提出了更高的要求。因此，有必要制定适合我国国情的门诊儿童口腔诊治的全身麻醉操作指南，为临床麻醉与口腔诊治提供指导和帮助，有利于我国儿童在门诊实施全身麻醉下口腔诊疗的安全开展和推广。

儿童口腔门诊全身麻醉操作指南

1　范围

本指南给出了门诊儿童口腔诊疗全身麻醉的操作建议。

本指南适用于同时具有全身麻醉和儿童口腔诊疗资质的全国各级各类医疗机构，为开展全身麻醉下实施儿童口腔诊治的临床操作提供指导。

重要提示 1：在儿童口腔门诊实施全身麻醉与常规手术室内麻醉存在许多不同。首先,它远离手术室,一旦发生紧急情况不易快速得到有效的支援和帮助;其次是门诊儿童在接受口腔诊疗后观察时间短,当天都会离开医院,存在突发事件处理滞后的风险。由于在儿童口腔门诊实施全身麻醉难度大,风险更高,因此,对开展口腔门诊儿童全身麻醉的医疗机构、口腔诊疗种类、全身麻醉实施条件及人员资质的基本要求也就更高。

2 规范性引用文件

本文件没有规范性引用文件。

3 术语和定义

本文件没有需要界定的术语和定义

4 临床基本条件

4.1 人员配置及资质

在门诊实施儿童全身麻醉下口腔诊疗时,麻醉人员配备不低于在手术室内实施全身麻醉的要求,即:每台全身麻醉必须有 2 名麻醉医师,1 名为麻醉住院医师,1 名为麻醉主治医师,麻醉住院医师不能独立开展全身麻醉。口腔治疗需要符合四手操作的要求,具备开展相关工作所需资质的口腔科医师和护士各 1 名。恢复单元配备具备生命体征监护和生命支持能力的专职医护人员 1 名以上。

4.2 设备、药品及治疗区域

门诊儿童全身麻醉口腔单元的麻醉相关仪器与药品配置通常不低于常规手术室。

4.2.1 麻醉相关医疗仪器、药品和区域设置

a)配备具有精确小潮气量和容量/压力控制模式的多功能麻醉机/呼吸机。

b)可靠的供氧/吸氧装置,包括氧气源、鼻导管、口咽通气道/鼻咽通气道、简易呼吸器、气管内插管和建立静脉通道的相关器材等。

c)监护设备的监测指标包括心电图(ECG)、无创血压、脉搏氧饱和度(SPO_2)、呼气末二氧化碳分压($PetCO_2$)、潮气量、气道压和体温,有条件者可配置麻醉气体浓度和麻醉深度监测。

d)急救复苏设备包括除颤仪及抢救设备,必须配备急救车。

e)需配有单独的负压吸引装置、室内换气系统、充分的照明设备和转运车等。

4.2.2 麻醉相关药品配置

a)全身麻醉药品需要配备全身麻醉诱导和麻醉维持的药物,如咪达唑仑、右美托咪定、依托咪酯、异丙酚、氯胺酮、七氟醚、异氟醚、氧化亚氮、芬太尼、舒芬太尼、瑞芬太尼、维库溴铵、顺式阿曲库铵、阿托品等。

b)急救药品包括利多卡因、阿托品、艾司洛尔、胺碘酮、硝酸甘油、西地兰、肾上腺素、去甲肾上腺素、多巴胺、异丙肾上腺素、间羟胺、尼可刹米、多沙普仑、异丙嗪、氨茶碱、氢化泼尼松、呋塞米、碳酸氢钠、氯化钾、常用静脉输液器械及液体等。

c)麻醉科拮抗药物需要配备纳洛酮、氟马西尼和新斯的明等。

d)局部麻醉药主要包括普鲁卡因、利多卡因、罗哌卡因、布比卡因、阿替卡因等。

4.2.3 诊疗区域设置

a)均需要设置独立门诊全身麻醉口腔诊疗室,面积为 24～40 m²,可根据医疗单位自身建造规划进行适当调整。

b)均需要设置独立门诊麻醉苏醒室,面积为>30 m²。

c)苏醒室内也必须配备氧气源、吸氧装置、多功能监护仪和抢救设备。

4.3 医疗机构的资质

全身麻醉需要在具有麻醉诊疗科目的各级各类医疗机构开展。

5 儿童口腔诊疗的种类

门诊儿童全身麻醉下口腔诊治主要指在Ⅲ级以下层流净化手术室或区域,手术室以外的场所,为接受儿童口腔牙齿治疗、口腔外科小手术、各种影像学检查的儿童所实施的全身麻醉操作。

总原则:宜选择对机体生理功能干扰小、麻醉时间一般不超过 2 h、预计诊治后并发症少的诊疗种类,各级医疗单位宜综合考虑其医疗场所、设备条件、医疗水平及患儿情况等多方面因素,在确保医疗质量和医疗安全的前提下,选择可开展的门诊儿童全身麻醉下口腔诊疗种类。

重要提示 2:由于口腔检查和治疗邻近呼吸道,对刺激敏感性高,口内分泌物容易进入咽后壁和气道产生呛咳,甚至引起喉痉挛、气管或支气管道痉挛等严重并发症。因此,在门诊实施儿童全身麻醉下口腔治疗对医护人员提出了更高的挑战。在门诊实施儿童全身麻醉下口腔治疗前,宜根据儿童全身情况制定合适的治疗方案。

6 适应证及禁忌证

6.1 适应证

适合门诊全身麻醉的儿童(一般≥2 岁)符合以下条件:

a)全身情况评估为美国麻醉医师协会(ASA)分级Ⅰ～Ⅱ级的患儿;

b)因恐惧、焦虑、不能交流或其他辅助措施不能配合牙科治疗的儿童;

c)脑性瘫痪、智力障碍、语言障碍、癫痫及精神行为异常等精神智力异常的儿童;

d)预计需进行较复杂或较长时间(>30 min)口腔治疗的儿童;

e)预计口腔治疗后呼吸道梗阻、疼痛及严重恶心呕吐等并发症发生率低的儿童。

6.2 禁忌证

下列情况不建议行门诊儿童全身麻醉下口腔诊治:

a)全身状况不稳定的 ASA Ⅲ级以上的儿童;

b)估计可能因潜在或已并存的疾病将会导致口腔治疗中出现严重并发症的儿童(如

恶性高热家族史,过敏体质者);

　　c)近期出现急性上呼吸道感染未愈者、哮喘发作及持续状态的儿童;

　　d)气道评估存在困难气道的儿童;

　　e)预计口腔诊治后,呼吸功能恢复时间可能延长的病理性肥胖、阻塞性睡眠呼吸暂停综合征(OSAS)的儿童。

　　下列情况谨慎进行门诊儿童全身麻醉下口腔诊治:

　　a)因某种并存的疾病长期服用抗精神病药、镇痛药、抗心律失常药的儿童;

　　b)一般性过敏体质者;

　　c)3岁以下儿童宜平衡风险与收益。

7 诊治前评估与准备

7.1 评估方法

　　原则上实施门诊儿童全身麻醉下口腔诊治前必须由麻醉医师进行充分评估及准备。在口腔诊治当日,麻醉医师还需要在麻醉开始前与患儿及家长进行面对面直接沟通和评估,并做出最后决策。

7.2 评估内容

　　评估内容主要包括三个方面:病史、体格检查、辅助检查(参照住院患儿的评估内容),特别是要注意辨别出患儿诊治中可能出现的特殊问题,包括近2周内是否患有上呼吸道感染病史、现在用药情况、过敏史、是否存在打鼾、困难气道、恶性高热易感人群、肥胖、血液系统疾病、心脏病、呼吸系统疾病、水电解质紊乱及胃肠反流性疾病等。

7.3 诊治前检查及准备

7.3.1 体格检查

　　常规体格检查除身高、体重外,主要还包括基本生命体征,如心率、呼吸频率、脉搏血氧饱和度、血压、体温。呼吸系统重点检查包括是否存在鼻道通气不畅,有无鼻甲肥大、鼻中隔弯曲、困难气道、呼吸道梗阻症状、呼吸音异常等,注意检查牙齿松动情况,必要时行喉镜鼻内镜检查。循环系统关注是否存在心律失常、心脏杂音等情况。

7.3.2 辅助检查

　　常规实验室检查主要包括血常规,出、凝血功能,肝肾功能,传染病学筛查(肝炎,梅毒,AIDS等)及尿常规检查,胸部X线片检查。以及根据患儿全身情况所需的其他检查。各项化验检查均宜在口腔诊治前完成,对于有并存疾病的患儿,在仔细评估病情的基础上安排合理的诊治前准备,必要时和相关学科医师共同制定诊治前准备方案,并选择合适的诊治时机。

7.3.3 知情同意

　　凡实施儿童门诊全身麻醉下口腔治疗的患儿均必须由法定监护人签署麻醉知情同

意书,麻醉科医生有责任告知监护人使用药物或全身麻醉技术的适应证、禁忌证和潜在的风险及可替代治疗方案,最终由患儿的法定监护人与医生共同决定是否采用该项技术,并签署麻醉知情同意书。并告知麻醉后的注意事项。

7.3.4 诊治前患儿准备

推荐参照 ASA 术前禁食规定:择期口腔诊治的患儿都要限定严格的禁水食时间,如禁食油炸食物、富含脂肪或肉类食物至少 8 h,易消化固体食物或非人类乳至少 6 h,禁母乳至少 4 h,禁饮清饮料至少 2 h,包括饮用水、果汁(无果肉)、苏打饮料、清茶、纯咖啡,但不包括酒精饮料。原则上不需要麻醉前用药。对明显焦虑的患儿可酌情口腔治疗前用药。

8 麻醉的实施与监测

8.1 局部或区域阻滞麻醉

当全身麻醉起效后,对于可致痛的口腔操作前,推荐复合实施局部浸润麻醉或区域阻滞麻醉,以减少全身麻醉药用量,降低不良反应。

8.2 气管内插管全身麻醉

气管内插管全身麻醉常用于口腔诊疗时间较长(>1 h)、口腔操作对呼吸干扰较大的诊治,如多发龋齿治疗、复杂多生牙拔除、口腔内小肿物切除或活检等。该方法可以确保口腔内操作、分泌物或血液不易引起喉、气管、支气管的痉挛或窒息,安全性较高。但该方法存在有气管内插管相关并发症,如牙齿损伤、咽喉部和鼻腔的黏膜损伤、下颌关节脱位、呼吸道黏膜损伤、声音嘶哑、喉头水肿等并发症。

推荐 1:静脉置管前镇静

患儿进入诊疗室后,先以 30%～50% 氧化亚氮+70%～50% 氧气吸入 1～2 min,再以潮气量法复合吸入 6%～8% 七氟醚(新鲜气流量 3～6 L/min),当患儿意识消失后将七氟烷的挥发罐调至 3%～4%(新鲜气流量 1～2 L/min),维持自主呼吸,并建立静脉通路。

推荐 2:快速麻醉诱导

诊治前评估无困难气道的患儿,从静脉通道注射起效快、呼吸抑制轻、作用时间短的镇静药,如咪唑安定 0.1～0.2 mg/kg、异丙酚 2～2.5 mg/kg,或依托咪酯 200～300 μg/kg;麻醉性镇痛药,如芬太尼 2～3 μg/kg,或瑞芬太尼 1～2 μg/kg;肌肉松弛药,如维库溴铵 0.08～0.1 mg/kg,或顺式阿曲库铵 0.1～0.2 mg/kg;其他药物,如地塞米松 0.2～0.5 mg/kg、阿托品 0.01 mg/kg 诱导麻醉。

推荐 3:可视气管内插管

2 岁以上儿童选择带套囊气管导管内径(ID)=年龄/4+4,不带套囊气管导管 ID=年龄/4+4.5,应用可视喉镜从通气顺畅侧鼻腔(或口腔)插入气管导管,经鼻腔插入的气管导管 ID 较经口腔插管小 0.5#,经口腔插入导管的深度约为年龄(岁)/2+12 cm 或者

ID×3 cm;经鼻腔插入导管的深度约为年龄(岁)/2+14 cm 或者 ID×3+2 cm;摆好体位后需要再次确认导管深度。

重要提示 3:插管时手法轻柔切忌导管 ID 过大,忌用暴力插入导管,插管后一定要听诊双肺和观察 PetCO₂ 波形、气道压力,确认气管导管是否在合适位置,如有异常及时处理,导管固定前要正确握持气管导管,确保导管位置没有变化,防止导管扭折。

8.3 使用喉罩通气道(LMA)全身麻醉

应用 LMA 全身麻醉常用于短时间(<1 h)口腔诊治的麻醉,麻醉药应用参照推荐 1 实施,待患儿意识消失、下颌松弛后置入 LMA(LMA 型号选择见表 1)。

表 1 各种 LMA 与体重及套囊容量的关系

LMA 型号	患儿体重 kg	套囊容量 mL
1.0 号	<5	2~5
1.5 号	5~10	5~7
2.0 号	10~20	7~10
2.5 号	20~30	12~14
3.0 号	30~50	15~20

重要提示 4:a)不能完全按体重选择 LMA,宜根据患儿的发育情况参考标准体重,选择大小合适的喉罩;b)维持麻醉期间可保持自主呼吸或控制呼吸,但以保留自主呼吸更为安全,通过 PetCO₂ 调节通气量;c)LMA 对气道密封性较气管内插管差,口腔分泌物易流入气管,需要加强吸引保证安全;d)口腔诊治过程中可因头位变动,而引起 LMA 的位置改变,而增加正压通气时气体泄漏的可能性,需引起注意。

推荐 4:维持麻醉

气管插管完成后,连接麻醉机控制呼吸,设置呼吸参数潮气量 8~10 mL/kg;分钟通气量 100~200 mL/kg;吸气峰压一般维持在 12~20 cm H₂O;呼吸频率调整至 1~5 岁为 25~30 次/分钟,6~9 岁为 20~25 次/分钟,10~12 岁为 18~20 次/分钟,并根据胸廓起伏和 PetCO₂ 调整合适的通气量及频率。吸呼时间比值为 1:1.5~2.0,治疗中麻醉维持推荐采用 2%~3% 七氟醚,或异氟醚 1.5%~2.5% 吸入麻醉,或丙泊酚 50~200 μg/(kg·min)从静脉泵注维持。维持麻醉期间可依据口腔诊疗情况及麻醉深度,酌情加用麻醉性镇痛药,或镇静药调整合适的麻醉深度。

8.4 生命参数及相关监测指标

在实施全身麻醉期间,需使用多功能监护仪对患儿重要生命参数进行持续有效的监测,参与诊疗的医护人员需要注意观察患儿的口面部颜色及胸廓起伏情况,特别是麻醉医师需全程观察患儿生命体征,主要监测内容包括心率、心律、血压、体温、SPO₂、ECG、呼吸频率、气道压、潮气量、PetCO₂。有条件单位可实时监测麻醉深度,吸入/呼出麻醉剂浓度监测。对于口腔诊治时间＞2 h的患儿，建议进行血气检测，以便更科学地调节呼吸参数。

9　麻醉恢复苏醒期管理

9.1　拔除气管导管或喉罩

当口腔科医师完成预定诊疗操作，并检查诊疗创面无渗血、无残留物后，麻醉科医师即可停用所有全身麻醉药物，以新鲜氧气逐渐转置换呼吸回路内的气体，待肌张力和自主呼吸基本恢复正常，呛咳反射恢复良好，潮气量＞8 mL/kg，吸入空气时 SPO₂＞95％，PetCO₂＜45 mmHg时，充分清理口咽分泌物后拔除气管导管或喉罩，取侧卧位或头偏向一侧，如有舌后坠时，放置口咽通气道，保持呼吸道通畅。

9.2　麻醉后恢复室（PACU）观察

所有实施全身麻醉的患儿，都必须进入 PACU，由专职医护人员继续监护和观察至少 30 min 以上，并填写麻醉苏醒记录单，当达到离开苏醒室标准（改良 Aldrete 评分≥12分，其中任何一单项评分均不能少于1分（见表2）后方可离开苏醒室。未能达到苏醒标准的患儿，必须继续留在苏醒室观察，直到达到离室标准。

表 2　改良 Aldrete 评分标准

指标/评分	意识水平	肢体活动	血流动力学稳定	呼吸稳定	血氧饱和度	术后疼痛	术后恶心呕吐
0	只对触觉刺激有反应	不能自主活动	血压波动＞基础平均动脉压值的30％	呼吸困难且咳嗽无力	吸氧时血氧和度＜90％	持续严重疼痛	持续中重至重度恶心呕吐
1	轻微刺激即可唤醒	肢体活动减弱	血压波动在基础平均动脉压值的15％～30％	呼吸急促但咳嗽有力	需鼻导管吸氧	中至重度疼痛需用静脉止疼药物控制	短暂呕吐或干呕
2	清醒，定向力好	各肢体能完成指令运动	血压波动＜基础平均动脉压值的15％	可深呼吸	呼吸空气时SpO₂≥92％	无或轻微不适	无或轻度恶心，无呕吐

9.3　离院标准

全身麻醉口腔诊疗后直接回家的患儿，必须确认呼吸循环稳定，无明显疼痛及恶心呕吐，口腔诊疗区域无明显渗血，经麻醉医师确认改良 Aldrete 评分为 14 分，方可离院，并在 24 h 内保持联系或有回访记录。

9.4　诊疗后随访

患儿离院后 24 h 内要常规进行诊疗后随访，以电话随访为主；24 h 后如患儿病情需要,宜延长随访时间。及时了解患儿是否出现全身麻醉和口腔诊疗相关的并发症(如伤口疼痛、出血、感染、意识改变、恶心呕吐、头晕,全身麻醉后声嘶、呛咳、头痛等),并提供处理意见,情况严重者建议尽快到医院就诊,以免延误病情。

重要提示 5:虽然患儿达到标准离院,但是麻醉药物残留作用依然存在,约半数患儿在术后 1~2 d 内仍存在观察力、判断力和肌张力等方面的异常,宜向监护人交代相关注意事项:

a)患儿在接受治疗后 24 h 内要有专人陪护;

b)原则上 Aldrete 评分为 14 分,呛咳反应完全恢复,就可开始进食,其进食顺序遵从清水—流质食物—固体食物的顺序,逐渐加量;

c)如有伤口疼痛可遵医嘱服用非甾体类抗炎药;

d)如有任何不适应及时回院或在当地医疗单位就诊;

e)请监护人记住诊治医师回访电话。

10 儿童口腔门诊全身麻醉常见问题及处理

10.1 呼吸抑制

全麻苏醒期,常因药物残留或拔管过早等原因出现呼吸抑制,绝大多数可通过吸氧或面罩(加压)给氧后得到有效缓解。如尚不能恢复,宜及时进行气管内插管或放置喉罩辅助呼吸直至恢复。

10.2 舌后坠

全麻苏醒期,部分患儿特别是肥胖或腺样体肥大患儿,容易出现舌后坠,当出现舌后坠时,可通过头后仰并托下颌打开阻塞的气道,如仍无明显改善可放置鼻/口咽通气道,或面罩辅助通气直至恢复。

10.3 喉痉挛、支气管痉挛

当麻醉较浅时的操作刺激可能诱发气道痉挛,尤其在全身麻醉诱导插管或诊治结束后拔管时更易发生。当气道痉挛发生后需要立即停止操作,清除口内分泌物,面罩辅助(加压)供氧,可选用缓解支气管平滑肌痉挛药,如沙丁胺醇、氨茶碱、糖皮质激素等直至恢复。如仍无缓解时可使用肌肉松弛药行气管内插管控制呼吸,并请相关专业医师会诊协助治疗。

10.4 苏醒期躁动

患儿全身麻醉诊治后躁动是苏醒期常见并发症,发生率约 8% 左右,多见于以吸入麻醉为主的患儿。建议治疗中适当使用镇静类药物,以降低治疗后躁动的发生率。一旦发生,可使用安定类镇静药物,或小剂量芬太尼(1~2 $\mu g/kg$ 鼻腔内给药或静脉注射)大多可减轻躁动。

10.5 恶心呕吐

恶心呕吐是患儿全身麻醉苏醒期可能发生的并发症。建议对治疗前评估有可能发生恶心呕吐的患儿,在口腔治疗结束前可预防性使用抑制呕吐的药物。一旦发生,立即头偏向一侧,清理口内分泌物,防止误吸,并使用止吐药物,留院观察直至恢复。

10.6　心律失常

心律失常也是儿童口腔门诊全身麻醉可能发生的并发症,多为浅麻醉状态下,由于缺氧、气管导管、口腔诊疗、眼球压迫、疼痛等刺激诱发心律失常,多以室上性心动过速、心动过缓,或室性早搏多见,如治疗期间出现新的心律失常,通常需立即检查原因及时纠正,并通过调整麻醉深度后恢复。

10.7　低血压

常见原因是麻醉过深,禁水食时间长引起血容量不足,口腔诊治或压迫眼球刺激迷走神经反射性引起血压下降及心率减慢,需要积极查找原因,调整麻醉深度,补充有效血容量,必要时暂停治疗刺激,使用心血管活性药物,并积极寻求帮助。

重要提示 6:麻醉药物对儿童尤其是幼儿的潜在神经毒性一直是人们担忧的重要问题。一项涉及澳大利亚、意大利、美国、英国、加拿大、荷兰和新西兰 7 个国家的 28 家医院,722 名小于 14 个月的幼儿,通过一项随机对照研究,分别在全身麻醉和区域麻醉下接受腹股沟疝修补术,其中区域麻醉 363 名,全身麻醉 359 名,平均手术麻醉时间为 54 分钟,实际最终纳入分析的全身麻醉的儿童为 242 名,接受区域麻醉的儿童 205 名,应用全量表智商(FSIQ)值对二组儿童进行连续观察,分别在手术后 2 年和 5 年在《柳叶刀》发表跟踪论文 2 篇(Lancet. 2016, 387(10015):239; Lancet. 2019, 393(10172): 664)。结果显示 2 岁时接受区域麻醉组的儿童平均认知综合得分为 98.6,全身麻醉组认知综合得分为 98.2。5 岁时接受区域麻醉组儿童平均 FSIQ 值为 99.08,全身麻醉组 FSIQ 值为98.97。这一结果提示婴幼儿期短时间接受全身麻醉对儿童的智商和认知功能没有影响,不再需要担忧全身麻醉对儿童智力的影响,而让儿童承受延迟手术(口腔治疗)所带来的潜在风险。但美国 FDA2016 年发表声明,对于小于 3 岁、时间超过 3 h、多次麻醉的,需要平衡风险和受益,宜让家长知道目前的研究现状,然后做出选择。

 脑洞大开 〜〜〜〜〜〜〜〜〜〜〜〜〜〜〜〜〜〜〜〜〜〜〜〜〜〜〜〜〜〜〜〜

"畅想牙齿未来"

1. 随着卫生事业的发展,全民口腔健康观念不断提高,龋病、牙髓病、牙周组织病逐渐减少,口腔医生每天被动忙于补牙、治牙、拔牙、镶牙、种牙的情况逐渐得到改善,主动为您提供口腔健康检查、建立口腔健康管理档案、提供生命全周期的口腔保健服务成为基层医生的常态,您拥有私人口腔保健医生,终生不被牙疼困扰,尽情享受美好生活将成为可能。

2. 医用材料及技术的发展日新月异,生物凝胶去腐材料、矿化三氧化物凝聚体牙本质再生等材料的研发和应用日益广泛;微创、无疼治疗技术的开展,特别是激光技术在口腔领域的应用越来越广泛,如激光备洞去腐、激光防龋等;听到"钻牙声腿就发软"的现象会逐渐消失,让看牙过程成为给口腔进行保健按摩一样舒服的体验。

3. 在计算机辅助设计和"3D"打印技术的支持下,充分利用新型生物弹性材料,为您制作个性化牙列矫正器,对先天发育不齐的牙弓形态进行早期全程化干预,您在不知不觉中,拥有一口漂亮的牙齿已逐渐成为现实。

4. 人工智能的开发和利用使"机器人医生"为您治牙、种牙成为常规。几年前,已有科研团队开展了机器人种植牙的先例。将来某一天,即使您的牙齿掉了,当您走进口腔科诊室,只要按照导医机器人的提示,找一个舒服、放松的姿势,静静地配合着"医生",将很快拥有一口定位精准、美观、耐用的牙齿也不再是梦想。

附录 1 中华人民共和国基本医疗卫生与健康促进法

(2019 年 12 月 28 日第十三届全国人民代表大会常务委员会第十五次会议通过)

第一章 总则

第一条 为了发展医疗卫生与健康事业,保障公民享有基本医疗卫生服务,提高公民健康水平,推进健康中国建设,根据宪法,制定本法。

第二条 从事医疗卫生、健康促进及其监督管理活动,适用本法。

第三条 医疗卫生与健康事业应当坚持以人民为中心,为人民健康服务。医疗卫生事业应当坚持公益性原则。

第四条 国家和社会尊重、保护公民的健康权。

国家实施健康中国战略,普及健康生活,优化健康服务,完善健康保障,建设健康环境,发展健康产业,提升公民全生命周期健康水平。

国家建立健康教育制度,保障公民获得健康教育的权利,提高公民的健康素养。

第五条 公民依法享有从国家和社会获得基本医疗卫生服务的权利。

国家建立基本医疗卫生制度,建立健全医疗卫生服务体系,保护和实现公民获得基本医疗卫生服务的权利。

第六条 各级人民政府应当把人民健康放在优先发展的战略地位,将健康理念融入各项政策,坚持预防为主,完善健康促进工作体系,组织实施健康促进的规划和行动,推进全民健身,建立健康影响评估制度,将公民主要健康指标改善情况纳入政府目标责任考核。

全社会应当共同关心和支持医疗卫生与健康事业的发展。

第七条 国务院和地方各级人民政府领导医疗卫生与健康促进工作。

国务院卫生健康主管部门负责统筹协调全国医疗卫生与健康促进工作。国务院其他有关部门在各自职责范围内负责有关的医疗卫生与健康促进工作。

县级以上地方人民政府卫生健康主管部门负责统筹协调本行政区域医疗卫生与健康促进工作。县级以上地方人民政府其他有关部门在各自职责范围内负责有关的医疗卫生与健康促进工作。

第八条 国家加强医学基础科学研究,鼓励医学科学技术创新,支持临床医学发展,促进医学科技成果的转化和应用,推进医疗卫生与信息技术融合发展,推广医疗卫生适宜技术,提高医疗卫生服务质量。

国家发展医学教育,完善适应医疗卫生事业发展需要的医学教育体系,大力培养医疗卫生人才。

第九条 国家大力发展中医药事业,坚持中西医并重、传承与创新相结合,发挥中医药在医疗卫生与健康事业中的独特作用。

第十条 国家合理规划和配置医疗卫生资源,以基层为重点,采取多种措施优先支持县级以下医疗卫生机构发展,提高其医疗卫生服务能力。

第十一条 国家加大对医疗卫生与健康事业的财政投入,通过增加转移支付等方式重点扶持革命老区、民族地区、边疆地区和经济欠发达地区发展医疗卫生与健康事业。

第十二条 国家鼓励和支持公民、法人和其他组织通过依法举办机构和捐赠、资助等方式,参与医疗卫生与健康事业,满足公民多样化、差异化、个性化健康需求。

公民、法人和其他组织捐赠财产用于医疗卫生与健康事业的,依法享受税收优惠。

第十三条 对在医疗卫生与健康事业中做出突出贡献的组织和个人,按照国家规定给予表彰、奖励。

第十四条 国家鼓励和支持医疗卫生与健康促进领域的对外交流合作。

开展医疗卫生与健康促进对外交流合作活动,应当遵守法律、法规,维护国家主权、安全和社会公共利益。

第二章 基本医疗卫生服务

第十五条 基本医疗卫生服务,是指维护人体健康所必需、与经济社会发展水平相适应、公民可公平获得的,采用适宜药物、适宜技术、适宜设备提供的疾病预防、诊断、治疗、护理和康复等服务。

基本医疗卫生服务包括基本公共卫生服务和基本医疗服务。基本公共卫生服务由国家免费提供。

第十六条 国家采取措施,保障公民享有安全有效的基本公共卫生服务,控制影响健康的危险因素,提高疾病的预防控制水平。

国家基本公共卫生服务项目由国务院卫生健康主管部门会同国务院财政部门、中医药主管部门等共同确定。

省、自治区、直辖市人民政府可以在国家基本公共卫生服务项目基础上,补充确定本行政区域的基本公共卫生服务项目,并报国务院卫生健康主管部门备案。

第十七条 国务院和省、自治区、直辖市人民政府可以将针对重点地区、重点疾病和特定人群的服务内容纳入基本公共卫生服务项目并组织实施。

县级以上地方人民政府针对本行政区域重大疾病和主要健康危险因素,开展专项防控工作。

第十八条 县级以上人民政府通过举办专业公共卫生机构、基层医疗卫生机构和医院,或者从其他医疗卫生机构购买服务的方式提供基本公共卫生服务。

第十九条 国家建立健全突发事件卫生应急体系,制定和完善应急预案,组织开展突发事件的医疗救治、卫生学调查处置和心理援助等卫生应急工作,有效控制和消除危害。

第二十条 国家建立传染病防控制度,制定传染病防治规划并组织实施,加强传染病监测预警,坚持预防为主、防治结合,联防联控、群防群控、源头防控、综合治理,阻断传播途径,保护易感人群,降低传染病的危害。

任何组织和个人应当接受、配合医疗卫生机构为预防、控制、消除传染病危害依法采取的调查、检验、采集样本、隔离治疗、医学观察等措施。

第二十一条 国家实行预防接种制度,加强免疫规划工作。居民有依法接种免疫规划疫苗的权利和义务。政府向居民免费提供免疫规划疫苗。

第二十二条 国家建立慢性非传染性疾病防控与管理制度,对慢性非传染性疾病及其致病危险因素开展监测、调查和综合防控干预,及时发现高危人群,为患者和高危人群提供诊疗、早期干预、随访管理和健康教育等服务。

第二十三条 国家加强职业健康保护。县级以上人民政府应当制定职业病防治规划,建立健全职业健康工作机制,加强职业健康监督管理,提高职业病综合防治能力和水平。

用人单位应当控制职业病危害因素,采取工程技术、个体防护和健康管理等综合治理措施,改善工作环境和劳动条件。

第二十四条 国家发展妇幼保健事业,建立健全妇幼健康服务体系,为妇女、儿童提供保健及常见病防治服务,保障妇女、儿童健康。

国家采取措施,为公民提供婚前保健、孕产期保健等服务,促进生殖健康,预防出生缺陷。

第二十五条 国家发展老年人保健事业。国务院和省、自治区、直辖市人民政府应当将老年人健康管理和常见病预防等纳入基本公共卫生服务项目。

第二十六条 国家发展残疾预防和残疾人康复事业,完善残疾预防和残疾人康复及其保障体系,采取措施为残疾人提供基本康复服务。

县级以上人民政府应当优先开展残疾儿童康复工作,实行康复与教育相结合。

第二十七条 国家建立健全院前急救体系,为急危重症患者提供及时、规范、有效的急救服务。

　　卫生健康主管部门、红十字会等有关部门、组织应当积极开展急救培训,普及急救知识,鼓励医疗卫生人员、经过急救培训的人员积极参与公共场所急救服务。公共场所应当按照规定配备必要的急救设备、设施。

　　急救中心(站)不得以未付费为由拒绝或者拖延为急危重症患者提供急救服务。

　　第二十八条　国家发展精神卫生事业,建设完善精神卫生服务体系,维护和增进公民心理健康,预防、治疗精神障碍。

　　国家采取措施,加强心理健康服务体系和人才队伍建设,促进心理健康教育、心理评估、心理咨询与心理治疗服务的有效衔接,设立为公众提供公益服务的心理援助热线,加强未成年人、残疾人和老年人等重点人群心理健康服务。

　　第二十九条　基本医疗服务主要由政府举办的医疗卫生机构提供。鼓励社会力量举办的医疗卫生机构提供基本医疗服务。

　　第三十条　国家推进基本医疗服务实行分级诊疗制度,引导非急诊患者首先到基层医疗卫生机构就诊,实行首诊负责制和转诊审核责任制,逐步建立基层首诊、双向转诊、急慢分治、上下联动的机制,并与基本医疗保险制度相衔接。

　　县级以上地方人民政府根据本行政区域医疗卫生需求,整合区域内政府举办的医疗卫生资源,因地制宜建立医疗联合体等协同联动的医疗服务合作机制。鼓励社会力量举办的医疗卫生机构参与医疗服务合作机制。

　　第三十一条　国家推进基层医疗卫生机构实行家庭医生签约服务,建立家庭医生服务团队,与居民签订协议,根据居民健康状况和医疗需求提供基本医疗卫生服务。

　　第三十二条　公民接受医疗卫生服务,对病情、诊疗方案、医疗风险、医疗费用等事项依法享有知情同意的权利。

　　需要实施手术、特殊检查、特殊治疗的,医疗卫生人员应当及时向患者说明医疗风险、替代医疗方案等情况,并取得其同意;不能或者不宜向患者说明的,应当向患者的近亲属说明,并取得其同意。法律另有规定的,依照其规定。

　　开展药物、医疗器械临床试验和其他医学研究应当遵守医学伦理规范,依法通过伦理审查,取得知情同意。

　　第三十三条　公民接受医疗卫生服务,应当受到尊重。医疗卫生机构、医疗卫生人员应当关心爱护、平等对待患者,尊重患者人格尊严,保护患者隐私。

　　公民接受医疗卫生服务,应当遵守诊疗制度和医疗卫生服务秩序,尊重医疗卫生人员。

第三章　医疗卫生机构

　　第三十四条　国家建立健全由基层医疗卫生机构、医院、专业公共卫生机构等组成的城乡全覆盖、功能互补、连续协同的医疗卫生服务体系。

国家加强县级医院、乡镇卫生院、村卫生室、社区卫生服务中心（站）和专业公共卫生机构等的建设，建立健全农村医疗卫生服务网络和城市社区卫生服务网络。

第三十五条　基层医疗卫生机构主要提供预防、保健、健康教育、疾病管理，为居民建立健康档案，常见病、多发病的诊疗以及部分疾病的康复、护理，接收医院转诊患者，向医院转诊超出自身服务能力的患者等基本医疗卫生服务。

医院主要提供疾病诊治，特别是急危重症和疑难病症的诊疗，突发事件医疗处置和救援以及健康教育等医疗卫生服务，并开展医学教育、医疗卫生人员培训、医学科学研究和对基层医疗卫生机构的业务指导等工作。

专业公共卫生机构主要提供传染病、慢性非传染性疾病、职业病、地方病等疾病预防控制和健康教育、妇幼保健、精神卫生、院前急救、采供血、食品安全风险监测评估、出生缺陷防治等公共卫生服务。

第三十六条　各级各类医疗卫生机构应当分工合作，为公民提供预防、保健、治疗、护理、康复、安宁疗护等全方位全周期的医疗卫生服务。

各级人民政府采取措施支持医疗卫生机构与养老机构、儿童福利机构、社区组织建立协作机制，为老年人、孤残儿童提供安全、便捷的医疗和健康服务。

第三十七条　县级以上人民政府应当制定并落实医疗卫生服务体系规划，科学配置医疗卫生资源，举办医疗卫生机构，为公民获得基本医疗卫生服务提供保障。

政府举办医疗卫生机构，应当考虑本行政区域人口、经济社会发展状况、医疗卫生资源、健康危险因素、发病率、患病率以及紧急救治需求等情况。

第三十八条　举办医疗机构，应当具备下列条件，按照国家有关规定办理审批或者备案手续：

（一）有符合规定的名称、组织机构和场所；

（二）有与其开展的业务相适应的经费、设施、设备和医疗卫生人员；

（三）有相应的规章制度；

（四）能够独立承担民事责任；

（五）法律、行政法规规定的其他条件。

医疗机构依法取得执业许可证。禁止伪造、变造、买卖、出租、出借医疗机构执业许可证。

各级各类医疗卫生机构的具体条件和配置应当符合国务院卫生健康主管部门制定的医疗卫生机构标准。

第三十九条　国家对医疗卫生机构实行分类管理。

医疗卫生服务体系坚持以非营利性医疗卫生机构为主体、营利性医疗卫生机构为补充。政府举办非营利性医疗卫生机构，在基本医疗卫生事业中发挥主导作用，保障基本医疗卫生服务公平可及。

以政府资金、捐赠资产举办或者参与举办的医疗卫生机构不得设立为营利性医疗卫生机构。

医疗卫生机构不得对外出租、承包医疗科室。非营利性医疗卫生机构不得向出资人、举办者分配或者变相分配收益。

第四十条 政府举办的医疗卫生机构应当坚持公益性质,所有收支均纳入预算管理,按照医疗卫生服务体系规划合理设置并控制规模。

国家鼓励政府举办的医疗卫生机构与社会力量合作举办非营利性医疗卫生机构。

政府举办的医疗卫生机构不得与其他组织投资设立非独立法人资格的医疗卫生机构,不得与社会资本合作举办营利性医疗卫生机构。

第四十一条 国家采取多种措施,鼓励和引导社会力量依法举办医疗卫生机构,支持和规范社会力量举办的医疗卫生机构与政府举办的医疗卫生机构开展多种类型的医疗业务、学科建设、人才培养等合作。

社会力量举办的医疗卫生机构在基本医疗保险定点、重点专科建设、科研教学、等级评审、特定医疗技术准入、医疗卫生人员职称评定等方面享有与政府举办的医疗卫生机构同等的权利。

社会力量可以选择设立非营利性或者营利性医疗卫生机构。社会力量举办的非营利性医疗卫生机构按照规定享受与政府举办的医疗卫生机构同等的税收、财政补助、用地、用水、用电、用气、用热等政策,并依法接受监督管理。

第四十二条 国家以建成的医疗卫生机构为基础,合理规划与设置国家医学中心和国家、省级区域性医疗中心,诊治疑难重症,研究攻克重大医学难题,培养高层次医疗卫生人才。

第四十三条 医疗卫生机构应当遵守法律、法规、规章,建立健全内部质量管理和控制制度,对医疗卫生服务质量负责。

医疗卫生机构应当按照临床诊疗指南、临床技术操作规范和行业标准以及医学伦理规范等有关要求,合理进行检查、用药、诊疗,加强医疗卫生安全风险防范,优化服务流程,持续改进医疗卫生服务质量。

第四十四条 国家对医疗卫生技术的临床应用进行分类管理,对技术难度大、医疗风险高,服务能力、人员专业技术水平要求较高的医疗卫生技术实行严格管理。

医疗卫生机构开展医疗卫生技术临床应用,应当与其功能任务相适应,遵循科学、安全、规范、有效、经济的原则,并符合伦理。

第四十五条 国家建立权责清晰、管理科学、治理完善、运行高效、监督有力的现代医院管理制度。

医院应当制定章程,建立和完善法人治理结构,提高医疗卫生服务能力和运行效率。

第四十六条 医疗卫生机构执业场所是提供医疗卫生服务的公共场所,任何组织或者个人不得扰乱其秩序。

第四十七条　国家完善医疗风险分担机制,鼓励医疗机构参加医疗责任保险或者建立医疗风险基金,鼓励患者参加医疗意外保险。

第四十八条　国家鼓励医疗卫生机构不断改进预防、保健、诊断、治疗、护理和康复的技术、设备与服务,支持开发适合基层和边远地区应用的医疗卫生技术。

第四十九条　国家推进全民健康信息化,推动健康医疗大数据、人工智能等的应用发展,加快医疗卫生信息基础设施建设,制定健康医疗数据采集、存储、分析和应用的技术标准,运用信息技术促进优质医疗卫生资源的普及与共享。

县级以上人民政府及其有关部门应当采取措施,推进信息技术在医疗卫生领域和医学教育中的应用,支持探索发展医疗卫生服务新模式、新业态。

国家采取措施,推进医疗卫生机构建立健全医疗卫生信息交流和信息安全制度,应用信息技术开展远程医疗服务,构建线上线下一体化医疗服务模式。

第五十条　发生自然灾害、事故灾难、公共卫生事件和社会安全事件等严重威胁人民群众生命健康的突发事件时,医疗卫生机构、医疗卫生人员应当服从政府部门的调遣,参与卫生应急处置和医疗救治。对致病、致残、死亡的参与人员,按照规定给予工伤或者抚恤、烈士褒扬等相关待遇。

第四章　医疗卫生人员

第五十一条　医疗卫生人员应当弘扬敬佑生命、救死扶伤、甘于奉献、大爱无疆的崇高职业精神,遵守行业规范,恪守医德,努力提高专业水平和服务质量。

医疗卫生行业组织、医疗卫生机构、医学院校应当加强对医疗卫生人员的医德医风教育。

第五十二条　国家制定医疗卫生人员培养规划,建立适应行业特点和社会需求的医疗卫生人员培养机制和供需平衡机制,完善医学院校教育、毕业后教育和继续教育体系,建立健全住院医师、专科医师规范化培训制度,建立规模适宜、结构合理、分布均衡的医疗卫生队伍。

国家加强全科医生的培养和使用。全科医生主要提供常见病、多发病的诊疗和转诊、预防、保健、康复,以及慢性病管理、健康管理等服务。

第五十三条　国家对医师、护士等医疗卫生人员依法实行执业注册制度。医疗卫生人员应当依法取得相应的职业资格。

第五十四条　医疗卫生人员应当遵循医学科学规律,遵守有关临床诊疗技术规范和各项操作规范以及医学伦理规范,使用适宜技术和药物,合理诊疗,因病施治,不得对患者实施过度医疗。

医疗卫生人员不得利用职务之便索要、非法收受财物或者牟取其他不正当利益。

第五十五条　国家建立健全符合医疗卫生行业特点的人事、薪酬、奖励制度,体现医疗卫生人员职业特点和技术劳动价值。

对从事传染病防治、放射医学和精神卫生工作以及其他在特殊岗位工作的医疗卫生人员,应当按照国家规定给予适当的津贴。津贴标准应当定期调整。

第五十六条　国家建立医疗卫生人员定期到基层和艰苦边远地区从事医疗卫生工作制度。

国家采取定向免费培养、对口支援、退休返聘等措施,加强基层和艰苦边远地区医疗卫生队伍建设。

执业医师晋升为副高级技术职称的,应当有累计一年以上在县级以下或者对口支援的医疗卫生机构提供医疗卫生服务的经历。

对在基层和艰苦边远地区工作的医疗卫生人员,在薪酬津贴、职称评定、职业发展、教育培训和表彰奖励等方面实行优惠待遇。

国家加强乡村医疗卫生队伍建设,建立县乡村上下贯通的职业发展机制,完善对乡村医疗卫生人员的服务收入多渠道补助机制和养老政策。

第五十七条　全社会应当关心、尊重医疗卫生人员,维护良好安全的医疗卫生服务秩序,共同构建和谐医患关系。

医疗卫生人员的人身安全、人格尊严不受侵犯,其合法权益受法律保护。禁止任何组织或者个人威胁、危害医疗卫生人员人身安全,侵犯医疗卫生人员人格尊严。

国家采取措施,保障医疗卫生人员执业环境。

第五章　药品供应保障

第五十八条　国家完善药品供应保障制度,建立工作协调机制,保障药品的安全、有效、可及。

第五十九条　国家实施基本药物制度,遴选适当数量的基本药物品种,满足疾病防治基本用药需求。

国家公布基本药物目录,根据药品临床应用实践、药品标准变化、药品新上市情况等,对基本药物目录进行动态调整。

基本药物按照规定优先纳入基本医疗保险药品目录。

国家提高基本药物的供给能力,强化基本药物质量监管,确保基本药物公平可及、合理使用。

第六十条　国家建立健全以临床需求为导向的药品审评审批制度,支持临床急需药品、儿童用药品和防治罕见病、重大疾病等药品的研制、生产,满足疾病防治需求。

第六十一条　国家建立健全药品研制、生产、流通、使用全过程追溯制度,加强药品管理,保证药品质量。

第六十二条　国家建立健全药品价格监测体系,开展成本价格调查,加强药品价格监督检查,依法查处价格垄断、价格欺诈、不正当竞争等违法行为,维护药品价格秩序。

国家加强药品分类采购管理和指导。参加药品采购投标的投标人不得以低于成本的报价竞标,不得以欺诈、串通投标、滥用市场支配地位等方式竞标。

第六十三条　国家建立中央与地方两级医药储备,用于保障重大灾情、疫情及其他突发事件等应急需要。

第六十四条　国家建立健全药品供求监测体系,及时收集和汇总分析药品供求信息,定期公布药品生产、流通、使用等情况。

第六十五条　国家加强对医疗器械的管理,完善医疗器械的标准和规范,提高医疗器械的安全有效水平。

国务院卫生健康主管部门和省、自治区、直辖市人民政府卫生健康主管部门应当根据技术的先进性、适宜性和可及性,编制大型医用设备配置规划,促进区域内医用设备合理配置、充分共享。

第六十六条　国家加强中药的保护与发展,充分体现中药的特色和优势,发挥其在预防、保健、医疗、康复中的作用。

第六章　健康促进

第六十七条　各级人民政府应当加强健康教育工作及其专业人才培养,建立健康知识和技能核心信息发布制度,普及健康科学知识,向公众提供科学、准确的健康信息。

医疗卫生、教育、体育、宣传等机构、基层群众性自治组织和社会组织应当开展健康知识的宣传和普及。医疗卫生人员在提供医疗卫生服务时,应当对患者开展健康教育。新闻媒体应当开展健康知识的公益宣传。健康知识的宣传应当科学、准确。

第六十八条　国家将健康教育纳入国民教育体系。学校应当利用多种形式实施健康教育,普及健康知识、科学健身知识、急救知识和技能,提高学生主动防病的意识,培养学生良好的卫生习惯和健康的行为习惯,减少、改善学生近视、肥胖等不良健康状况。

学校应当按照规定开设体育与健康课程,组织学生开展广播体操、眼保健操、体能锻炼等活动。

学校按照规定配备校医,建立和完善卫生室、保健室等。

县级以上人民政府教育主管部门应当按照规定将学生体质健康水平纳入学校考核体系。

第六十九条　公民是自己健康的第一责任人,树立和践行对自己健康负责的健康管理理念,主动学习健康知识,提高健康素养,加强健康管理。倡导家庭成员相互关爱,形成符合自身和家庭特点的健康生活方式。

公民应当尊重他人的健康权力和利益,不得损害他人健康和社会公共利益。

第七十条 国家组织居民健康状况调查和统计,开展体质监测,对健康绩效进行评估,并根据评估结果制定、完善与健康相关的法律、法规、政策和规划。

第七十一条 国家建立疾病和健康危险因素监测、调查和风险评估制度。县级以上人民政府及其有关部门针对影响健康的主要问题,组织开展健康危险因素研究,制定综合防治措施。

国家加强影响健康的环境问题预防和治理,组织开展环境质量对健康影响的研究,采取措施预防和控制与环境问题有关的疾病。

第七十二条 国家大力开展爱国卫生运动,鼓励和支持开展爱国卫生月等群众性卫生与健康活动,依靠和动员群众控制和消除健康危险因素,改善环境卫生状况,建设健康城市、健康村镇、健康社区。

第七十三条 国家建立科学、严格的食品、饮用水安全监督管理制度,提高安全水平。

第七十四条 国家建立营养状况监测制度,实施经济欠发达地区、重点人群营养干预计划,开展未成年人和老年人营养改善行动,倡导健康饮食习惯,减少不健康饮食引起的疾病风险。

第七十五条 国家发展全民健身事业,完善覆盖城乡的全民健身公共服务体系,加强公共体育设施建设,组织开展和支持全民健身活动,加强全民健身指导服务,普及科学健身知识和方法。

国家鼓励单位的体育场地设施向公众开放。

第七十六条 国家制定并实施未成年人、妇女、老年人、残疾人等的健康工作计划,加强重点人群健康服务。

国家推动长期护理保障工作,鼓励发展长期护理保险。

第七十七条 国家完善公共场所卫生管理制度。县级以上人民政府卫生健康等主管部门应当加强对公共场所的卫生监督。公共场所卫生监督信息应当依法向社会公开。

公共场所经营单位应当建立健全并严格实施卫生管理制度,保证其经营活动持续符合国家对公共场所的卫生要求。

第七十八条 国家采取措施,减少吸烟对公民健康的危害。

公共场所控制吸烟,强化监督执法。

烟草制品包装应当印制带有说明吸烟危害的警示。

禁止向未成年人出售烟酒。

第七十九条 用人单位应当为职工创造有益于健康的环境和条件,严格执行劳动安全卫生等相关规定,积极组织职工开展健身活动,保护职工健康。

国家鼓励用人单位开展职工健康指导工作。

国家提倡用人单位为职工定期开展健康检查。法律、法规对健康检查有规定的,依照其规定。

第七章 资金保障

第八十条 各级人民政府应当切实履行发展医疗卫生与健康事业的职责,建立与经济社会发展、财政状况和健康指标相适应的医疗卫生与健康事业投入机制,将医疗卫生与健康促进经费纳入本级政府预算,按照规定主要用于保障基本医疗服务、公共卫生服务、基本医疗保障和政府举办的医疗卫生机构建设和运行发展。

第八十一条 县级以上人民政府通过预算、审计、监督执法、社会监督等方式,加强资金的监督管理。

第八十二条 基本医疗服务费用主要由基本医疗保险基金和个人支付。国家依法多渠道筹集基本医疗保险基金,逐步完善基本医疗保险可持续筹资和保障水平调整机制。

公民有依法参加基本医疗保险的权利和义务。用人单位和职工按照国家规定缴纳职工基本医疗保险费。城乡居民按照规定缴纳城乡居民基本医疗保险费。

第八十三条 国家建立以基本医疗保险为主体,商业健康保险、医疗救助、职工互助医疗和医疗慈善服务等为补充的、多层次的医疗保障体系。

国家鼓励发展商业健康保险,满足人民群众多样化健康保障需求。

国家完善医疗救助制度,保障符合条件的困难群众获得基本医疗服务。

第八十四条 国家建立健全基本医疗保险经办机构与协议定点医疗卫生机构之间的协商谈判机制,科学合理确定基本医疗保险基金支付标准和支付方式,引导医疗卫生机构合理诊疗,促进患者有序流动,提高基本医疗保险基金使用效益。

第八十五条 基本医疗保险基金支付范围由国务院医疗保障主管部门组织制定,并应当听取国务院卫生健康主管部门、中医药主管部门、药品监督管理部门、财政部门等的意见。

省、自治区、直辖市人民政府可以按照国家有关规定,补充确定本行政区域基本医疗保险基金支付的具体项目和标准,并报国务院医疗保障主管部门备案。

国务院医疗保障主管部门应当对纳入支付范围的基本医疗保险药品目录、诊疗项目、医疗服务设施标准等组织开展循证医学和经济性评价,并应当听取国务院卫生健康主管部门、中医药主管部门、药品监督管理部门、财政部门等有关方面的意见。评价结果应当作为调整基本医疗保险基金支付范围的依据。

第八章 监督管理

第八十六条 国家建立健全机构自治、行业自律、政府监管、社会监督相结合的医疗卫生综合监督管理体系。

县级以上人民政府卫生健康主管部门对医疗卫生行业实行属地化、全行业监督管理。

第八十七条 县级以上人民政府医疗保障主管部门应当提高医疗保障监管能力和水平，对纳入基本医疗保险基金支付范围的医疗服务行为和医疗费用加强监督管理，确保基本医疗保险基金合理使用、安全可控。

第八十八条 县级以上人民政府应当组织卫生健康、医疗保障、药品监督管理、发展改革、财政等部门建立沟通协商机制，加强制度衔接和工作配合，提高医疗卫生资源使用效率和保障水平。

第八十九条 县级以上人民政府应当定期向本级人民代表大会或者其常务委员会报告基本医疗卫生与健康促进工作，依法接受监督。

第九十条 县级以上人民政府有关部门未履行医疗卫生与健康促进工作相关职责的，本级人民政府或者上级人民政府有关部门应当对其主要负责人进行约谈。

地方人民政府未履行医疗卫生与健康促进工作相关职责的，上级人民政府应当对其主要负责人进行约谈。

被约谈的部门和地方人民政府应当立即采取措施，进行整改。

约谈情况和整改情况应当纳入有关部门和地方人民政府工作评议、考核记录。

第九十一条 县级以上地方人民政府卫生健康主管部门应当建立医疗卫生机构绩效评估制度，组织对医疗卫生机构的服务质量、医疗技术、药品和医用设备使用等情况进行评估。评估应当吸收行业组织和公众参与。评估结果应当以适当方式向社会公开，作为评价医疗卫生机构和卫生监管的重要依据。

第九十二条 国家保护公民个人健康信息，确保公民个人健康信息安全。任何组织或者个人不得非法收集、使用、加工、传输公民个人健康信息，不得非法买卖、提供或者公开公民个人健康信息。

第九十三条 县级以上人民政府卫生健康主管部门、医疗保障主管部门应当建立医疗卫生机构、人员等信用记录制度，纳入全国信用信息共享平台，按照国家规定实施联合惩戒。

第九十四条 县级以上地方人民政府卫生健康主管部门及其委托的卫生健康监督机构，依法开展本行政区域医疗卫生等行政执法工作。

第九十五条 县级以上人民政府卫生健康主管部门应当积极培育医疗卫生行业组

织,发挥其在医疗卫生与健康促进工作中的作用,支持其参与行业管理规范、技术标准制定和医疗卫生评价、评估、评审等工作。

第九十六条 国家建立医疗纠纷预防和处理机制,妥善处理医疗纠纷,维护医疗秩序。

第九十七条 国家鼓励公民、法人和其他组织对医疗卫生与健康促进工作进行社会监督。

任何组织和个人对违反本法规定的行为,有权向县级以上人民政府卫生健康主管部门和其他有关部门投诉、举报。

第九章 法律责任

第九十八条 违反本法规定,地方各级人民政府、县级以上人民政府卫生健康主管部门和其他有关部门,滥用职权、玩忽职守、徇私舞弊的,对直接负责的主管人员和其他直接责任人员依法给予处分。

第九十九条 违反本法规定,未取得医疗机构执业许可证擅自执业的,由县级以上人民政府卫生健康主管部门责令停止执业活动,没收违法所得和药品、医疗器械,并处违法所得五倍以上二十倍以下的罚款,违法所得不足一万元的,按一万元计算。

违反本法规定,伪造、变造、买卖、出租、出借医疗机构执业许可证的,由县级以上人民政府卫生健康主管部门责令改正,没收违法所得,并处违法所得五倍以上十五倍以下的罚款,违法所得不足一万元的,按一万元计算;情节严重的,吊销医疗机构执业许可证。

第一百条 违反本法规定,有下列行为之一的,由县级以上人民政府卫生健康主管部门责令改正,没收违法所得,并处违法所得二倍以上十倍以下的罚款,违法所得不足一万元的,按一万元计算;对直接负责的主管人员和其他直接责任人员依法给予处分:

(一)政府举办的医疗卫生机构与其他组织投资设立非独立法人资格的医疗卫生机构;

(二)医疗卫生机构对外出租、承包医疗科室;

(三)非营利性医疗卫生机构向出资人、举办者分配或者变相分配收益。

第一百零一条 违反本法规定,医疗卫生机构等的医疗信息安全制度、保障措施不健全,导致医疗信息泄露,或者医疗质量管理和医疗技术管理制度、安全措施不健全的,由县级以上人民政府卫生健康等主管部门责令改正,给予警告,并处一万元以上五万元以下的罚款;情节严重的,可以责令停止相应执业活动,对直接负责的主管人员和其他直接责任人员依法追究法律责任。

第一百零二条 违反本法规定,医疗卫生人员有下列行为之一的,由县级以上人民政府卫生健康主管部门依照有关执业医师、护士管理和医疗纠纷预防处理等法律、行政法规的规定给予行政处罚：

（一）利用职务之便索要、非法收受财物或者牟取其他不正当利益；

（二）泄露公民个人健康信息；

（三）在开展医学研究或提供医疗卫生服务过程中未按照规定履行告知义务或者违反医学伦理规范。

前款规定的人员属于政府举办的医疗卫生机构中的人员的，依法给予处分。

第一百零三条　违反本法规定，参加药品采购投标的投标人以低于成本的报价竞标，或者以欺诈、串通投标、滥用市场支配地位等方式竞标的，由县级以上人民政府医疗保障主管部门责令改正，没收违法所得；中标的，中标无效，处中标项目金额千分之五以上千分之十以下的罚款，对法定代表人、主要负责人、直接负责的主管人员和其他责任人员处对单位罚款数额百分之五以上百分之十以下的罚款；情节严重的，取消其二年至五年内参加药品采购投标的资格并予以公告。

第一百零四条　违反本法规定，以欺诈、伪造证明材料或者其他手段骗取基本医疗保险待遇，或者基本医疗保险经办机构以及医疗机构、药品经营单位等以欺诈、伪造证明材料或者其他手段骗取基本医疗保险基金支出的，由县级以上人民政府医疗保障主管部门依照有关社会保险的法律、行政法规规定给予行政处罚。

第一百零五条　违反本法规定，扰乱医疗卫生机构执业场所秩序，威胁、危害医疗卫生人员人身安全，侵犯医疗卫生人员人格尊严，非法收集、使用、加工、传输公民个人健康信息，非法买卖、提供或者公开公民个人健康信息等，构成违反治安管理行为的，依法给予治安管理处罚。

第一百零六条　违反本法规定，构成犯罪的，依法追究刑事责任；造成人身、财产损害的，依法承担民事责任。

第十章　附则

第一百零七条　本法中下列用语的含义：

（一）主要健康指标，是指人均预期寿命、孕产妇死亡率、婴儿死亡率、五岁以下儿童死亡率等。

（二）医疗卫生机构，是指基层医疗卫生机构、医院和专业公共卫生机构等。

（三）基层医疗卫生机构，是指乡镇卫生院、社区卫生服务中心（站）、村卫生室、医务室、门诊部和诊所等。

（四）专业公共卫生机构，是指疾病预防控制中心、专科疾病防治机构、健康教育机构、急救中心（站）和血站等。

（五）医疗卫生人员，是指执业医师、执业助理医师、注册护士、药师（士）、检验技师

（士）、影像技师（士）和乡村医生等卫生专业人员。

（六）基本药物，是指满足疾病防治基本用药需求，适应现阶段基本国情和保障能力，剂型适宜，价格合理，能够保障供应，可公平获得的药品。

第一百零八条　省、自治区、直辖市和设区的市、自治州可以结合实际，制定本地方发展医疗卫生与健康事业的具体办法。

第一百零九条　中国人民解放军和中国人民武装警察部队的医疗卫生与健康促进工作，由国务院和中央军事委员会依照本法制定管理办法。

第一百一十条　本法自 2020 年 6 月 1 日起施行。

附录 2 国家口腔医学中心和
国家口腔区域医疗中心设置标准

关于印发国家口腔医学中心和国家口腔区域
医疗中心设置标准的通知

国卫办医发〔2019〕120 号

各省、自治区、直辖市及新疆生产建设兵团卫生计生委:

为贯彻落实国务院办公厅《关于推进分级诊疗制度建设的指导意见》（国办发〔2015〕70 号），根据《"十三五"国家医学中心及国家区域医疗中心设置规划》（国卫医发〔2017〕3 号），进一步完善口腔医疗服务体系顶层设计，优化口腔医疗资源区域布局，推动提升区域口腔医疗服务保障能力，助力实现区域分开，我委组织制定了《国家口腔医学中心设置标准》和《国家口腔区域医疗中心设置标准》（可从国家卫生健康委员会官网下载）。现印发你们，请认真贯彻执行。

  附件:1. 国家口腔医学中心设置标准
    2. 国家口腔区域医疗中心设置标准

国家卫生健康委办公厅

2019 年 1 月 31 日

国家口腔医学中心设置标准(附件 1)

一、基本要求

国家口腔医学中心应为三级甲等口腔医院或者具备相应口腔专业能力的三级甲等综合医院,所处地理位置交通便利,方便全国患者就医。诊疗科目齐全,具有完善的配套医技科室,满足医疗、教学、科研和预防所需的医疗仪器设备,合理的人才梯队,较高的医院管理水平,较强的医疗服务辐射能力和影响力。坚持公立医院的公益性,认真落实医改相关工作,承担全国口腔临床、教学、科研、预防等方面的技术指导,带动学科整体发展。组织或协调国内口腔相关专业与其他发达国家进行学术交流与合作。

国家口腔医学中心应当满足以下条件:

(一)法人单位核定椅位数≥500 台、床位数≥150 张;医护比≤1∶1.2、椅护比≤1∶0.9、床护比≤1∶0.6;

(二)牙体牙髓科、牙周科、儿童口腔科、口腔黏膜科、口腔颌面外科的椅位总数占医院椅位总数≥40%;提供口腔全科诊疗服务椅位数占医院椅位总数≥20%;口腔急诊科、口腔预防科椅位数均≥10 台,近三年,年均急诊接诊人次数≥7 万人次;复苏室床位数占医院床位总数≥5%;

(三)近三年,年均开展国家卫生健康委员会明确的“限制类”口腔相关医疗技术病例数≥800 例,占年总手术病例数比例≥10%;

(四)获得口腔类别国家临床重点专科建设项目≥4 个。

二、医疗服务能力

具备开展口腔主要常见病、多发病和疑难病种的诊断与治疗能力。积极开展临床研究,并具有将临床科研成果向临床应用转化的能力,辐射和引领我国口腔医学发展。已构建口腔疾病防治初级网络,建设适宜的口腔疾病防治结合服务模式,推动国际口腔疾病防治交流与合作。

(一)临床/医技科室设置

独立设置牙体牙髓科、牙周科、口腔颌面外科、口腔修复科、口腔正畸科、儿童口腔科、口腔黏膜科、口腔种植科、口腔预防科、口腔综合科/口腔全科、口腔病理科、医学影像科、口腔麻醉科、复苏室、口腔急诊科、口腔修复工艺科、医学检验科(血库)、药剂科、营养室。

(二)诊断服务项目

提供口腔疑难危重症诊断所需要的常规辅助检查,如 X 线根尖片、全口曲面体层摄影、CT(X 线计算机断层扫描)、CBCT(锥形束 CT)、DR(数字化 X 线摄影)、B 超、病理等诊断服务。

能自主开展下列较为先进的诊断方式:肌电检查、神经电检查、下颌运动检查、数字咬合分析、唾液腺内窥镜检查、唾液腺造影检查、颞下颌关节内窥镜检查、颞下颌关节造影检查、微生物检测、腭咽闭合功能检查等。

(三)主要常见病、多发病和疑难病种诊疗能力

提供针对口腔主要常见病、多发病和疑难病种(见附表1、2)的诊断与治疗服务,近三年收治病例覆盖清单所列主要常见病、多发病和疑难病种95%以上,诊疗效果达到国内领先水平。

(四)关键技术开展情况

具备利用关键技术(见附表3)解决主要常见病、多发病和疑难病种的能力。近三年开展技术覆盖清单所列技术95%以上,关键技术病例数占总治疗病例数比例≥45%。

三、教学能力

高度重视医学教育及培训工作,应当承担口腔医学本科教育、硕士及博士研究生教育、留学生教育、住院医师规范化培训、专科医师规范化培训、员工在职继续教育以及面向全国提供医、护、技、管全方位继续教育培训等教学工作,培养高水平口腔疾病防治专业人才。教学能力、水平及硬件设施应能满足教学需求。

(一)教学条件

收治的病种与数量应当符合国家口腔专业住院医师规范化培训基地标准,具有面积≥2 500 m² 的独立教学区域;教学硬件资源应包括供学生查阅资料的图书馆、教学专用的多媒体教室、面积≥2 000 m² 的独立临床技能培训与考核中心,并具备相应的模拟教学设备,例如口腔教学仿头模设备≥100 套;学生临床轮转科室的示教室配备率应≥90%,示教室面积≥20 m²;近三年,进入口腔临床学习及培训的本科生、长学制学生、专业型研究生(博士及硕士)、住院医师、专科医师、进修医师的人均椅位数≥0.5;具有口腔临床医学和口腔基础医学博士及硕士研究生学位授权点。

(二)师资构成

研究生导师人数≥100 人,其中博士生导师≥50 人;口腔专业医学生和住院医师与带教师资的生师比不超过 6∶1;主要专业教研室应有脱产带教教师及专职教学管理人员;近五年作为主编或副主编参加国家卫生健康委员会或教育部认可的规划教材编写≥5 本。

(三)国家医师资格考试

积极承担国家医师资格考试相关任务,至少满足以下 2 个条件:

1. 医师资格考试专家委员会主任委员单位、国家考试中心医师资格考试实践技能考试和考官培训基地(口腔类别);

2. 国家卫生健康委员会医师资格考试委员会委员≥1 名;

3. 国家医学考试口腔类别命审题专家委员会主任委员或副主任委员≥4 名、专业组长≥6 名;

4. 受国家医学考试中心委托,开展国家口腔医师资格考试大纲编制和试题开发,主编国家医师资格考试指导用书≥4 本。

(四)住院医师规范化培训

应当为省级卫生健康行政部门遴选设置并由国家公布的住院医师规范化培训基地,按照规定开展住院医师规范化培训,年招收培训对象≥80 人(含并轨培养研究生);本院住院医师纳入规范化培训率达 100%。

(五)培训和接收进修情况

近三年,举办国家级培训项目数量≥100 个;接收进修人员≥500 人次,进修结业考核合格率≥95%;每年接收国际学员≥10 人次。

四、科研能力

应当拥有高水准的专家、高起点的科研人才、重点科研部门、国家级课题,在国内处于领先地位,并参与国际合作。在临床研究、技术转化、技术辐射和管理中发挥示范作用,具有开展全国多中心、大样本的临床研究的能力,在国内或国际上取得科研成果并将科研成果转化为临床应用。

(一)科技人才及平台设置

1. 至少满足以下标准中的 3 项:

①具有国家重点实验室;

②具有国家工程实验室、研究中心;

③具有国家重点学科;

④具有国家临床医学研究中心;

⑤具有口腔疾病国际联合研究中心。

2. 至少满足以下标准中的 6 项:

①中国科学院或中国工程院院士≥1 人;

②长江学者、国家自然科学基金杰出青年≥2 人;

③教育部新世纪优秀人才≥2 人;

④国家自然科学基金优秀青年≥2 人;

⑤海外高层次人才引进计划(千人计划)人选≥1 人;

⑥新世纪百千万人才工程国家级人选≥1 人;

⑦科技部中青年科技创新领军人才≥1 人;

⑧全国学会的主任委员或副主任委员≥10 人;

⑨万人计划≥1 人;

⑩国家卫生健康委员会有突出贡献中青年专家≥5 人。

(二)科研项目

近三年,年均主持省部级及以上科研项目≥40个,其中国家级项目≥25个、临床型科研项目≥8个。

(三)科研成果

近三年,累计获得授权国家专利≥15项,临床应用转化项目≥5项;有自主创新的预防、诊断、治疗或保健适宜技术并在临床得到应用与推广;作为第一作者单位发表SCI收录论文≥500篇,且在影响因子≥5分的国内外期刊发表学术文章≥50篇或在JCR分类Q1区的国内外期刊发表学术文章≥100篇;作为第一作者单位在核心期刊发表学术文章≥200篇。

近十年,以第一完成人单位获得国家级科技成果奖励≥1项、省部级科技成果奖励≥5项。

五、承担公共卫生任务和推进医改工作情况

(一)承担公共任务,发挥技术辐射带动作用

1. 近三年作为中华口腔医学会、中国医师协会口腔医师分会、牙病防治基金会等社会组织的支撑单位,引领和带动全国口腔专业的持续规范发展。近三年,全国学、协会副会长(包括前任)以上任职数≥5人。承担国家口腔医学专业质量控制工作,国家卫生标准委员会专业委员会委员≥4人。近三年,牵头制定国家级和涉及全行业规范管理的标准、规范和指南≥30项,承接国家卫生健康委员会行政部门委派的公共卫生项目≥3项,开展口腔疾病防治管理模式研究。

2. 开展口腔疾病防治适宜技术研究、实施和推广工作。近三年,年均开展各类继续教育培训班≥50次,年均参与培训人员≥1 000人次,不断提升基层医疗机构的服务能力和水平。

3. 开展多种形式的医疗联合体建设。积极发挥引领作用,牵头组建医疗集团或者专科联盟,应当覆盖全国至少10个省份,跨省医疗机构≥30家,探索建立符合口腔疾病诊疗特点的分级诊疗体系。医疗联合体内开展合作科研课题≥10项,或诊疗规范推广≥5项;近一年安排联合体内医院进修≥100人次,联合体内分级转诊≥1 000例次。

4. 远程医疗服务。借助互联网手段提高口腔医疗卫生服务可及性,开展远程会诊、远程病例讨论、远程影像诊断、远程病理诊断、远程医学教育等。远程医疗服务网络覆盖全国各级医疗机构≥30家(其中包含县市级以下医院≥10家);有效配置远程医疗服务专家和管理、技术人员队伍,可用于远程医疗服务资源满足年远程医疗服务量≥200例次需求。

(二)加强医疗质量管理与控制体系建设

建立医疗质量管理指标体系,使用信息化手段开展质量管理工作;积极开展临床路

径管理,病种数量≥20 种,覆盖全院 50% 以上的临床医疗科室,不断提升临床诊疗的规范化水平。积极开展医院管理相关的培训,近三年举办全国性医院管理培训班≥3 次,培训人员≥500 人,参加培训医疗机构≥50 家。

(三)加强信息化建设

信息化建设要符合《全国医院信息化建设标准与规范》的要求,信息化功能要具备《医院信息平台应用功能指引》的要求,信息技术要符合《医院信息化建设应用技术指引(2017 版)》的要求,数据上报要符合《委属(管)医院信息服务与监管系统数据上报管理方案》的要求;积极推进医院电子病历和信息平台建设;医院电子病历建设达到国家卫生健康委员会"电子病历应用等级测评"四级要求;信息平台建设达到"医院信息互联互通标准化成熟度测评"四级要求;医院核心业务系统达到"国家信息安全等级保护制度"三级要求,使用国产密码对核心数据进行加密保护;能为区域医疗中心的临床、科研、教学和管理业务提供信息支撑。

(四)健康宣教工作

开展全国性口腔健康教育、健康咨询指导、健康宣教培训等工作。通过多种途径开展面向患者的口腔疾病预防、保健、诊疗等科普教育。

(五)承担政府公益任务和社会公益项目情况

组织开展义诊、支援贫困地区、扶助贫困患者、突发公共卫生事件应对和突发事件紧急医学救援等活动,具有覆盖全国的社会公益号召力和影响力。

六、医院绩效

(一)医院收入结构

医疗收入占比≥85%。

(二)医院支出结构

药品支出≤5%。

(三)临床医疗服务绩效

近三年,每椅位日均接诊≥8.5 人次(按工作日计算),平均住院日≤8.5 天,术前平均住院日≤4 天。

国家口腔区域医疗中心设置标准(附件 2)

一、基本要求

国家口腔区域医疗中心应为三级甲等口腔医院或者具备相应口腔专业能力的三级甲等综合医院,所处地理位置交通便利,方便所在区域患者就医。诊疗科目齐全,具有完善的配套医技科室,满足医疗、教学、科研和预防所需的医疗仪器设备,合理的人才梯队,较高的医院管理水平,较强的医疗服务辐射能力和影响力。坚持公立医院的公益性,认真落实医改相关工作,承担对本区域内医疗机构口腔临床、教学、科研等方面的技术指导,带动学科整体发展。积极配合国家口腔医学中心组织开展的工作。

国家口腔区域医疗中心应当满足以下条件:

(一)法人单位核定椅位数≥300 台、床位数≥100 张;医护比≤1∶1.1、椅护比≤1∶0.9、床护比≤1∶0.5;

(二)牙体牙髓科、牙周科、儿童口腔科、口腔黏膜科、口腔颌面外科的椅位总数占医院总椅位数≥40%;提供口腔全科诊疗服务椅位数占医院总椅位数≥20%;口腔急诊科椅位数≥5 台,近三年,年均急诊接诊人次数≥2 万人次,口腔预防科椅位数≥8 台,复苏室床位数占医院床位总数≥3%;

(三)近三年,每年均开展国家和省级卫生计生行政部门明确的"限制类"口腔相关医疗技术;

(四)获得口腔类别国家临床重点专科建设项目≥1 个。

二、医疗服务能力

具备开展口腔主要常见病、多发病和疑难病种的诊断与治疗能力,积极开展临床研究,配合国家口腔医学中心将临床科研成果向临床应用转化;带动提升区域内口腔专业诊疗能力。已构建口腔疾病防治初级网络,建设适宜的口腔疾病防治结合服务模式。

(一)临床/医技科室设置

独立设置牙体牙髓科、牙周科、口腔颌面外科、口腔修复科、口腔正畸科、儿童口腔科、口腔黏膜科、口腔种植科、口腔预防科、口腔综合科/口腔全科、口腔病理科、医学影像科、口腔麻醉科、复苏室、口腔急诊科、口腔修复工艺科、医学检验科、药剂科。

(二)诊断服务项目

提供口腔疑难危重症诊断所需要的常规辅助检查,如 X 线根尖片、全口曲面体层摄影、CT(X 线计算机断层扫描)、CBCT(锥形束 CT)、DR(数字化 X 线摄影)、B 超、病理等诊断服务。

能自主开展下列较为先进的诊断方式:肌电检查、下颌运动检查、数字咬合分析、唾液腺内窥镜检查、唾液腺造影检查、颞下颌关节内窥镜检查、颞下颌关节造影检查、微生物检测、腭咽闭合功能检查等。

(三)主要常见病、多发病和疑难病种诊疗能力

提供针对口腔主要常见病、多发病和疑难病种(见附表 1、2)的诊断与治疗服务,近三年收治病例覆盖清单所列主要常见病、多发病和疑难病种 85% 以上,诊疗效果达到国内先进水平。

(四)关键技术开展情况

具备利用关键技术(见附表 3)解决主要常见病、多发病和疑难病种的能力。近三年开展技术覆盖清单所列技术 85% 以上,关键技术病例数占总治疗病例数比例≥30%。

三、教学能力

高度重视医学教学及培训工作,应当承担口腔医学本科教育、硕士及博士研究生教育、留学生教育、住院医师规范化培训、专科医师培训、员工在职继续教育以及面向全国继续教育培训等教学工作。教学能力、水平及硬件设施应能满足教学需求,并在区域内处于领先地位。

(一)教学条件

收治的病种与数量应当符合国家口腔住院医师规范化培训基地标准,具有面积≥2 000 m² 的独立教学区域;教学硬件资源应包括供学生查阅资料的图书馆、教学专用的多媒体教室、面积≥1 500 m² 的独立临床技能培训与考核中心,并具备相应的模拟教学设备,例如口腔教学仿头模设备≥80 套;学生临床轮转科室的示教室配备率应≥80%,示教室面积≥20 m²;具有口腔临床医学或口腔基础医学博士及硕士研究生学位授权点。

(二)师资构成

具有接收口腔医学生培养能力的教学团队;研究生导师人数≥50 人,其中博士生导师≥20 人;近三年每年招收本科生≥50 人,研究生≥70 人;主要专业教研室应有脱产带教教师及专职教学管理人员;近五年作为主编或副主编参加国家卫生健康委员会或教育部认可的规划教材编写≥1 本。

(三)住院医师规范化培训

应当为省级卫生健康行政部门遴选设置并由国家公布的住院医师规范化培训基地,按照规定开展住院医师规范化培训,年接收培训对象≥60 人(含并轨培养研究生);本院住院医师纳入规范化培训率达 100%。

(四)培训和接收进修情况

近三年,举办区县级以上培训项目数量≥50 个,其中国家级培训项目数量≥20 个;接收进修人员≥200 人次,进修结业考核合格率≥95%。

四、科研能力

应当拥有高水准的专家、高起点的科研人才、重点科研部门,在国内处于领先地位。在临床研究、技术转化、技术辐射和管理中具有技术引领和示范作用。

(一)科技人才及平台设置

具有省部级以上重点实验室,并至少满足以下标准中的一项:

1. 中国科学院或中国工程院院士≥1 人;

2. 长江学者或长江客座教授≥1 人;

3. 教育部新世纪优秀人才≥1 人；

4. 国家自然科学基金杰出青年或优秀青年≥1 人；

5. 海外高层次人才引进计划(千人计划)人选≥1 人；

6. 新世纪百千万人才工程国家级人选≥1 人；

7. 科技部中青年科技创新领军人才≥1 人；

8. 全国学会的主任委员或副主任委员≥5 人；

9. 国家卫生健康委员会有突出贡献中青年专家≥1 人。

(二)科研项目

近三年，年均主持省部级及以上科研项目≥30 个，其中国家级项目≥10 个、临床型科研项目≥6 个。

(三)科研成果

近三年，获得授权国家专利≥10 项，其中至少 1 项具有转化临床应用前景；有自主创新的预防、诊断、治疗和保健适宜技术并在临床得到应用与推广；作为第一单位发表 SCI 收录论文≥150 篇，且在影响因子≥3 分的国内外期刊发表学术文章≥50 篇或在 JCR 分类 Q1 和 Q2 区的国内外期刊发表学术文章≥100 篇；作为第一作者单位在核心期刊发表学术文章≥150 篇。

近五年，以第一完成人单位获得省部级以上(含)科技成果奖励≥1 项。

五、承担公共卫生任务和推进医改工作情况

(一)承担公共任务，发挥技术辐射带动作用

1. 近三年作为省级口腔行业学、协会等支撑单位，引领和带动本区域口腔专业的持续规范发展。近三年，省级学、协会副会长以上任职数≥5 人。承担省级口腔医学专业质量管理与控制中心的工作，承担本省公共卫生项目技术指导和评估。

2. 开展口腔疾病防治事宜技术研究、实施和推广工作。近三年，年均开展各类继续教育培训班≥10 次，年均参与培训人员≥150 人次，不断提升基层医疗机构的服务能力和水平。

3. 开展多种形式的医疗联合体建设。积极发挥引领作用，牵头组建医疗集团或者专科联盟，应当覆盖行政区域内至少 3 个省份，跨省医疗机构≥5 家，探索建立符合口腔疾病诊疗特点的分级诊疗体系。医疗联合体内开展合作科研课题≥5 项，或诊疗规范推广≥3 项；近一年安排联合体内医院进修≥30 人次，联合体内分级转诊≥200 例次。

4. 远程医疗服务。借助互联网手段提高口腔医疗卫生服务可及性，开展远程会诊、远程病例讨论、远程影像诊断、远程病理诊断、远程医学教育等。远程医疗服务网络覆盖区域内各级医疗机构≥10 家(其中包含县市级以下医院≥3 家)；有效配置远程医疗服务专家和管理、技术人员队伍，可用于远程医疗服务资源满足年远程医疗服务量≥100 例次需求。

(二)加强医疗质量管理与控制体系建设

建立医疗质量管理指标体系,使用信息化手段开展质量管理工作;积极开展临床路径管理,病种数量≥10 种,覆盖全院 40％以上的临床医疗科室,不断提升临床诊疗的规范化水平。

(三)加强信息化建设

积极推进医院电子病历和信息平台建设;医院电子病历建设达到国家卫生健康委员会电子病历应用等级测评四级要求;信息平台建设达到"医院信息互联互通标准化成熟度测评"四级要求;医院核心业务系统达到"国家信息安全等级保护制度"三级要求;能为区域医疗中心的临床、科研、教学和管理业务提供信息支撑。

(四)健康宣教工作

开展口腔健康教育、健康咨询指导、健康宣教培训等工作。通过多种途径开展面向患者的口腔疾病预防、保健、诊疗等科普教育。

(五)承担政府公益任务和社会公益项目情况

组织开展义诊、支援贫困地区、扶助贫困患者等活动,具有覆盖本区域的社会公益号召力和影响力。

六、医院绩效

(一)医院收入结构

医疗收入占比≥85％。

(二)医院支出结构

药品支出≤5％。

(三)临床医疗服务绩效

近三年,每椅位日均接诊≥6 人次(按工作日计算),平均住院日≤8.5 天,术前平均住院日≤4 天。

附表:

1. 主要常见病、多发病清单

2. 疑难病种清单

3. 关键技术清单

附表 1　主要常见病、多发病清单

序号	疾病名称	ICD 名称	ICD 编码
1	龋病	龋(齿)	K02
2	牙髓病	牙髓炎;牙髓坏死;牙髓变性;牙髓内异常硬化组织形成;牙髓其他疾病	K04.0;K04.1;K04.2;K04.3;K04.9

（续表）

序号	疾病名称	ICD 名称	ICD 编码
3	根尖周病	牙髓源性急性根尖周炎；慢性根尖周炎；根尖周脓肿，伴有窦道；根尖周脓肿，不伴有窦道；根尖周囊肿；根尖周其他疾病	K04.4；K04.5；K04.6；K04.7；K04.8；K04.9
4	非龋性牙体硬组织疾病	牙齿硬组织的其他疾病	K03
5	牙龈病	急性龈炎；慢性龈炎；牙龈和无牙牙槽嵴的其他特指疾患	K05.0；K05.1；K06
6	牙周炎	急性牙周炎；慢性牙周炎	K05.2；K05.3
7	种植体周黏膜炎	其他牙周疾病	K05.4
8	天然牙或种植体周围膜龈异常	牙龈和无牙牙槽嵴的其他特指疾患	K06.8
9	阻生牙	阻生牙	K01.1
10	埋伏牙	埋伏牙	K01.0
11	颌面部间隙感染	口蜂窝织炎和脓肿	K12.2
12	颌骨骨髓炎	颌骨的炎症情况	K10.2
13	唾液腺炎症性疾病	唾液腺炎	K11.2
14	唾液腺肿瘤	腮腺恶性肿瘤；其他和未特指的大唾液腺恶性肿瘤；大唾液腺良性肿瘤	C07；C08；D11
15	牙颌面畸形	牙面畸形	K07
16	颌面部骨折	颅骨和面骨骨折	S02
17	先天性唇腭裂	腭裂；唇裂；腭裂伴有唇裂	Q35；Q36；Q37
18	口腔颌面部软组织囊肿	口腔囊肿	K09
19	牙源性囊肿及肿瘤	发育性牙源性囊肿；颌骨恶性肿瘤；颌骨良性肿瘤	K09.0；C41.0；C41.1；D16.4；D16.5
20	口腔癌	唇恶性肿瘤；舌根恶性肿瘤；舌其他部位恶性肿瘤；牙龈恶性肿瘤；口底恶性肿瘤；腭恶性肿瘤；口腔其他部位恶性肿瘤	C00；C01；C02；C03；C04；C05；C06
21	口腔颌面部脉管畸形	周围血管系统其他特指的先天性畸形	Q27.8
22	颞下颌关节紊乱病	颞下颌关节疾患	K07.6

（续表）

序号	疾病名称	ICD 名称	ICD 编码
23	涎石症	涎石病	K11.5
24	牙体缺损	牙齿硬组织疾病,未特指	K03.9
25	牙列缺损	由于意外事故、拔除或局部牙周病引起的牙齿缺失	K08.1
26	牙列缺失	由于意外事故、拔除或局部牙周病引起的牙齿缺失	K08.1
27	安氏Ⅰ类错𬌗畸形	牙弓关系异常	K07.2
28	安氏Ⅱ类错𬌗畸形	牙弓关系异常	K07.2
29	安氏Ⅲ类错𬌗畸形	牙弓关系异常	K07.2
30	开𬌗错𬌗畸形	牙弓关系异常	K07.2
31	儿童龋病	龋(齿)	K02
32	儿童牙髓及根尖周病	牙髓和根尖周组织疾病	K04
33	儿童牙外伤及周围组织损伤	牙折断	S02.5
34	儿童牙齿数目异常	无牙症;额外牙	K00.0;K00.1
35	儿童牙齿萌出异常	牙齿萌出障碍	K00.6
36	儿童错𬌗畸形	牙弓关系异常;牙齿位置异常;错𬌗,未特指	K07.2;K07.3;K07.4
37	复发性阿弗他溃疡	复发性口腔阿弗他溃疡	K12.0
38	口腔扁平苔藓	扁平苔藓,未特指	L43.9
39	口腔念珠菌病	念珠菌性口炎	B37.0
40	口腔白斑	口腔上皮白斑和其他障碍	K13.2

附表 2　疑难病种清单

序号	疾病名称	ICD 名称	ICD 编码
1	猛性龋	其他龋(齿)	K02.8
2	牙周牙髓联合病变	其他牙周疾病	K05.5
3	牙内吸收	牙齿病理性吸收	K03.3
4	牙髓钙化	牙髓变性	K04.2
5	根尖周囊肿	根尖周囊肿	K04.8
6	牙内陷	牙齿大小和形状异常	K00.2

（续表）

序号	疾病名称	ICD 名称	ICD 编码
7	牙隐裂	牙齿硬组织的其他特指疾病	K03.8
8	牙根纵裂	牙齿硬组织的其他特指疾病	K03.8
9	牙根外吸收	牙齿病理性吸收	K03.3
10	侵袭性牙周炎	其他牙周疾病	K05.5
11	伴全身疾病的牙周炎	急性牙周炎；慢性牙周炎（根据全身疾病病种给予具体编码）	K05.2；K05.3
12	种植体周围炎	牙龈和无牙牙槽嵴的其他特指疾患	K06.8
13	牙龈纤维瘤病	牙龈增大	K06.1
14	牙周牙髓联合病变	其他牙周疾病	K05.5
15	根分叉病变	其他牙周疾病	K05.5
16	多牙位膜龈异常	牙龈和无牙牙槽嵴的其他特指疾患	K06.8
17	白血病牙龈病损	牙龈和无牙牙槽嵴的其他特指疾患；白血病	K06.8；C90-95
18	药物性牙龈肥大	牙龈增大	K06.1
19	妊娠期龈炎	消化系统疾病并发于妊娠、分娩和产褥期	O99.6
20	牙周脓肿	急性牙周炎	K05.2
21	急性坏死溃疡性龈炎	其他樊尚螺旋体感染	A69.1
22	中重度慢性牙周炎	慢性牙周炎	K05.3
23	掌跖角化牙周破坏综合征	皮肤其他特指的先天性畸形	Q82.8
24	郎格罕氏细胞组织细胞增生症	淋巴、造血和有关组织动态未定或动态未知的其他特指肿瘤	D47.7
25	淋巴瘤的龈病损	牙龈和无牙牙槽嵴的其他特指疾患；淋巴瘤	K06.8；C81-85
26	颌面部多间隙感染	口蜂窝织炎和脓肿	K12.2
27	双磷酸盐类药物相关性颌骨骨髓炎	由于药物引起的骨坏死	M87.1
28	放射性颌骨骨髓炎	颌骨的炎症情况	K10.2
29	唾液腺恶性肿瘤	腮腺恶性肿瘤；其他和未特指的大唾液腺恶性肿瘤	C07；C08
30	半侧颜面发育不全	颅、面和颌的其他先天性变形	Q67.4
31	半侧颌骨肥大畸形	颌的其他特指疾病	K10.8

（续表）

序号	疾病名称	ICD 名称	ICD 编码
32	髁突骨软骨瘤继发颌骨畸形	其他牙面畸形；下颌骨良性肿瘤；骨软骨瘤	K07.8;D16.5; M9210/0
33	睡眠呼吸暂停综合征	睡眠呼吸暂停	C47.3
34	颞下颌关节骨关节病伴牙牙颌面畸形	颞下颌关节疾患；牙面畸形	K07.6;K07
35	颌面部复杂骨折	累及颅骨和面骨的多发性骨折	S02.7
36	髁突骨折	下颌骨骨折	S02.6
37	儿童颌骨骨折	颧骨和上颌骨骨折；下颌骨骨折	S02.4; S02.6
38	颞下颌关节强直	颞下颌关节疾患	K07.6
39	创伤后颌面缺损与畸形	头和颈部分后天性缺失	Z90.0
40	综合征型唇腭裂	主要影响面部外貌的先天性畸形综合征；唇腭裂	Q87.0; Q37
41	IgG4 相关性唾液腺炎	唾液腺的其他疾病	K11.8
42	进展期口腔颌面部恶性肿瘤口腔癌	唇恶性肿瘤；舌根恶性肿瘤；舌其他部位恶性肿瘤；牙龈恶性肿瘤；口底恶性肿瘤；腭恶性肿瘤；口腔其他部位恶性肿瘤	C00;C01; C02;C03; C04;C05; C06
43	颅底肿瘤	脑,未特指恶性肿瘤；脑,未特指良性肿瘤；脑,未特指动态未定肿瘤	C71.9;D33.2; D43.2
44	颞下颌关节肿瘤及瘤样病变	下颌骨恶性肿瘤；头、面和颈结缔组织和软组织恶性肿瘤；下颌骨良性肿瘤；头、面和颈结缔组织和软组织良性肿瘤；结缔组织和软组织；骨和关节软骨其他和未特指部位动态未定或动态未知的肿瘤；结缔组织和其他组织其他和未特指部位动态未定或动态未知的肿瘤	C41.1; C49.0;D16.5; D21.0;D48.0; D48.1
45	口腔颌面头颈部复合组织缺损	头和颈部分后天性缺失	Z90.0
46	颌骨中央性脉管畸形	周围血管系统其他特指的先天性畸形	Q27.8
47	口腔颌面部巨大脉管畸形	周围血管系统其他特指的先天性畸形	Q27.8
48	严重骨性畸形	颌—颅底关系异常	K07.1

（续表）

序号	疾病名称	ICD 名称	ICD 编码
49	复杂牙列缺损	由于意外事故、拔除或局部牙周病引起的牙齿缺失	K08.1
50	复杂牙列缺失	由于意外事故、拔除或局部牙周病引起的牙齿缺失	K08.1
51	中重度四环素牙	牙齿发育的其他疾患	K00.8
52	中重度氟斑牙	斑釉牙	K00.3
53	中重度变色牙	牙齿沉积物	K03.6
54	颌面缺损	头和颈部分后天性缺失	Z90.0
55	先天性牙齿缺失	无牙症	K00.0
56	唇腭裂（正畸治疗）	颌—颅底关系异常	K07.1
57	口腔不良习惯	牙面功能异常	K07.5
58	伴有阻生牙的错𬌗畸形	牙齿位置异常	K07.3
59	伴有牙周炎的错𬌗畸形	其他牙面畸形	K07.8
60	伴有颞下颌关节紊乱病的错𬌗畸形	其他牙面畸形	K07.8
61	伴有牙列缺损的错𬌗畸形	其他牙面畸形	K07.8
62	低龄儿童重度龋	其他龋（齿）	K02.8
63	儿童复杂牙外伤	牙折断	S02.5
64	年轻恒牙牙髓病	牙髓炎；牙髓坏死；牙髓变性；牙髓内异常硬化组织形成；牙髓其他疾病	K04.0；K04.1；K04.2；K04.3；K04.9
65	年轻恒牙根尖周病	牙髓源性急性根尖周炎；慢性根尖周炎；根尖周脓肿，伴有窦道；根尖周脓肿，不伴有窦道；根尖周囊肿；根尖周其他疾病	K04.4；K04.5；K04.6；K04.7；K04.8；K04.9
66	儿童多个牙先天缺失（如：外胚叶发育不全等）	无牙症	K00.0
67	寻常型天疱疮	寻常性天疱疮	L10.0
68	类天疱疮	类天疱疮	L12
69	贫血性口炎	其他形式的口炎	K12.1
70	白塞病	贝赫切特病	M35.2
71	苔藓样变	慢性单纯性苔藓	L28.0

（续表）

序号	疾病名称	ICD 名称	ICD 编码
72	口腔黏膜下纤维化	口腔黏膜下纤维变性	K13.5
73	黏膜良性淋巴组织增生性唇炎	唇疾病	K13.0
74	多形渗出性红斑	其他多形红斑	L51.8
75	白色海绵状斑痣	口先天性畸形	Q38.6
76	梅毒	未特指的梅毒	A53.9
77	牙列缺损伴重度骨量不足	由于意外事故、拔除或局部牙周病引起的牙齿缺失；颌的疾病，未特指	K08.1；K10.9
78	牙列缺失伴重度骨量不足	由于意外事故、拔除或局部牙周病引起的牙齿缺失；颌的疾病，未特指	K08.1；K10.9
79	牙列缺损伴重度牙周病	由于意外事故、拔除或局部牙周病引起的牙齿缺失；牙周病，未特指	K08.1；K05.6
80	高危人群龋病	其他龋（齿）	K02.8
81	年轻恒牙的埋伏阻生	埋伏牙	K01.0

附表 3　关键技术清单

序号	关键技术名称	ICD 名称	ICD-9 编码
1	复合树脂直接粘接修复术	牙齿填充修复	23.2
2	根管治疗术	根管治疗	23.70
3	橡皮障隔离术	根管治疗	23.70
4	镍钛器械根管预备	根管治疗	23.70
5	冷侧压根管充填	根管治疗	23.70
6	热牙胶垂直加压充填	根管治疗	23.70
7	超声根管治疗	根管治疗	23.70
8	显微根管治疗术	根管治疗	23.70
9	疑难根管治疗（器械分离处理、钙化根管疏通、侧穿修补等）	根管治疗	23.70
10	根管再治疗	根管治疗	23.70
11	根尖屏障术	根管治疗	23.70
12	牙髓血运重建术	其他牙手术	24.99
13	根尖手术	根尖切除术	23.73

（续表）

序号	关键技术名称	ICD 名称	ICD-9 编码
14	心电监护下牙髓治疗	根管治疗	23.70
15	椅傍 CAD-CAM 修复技术	其他牙修复	23.49
16	前牙美学修复	其他牙修复	23.49
17	牙齿美白	其他牙修复	23.49
18	牙周检查和系统治疗设计	牙周检查	89.31
19	洁治术	洁牙	96.54
20	龈下刮治和根面平整术	洁牙	96.54
21	翻瓣术	牙龈其他手术	24.39
22	骨切除及骨成形术	牙槽成形术	24.5
23	植骨术	牙槽成形术	24.5
24	引导性牙周组织再生术	牙龈成形术	24.2
25	膜龈手术	牙龈成形术	24.2
26	种植体周围病治疗	其他牙手术	24.99
27	牙周炎危险因素评估	牙周检查	89.31
28	菌斑控制	牙病预防	96.54
29	牙周炎患者的殆治疗	其他牙手术	24.99
30	根分叉病变的手术治疗	其他牙手术	24.99
31	牙冠延长术	牙暴露	24.6
32	牙周激光治疗	口的其他切除术	27.49
33	牙周加速正畸成骨皮质骨切开术	面骨的其他切开术	76.09
34	阻生牙拔除术	其他手术拔牙	23.19
35	埋伏牙拔除术	其他手术拔牙	23.19
36	全麻镇静下拔牙术	其他手术拔牙（全麻镇静）	23.19（＋1）
37	颌面部多间隙感染切开引流术	面和口底引流术	27.0
38	颌骨骨髓炎刮治术	面骨病损的局部切除术或破坏术	76.2
39	困难气道插管技术	气管内插管	96.04
40	口腔癌患者健康教育与健康促进	教育治疗	93.82
41	影像引导下的穿刺活检术	软组织活组织检查；计算机辅助外科手术	83.2；00.3
42	导航辅助颅底肿瘤手术	大脑病损切除术或破坏术；计算机辅助外科手术	01.59；00.3

（续表）

序号	关键技术名称	ICD 名称	ICD-9 编码
43	功能性唾液腺肿瘤切除术	部分涎腺切除术	26.31
44	放射性粒子植入治疗唾液腺恶性肿瘤	放射性元素的植入或置入	92.27
45	数字化正颌手术	颌骨矫形手术	76.61-76.68
46	双颌手术	颌骨矫形手术	76.61-76.68
47	牵引成骨术	骨生长刺激器置入术	78.9
48	计算机导航辅助术前设计＋口内入路手术治疗半侧颌骨肥大畸形	颌骨矫形手术；计算机辅助外科手术	76.61-76.68；00.3
49	正颌手术治疗睡眠呼吸暂停综合征	颌骨矫形手术	76.61-76.68
50	正颌术中降压麻醉技术	其他各类操作	99.99
51	坚固内固定技术	面骨骨折复位术	76.7
52	陈旧性骨折截骨整复术	面骨骨折复位术	76.7
53	颞下颌关节强直成形术	颞下颌关节成形术	76.5
54	颞下颌关节重建术	颞下颌关节成形术	76.5
55	颞下颌关节全关节置换术	颞下颌关节的其他操作	76.95
56	导航辅助下口腔颌面部异物取出术	口腔内异物的不切开去除；计算机辅助外科手术	98.01；00.3
57	唇裂修复术	唇裂修补术	27.54
58	腭裂修复术	腭裂修补术	27.62
59	唇腭裂鼻唇畸形矫治术	唇裂修补术	27.54
60	鼻中隔软骨移植鼻畸形矫治术	增补性鼻成形术	21.85
61	牙槽嵴裂植骨修复术	牙槽成形术	24.5
62	腭裂术后语音治疗	语言障碍训练	93.72
63	腭裂术后腭咽闭合不全手术	腭裂纠正术；腭裂修补术后的修复术	27.62；27.63
64	唾液腺内镜取石术治疗唾液腺结石症	涎腺病损的其他切除术	26.29
65	免疫调节疗法治疗 IgG4 相关唾液腺炎	其他各类操作	99.99
66	游离组织瓣移植术	游离皮瓣或皮瓣移植	86.70
67	颌骨缺损功能性重建	面骨切除术和重建术	76.4
68	数字化口腔颌面部修复重建手术设计	面骨切除术和重建术；计算机辅助外科手术	76.4；00.3
69	导航辅助下口腔颌面部修复重建手术	面骨切除术和重建术；计算机辅助外科手术	76.4；00.3

（续表）

序号	关键技术名称	ICD 名称	ICD-9 编码
70	口腔颌面部脉管畸形微创诊断技术	软组织活组织检查	83.21
71	口腔颌面部脉管畸形硬化剂注射术	静脉注射硬化药	39.92
72	口腔颌面部脉管畸形激光整形术	口的其他切除术	27.49
73	血管化自体颌下腺移植治疗重症角结膜干燥症	唾液腺或管的其他修补术和整形术	26.49
74	自体唇腺移植治疗重症角结膜干燥症	唾液腺或管的其他修补术和整形术	26.49
75	颞下颌关节牙合垫治疗	颞下颌关节的其他操作	76.95
76	颞下颌关节盘复位治疗	颞下颌脱位闭合性复位术	76.93
77	颞下颌关节封闭或药物注射术	颞下颌关节治疗性物质注入	76.96
78	颞下颌关节灌洗术	颞下颌关节的其他操作	76.95
79	唾液腺内窥镜检查与治疗	唾液腺和管的其他诊断性操作	26.19
80	唾液腺药物灌注治疗	涎腺或管的其他手术	26.9
81	金属固定修复技术（金属铸造嵌体/冠/桥）	牙齿镶嵌修复	23.3
82	金属烤瓷固定修复技术（金属烤瓷冠/桥）	其他牙修复	23.4
83	铸造金属桩核修复技术	其他牙修复	23.49
84	纤维桩修复技术（玻璃纤维桩、石英纤维桩）	其他牙修复	23.49
85	全瓷冠桥修复技术（包括粘接桥修复技术）	其他牙修复	23.4
86	全瓷贴面修复技术	其他牙修复	23.49
87	全瓷/树脂嵌体修复技术	牙齿镶嵌修复	23.3
88	可摘局部义齿修复技术	其他牙修复	23.49
89	全口义齿修复技术（常规𬌗型、改良𬌗型）	其他牙修复	23.49
90	𬌗垫修复技术	其他牙修复	23.49
91	覆盖义齿修复技术	其他牙修复	23.49
92	附着体修复技术	其他牙修复	23.49
93	面弓转移和上可调𬌗架技术	牙科检查	89.31
94	固定咬合重建修复技术	其他牙修复	23.49
95	牙周夹板修复技术	牙矫正器的应用	24.7
96	颌面赝复体修复技术	合成物面骨植入	76.92

（续表）

序号	关键技术名称	ICD 名称	ICD-9 编码
97	口颌系统功能测试技术（咀嚼效率测试、肌电神经电测试、下颌运动轨迹描记、口面部感觉定量测试）	牙科检查	89.31
98	唇侧直丝弓及方丝弓等固定矫治技术	牙矫正器的应用	24.7
99	舌侧固定矫治技术	牙矫正器的应用	24.7
100	种植钉支抗技术	牙矫正器的应用；假牙置入	24.7;23.6
101	隐形矫治技术	牙矫正器的应用	24.7
102	替牙及恒牙早期双期矫治技术	牙矫正器的应用	24.7
103	低龄儿童重度龋系统治疗与健康管理	牙病预防	96.54
104	儿童全身麻醉及镇静下牙病治疗术	其他牙手术（全麻镇静）［在编码后用＋1 表示麻醉，不单独使用］	24.99（＋1）
105	年轻恒牙活髓保存与牙髓再生术	其他牙手术	24.99
106	儿童复杂外伤牙复位固定术	牙栓结术	93.55
107	儿童恒牙再植术	牙再植	23.5
108	儿童阻断性矫正	其他牙矫形手术	24.8
109	儿童总义齿及局部义齿修复术	其他牙修复	23.49
110	念珠菌快速诊断技术	口腔黏膜检查	89.31
111	光动力治疗口腔黏膜潜在恶性病损	口的其他切除术	27.49
112	激光治疗口腔黏膜病	口的其他切除术	27.49
113	脱落细胞涂片 DNA 二倍体检测技术	口腔黏膜检查	89.31
114	口腔黏膜潜在恶性病损无创筛查技术	口腔黏膜检查	89.31
115	种植体植入术	假牙置入	23.6
116	骨增量种植技术	假牙置入；面骨骨移植；合成物面骨植入	23.6;76.91;76.92
117	上颌窦外提升植骨种植术	鼻窦其他修补术	22.79
118	即刻种植即刻修复技术	假牙置入	23.6
119	颧骨种植体植入术	假牙置入	23.6
120	上颌窦囊肿摘除术	经其他入路上颌窦病损切除术	22.62
121	数字化种植修复技术	假牙置入	23.6

（续表）

序号	关键技术名称	ICD 名称	ICD-9 编码
122	全牙弓种植即刻修复术	假牙置入	23.6
123	无牙颌种植修复技术	假牙置入	23.6
124	龋病危险因素评估	牙病预防	96.54
125	个性化口腔卫生指导	牙病预防	96.54
126	局部用氟	牙病预防	96.54
127	窝沟封闭	牙病预防	96.54
128	预防性树脂充填	牙病预防	96.54
129	预防矫治—闭合式早期导萌	其他牙矫形手术	24.8
130	根尖片	牙 X 线检查	87.12
131	𬌗翼片	牙 X 线检查	87.12
132	咬合片	牙 X 线检查	87.12
133	曲面体层片	全口牙 X 线检查	87.11
134	头影测量片	面骨其他 X 线检查	87.16
135	口腔颌面锥形束 CT	头部其他断层照相术	87.04
136	螺旋 CT 平扫	头部其他断层照相术	87.04
137	螺旋 CT 增强扫描	头部其他断层照相术	87.04
138	唾液腺造影术	面、头和颈的其他软组织 X 线检查	87.09
139	颌面外科患者困难气道的处理	气管内插管	96.0
140	控制性降压技术	其他各类操作	99.99
141	牙周病多学科治疗		
142	牙周显微外科手术		
143	牙周维护治疗		
144	口腔癌多学科联合治疗		
145	颅底肿瘤多学科联合治疗		
146	数字化技术辅助修复设计、制作		
147	成人正畸正颌联合治疗		
148	导航辅助口腔颌面创伤手术治疗		
149	数字外科辅助颌面创伤手术治疗		
150	严重先天性唇腭裂畸形多学科序列治疗		
151	重度颞下颌关节骨关节病联合正畸治疗		

（续表）

序号	关键技术名称	ICD 名称	ICD-9 编码
152	重度颞下颌关节骨关节病联合正畸—正颌治疗		
153	内窥镜辅助下微创口腔颌面外科手术		
154	颅底肿瘤术前影像诊断和评价		
155	唾液腺肿瘤术前影像诊断		
156	颞下颌关节骨关节病影像检查		
157	数字化技术辅助修复设计、制作		
158	儿童口腔治疗的全麻及镇静技术		
159	特殊儿童牙齿疾病的治疗		
160	危重及低龄患者的麻醉管理		
161	遗传性疾病或系统性疾病的口腔表现		

附录 3 我国口腔健康大事记

- 我国从 1983 年开始,每 10 年左右开展一次全国口腔健康流行病学调查。
- 1989 年,国家确定每年 9 月 20 日为全国"爱牙日"。
- 2008 年起,中央财政设立专项,在全国范围开展儿童口腔疾病综合干预项目。
- 2015 年对全国 31 个省市区 17.2 万人,分 5 个年龄组,完成了第四次口腔流行病学调查。
- 2016 年 8 月,习近平总书记在全国卫生与健康大会上指出"把人民健康放在优先发展战略地位"。
- 2016 年 10 月,中共中央、国务院印发了《"健康中国 2030"规划纲要》,将口腔健康纳入规划纲要中,提出了明确任务和目标要求。
- 2017 年,国务院办公厅制定《中国防治慢性病中长期规划(2017—2025)》,将慢性病患者优先纳入家庭医生签约服务范围,把口腔疾病纳入慢性病管理。
- 2019 年 1 月,国家卫生健康委员会为优化口腔医疗资源区域布局,推动提升区域口腔医疗服务保障能力,制定了《国家口腔医学中心设置标准》和《国家口腔区域医疗中心设置标准》。
- 2019 年 2 月,国家卫生健康委员会印发《健康口腔行动方案(2019—2025)》,提出口腔健康行为普及行动、管理优化行动、能力提升行动、产业发展行动四大工程,要求专科医院、综合医院口腔科、基层医疗卫生机构和公共卫生机构建立健全各司其职、优势互补的合作机制,配合完成健康口腔行动工作指标。
- 2019 年 7 月,《健康中国行动(2019—2030)》正式印发。
- 2020 年 1 月,习近平总书记在中央政治局常委会上要求各级党委和政府必须"把人民群众生命安全和身体健康放在第一位"。
- 2020 年 8 月,国家提出了"十四五"期间,实现健康事业高质量发展的目标。

参考文献

[1] 胡德渝. 口腔预防医学[M]. 北京：人民卫生出版社，2017.

[2] 于世凤. 口腔组织病理学[M]. 北京：人民卫生出版社，2008.

[3] 石四箴. 儿童口腔医学[M]. 北京：人民卫生出版社，2009.

[4] 孟焕新. 牙周病学[M]. 北京：人民卫生出版社，2008.

[5] 韩科，刘峰. 美容口腔医学[M]. 北京：人民卫生出版社，2010.

[6] 郑际烈. 口腔黏膜病诊断学[M]. 南京：江苏科学技术出版社，1999.

[7] 傅民魁. 口腔正畸学[M]. 北京：人民卫生出版社，2006.

[8] 巢永烈，朱智敏. 口腔修复临床使用新技术[M]. 北京：人民卫生出版社，2014.

[9] 刘宝林. 口腔种植学[M]. 北京：人民卫生出版社，2011.

[10] 李刚. 中国居民口腔健康指南解读[M]. 北京：中国医药科技出版社，2010.

[11] 赵强. 口腔激光疗法[M]. 北京：人民卫生出版社，2016.

[12] 刘峰，王世明. 明明白白去看牙[M]. 北京：人民卫生出版社，2014.

[13] 王晴. 牙病就医指南[M]. 北京：科学出版社，2017.

[14] 韩荣芳，刘玉瑞，迟心志. 现代医院评审与管理[M]. 济南：山东大学出版社，1993.

[15] 张玉森，王万春. 口腔门诊交叉污染的原因及预防措施. 齐鲁医学杂志，2000，15(2)：124.

[16] 三好 作一郎. 简明齿の解剖学. 日本：医齿薬出版株式会社，1996.

参考官方网站：

[17] 中华人民共和国卫生健康委员会官网，http://www.nhc.gov.cn/.

[18] 中国疾病预防控制中心官网，http://www.chinacdc.cn/.

［19］中华口腔医学会官方网站，http://www.cndent.com/.

［20］新华网官网，http://xinhuanet.com/.

关注的微信公众号：

［21］青岛市口腔医院

［22］上海牙病防治所

［23］北京市牙病防治所

［24］Kq 88 口腔医学网

［25］KQ 520.com

［26］医脉通 Medlive.cn

［27］口腔视界

［28］牙友大讲堂

［29］牙医帮

［30］时尚牙医